Hans Glatzel
Wege und Irrwege moderner Ernährung

Wege und Irrwege moderner Ernährung

von

Hans Glatzel

7 Abbildungen, 17 Tabellen

Hippokrates Verlag Stuttgart

CIP-Kurztitelaufnahme der Deutschen Bibliothek

Glatzel, Hans:
Wege und Irrwege moderner Ernährung / von Hans Glatzel. – Stuttgart: Hippokrates-Verlag, 1982.
ISBN 3-7773-0523-5

Anschrift des Verfassers:
Prof. Dr. med. habil. Hans Glatzel
Facharzt für Innere Krankheiten
Müggenbuscher Weg 5
2401 Gross Grönau/Lübeck

ISBN 3-7773-0523-5

© Hippokrates Verlag GmbH, Stuttgart 1982. Jeder Nachdruck, jede Wiedergabe, Vervielfältigung und Verbreitung, auch von Teilen des Werkes oder von Abbildungen, jede Abschrift, auch auf fotomechanischem Wege oder im Magnettonverfahren, in Vortrag, Funk, Fernsehsendung, Telefonübertragung sowie Speicherung in Datenverarbeitungsanlagen, bedarf der ausdrücklichen Genehmigung des Verlages. Printed in Germany 1982.
Satz und Druck: Buch- und Offsetdruckerei Sommer, Feuchtwangen.

Inhaltsverzeichnis

	Vorwort	9
1.	Zucker und Salz	11
1.1	Geschmackssinn und Geschmack	11
1.2	Zucker	14
1.2.1	Biochemie	14
1.2.2	Verbrauch	16
1.2.3	Diabetes und Fettleibigkeit	17
1.2.4	Zahnkaries	19
1.2.5	Atherosklerose, Akzeleration, M. CROHN	20
1.3	Salz	21
1.3.1	Bedürfnis und Verbrauch	21
1.3.2	Verdauungsphysiologische Effekte. Kälteresistenz	24
1.3.3	Wasserhaushalt	24
1.3.4	Therapeutische Effekte	26
1.3.5	Der Streit um das Salz	27
1.3.6	Kochsalz in der Säuglingsernährung	27
1.3.7	Schwangerschaft	29
1.3.8	Kochsalzschäden	32
1.3.9	Arterielle Hypertonie	33
1.3.10	Reduzierung des Kochsalzverzehrs?	40
2.	Nichtgichtische Hyperurikämien und purinarme Diät	43
2.1	Gicht und purinarme Diät	43
2.2	Prävalenz und Pathogenese der nichtgichtischen Hyperurikämien	44
2.2.1	Hyperurikämie in Bevölkerungskollektiven	44
2.2.2	Hyperurikämie als Folge therapeutischer Maßnahmen und spezieller Stoffwechselstörungen	47
2.2.3	Hyperurikämie und Fettleibigkeit	48
2.2.4	Hyperurikämie und ischämische (koronare) Herzkrankheiten	49
2.2.5	Hyperurikämie und arterielle Hypertonie	50
2.2.6	Hyperurikämie und Verhaltensmuster	51
2.2.7	Zur Therapie der nicht gichtischen Hyperurikämie	53
3.	Die Gewürze – Stiefkinder moderner Ernährungsforschung	55
3.1	Bedürfnis und Bedarf	55
3.2	Gewürzhandel und Gewürzverbrauch	56
3.3	Geruchssinn und Geruch	62
3.4	Die biologisch wirksamen Inhaltsstoffe der Gewürze	64

3.5	Die Wirkungen auf den Gesunden und Kranken	68
3.5.1	Appetit und Gewürze	68
3.5.2	Speicheldrüsen	69
3.5.3	Magen und Darm	70
3.5.4	Leber- und Gallenwege	72
3.5.5	Pankreas	73
3.5.6	Kreislauforgane	73
3.5.7	Atmungsorgane	75
3.5.8	Harnorgane	76
3.5.9	Sexualorgane	78
3.5.10	Endokrine Drüsen	79
3.5.11	Nervensystem	80
3.5.12	Wärmeregulation	81
3.6	Gewürze – Nahrungsmittel und Arzneimittel	82
4.	Aufstieg und Niedergang der »essentiellen« Fettsäuren (EFS)	83
4.1	Tierexperimentelle Beobachtungen	84
4.1.1	Ratte	86
4.1.2	Maus	87
4.1.3	Andere Tiere	87
4.2	Essentiell für den Säugling?	88
4.3	Essentiell für den Erwachsenen?	91
4.4	Essentielle Fettsäuren und Cholesterinniveau im Blut	93
4.5	Risikofaktor Hypercholesterinämie	100
4.6	EFS und ischämische Herzkrankheiten (IHK)	101
4.6.1	Epidemiologische Beobachtungen	102
4.6.2	Klinische Beobachtungen	105
4.6.3	Hypercholesterinämie und ischämische Herzkrankheiten (IHK) als psychosomatische Phänomene	106
4.7	Essentielle Fettsäuren und Atherosklerose	110
4.7.1	Die menschliche Atherosklerose	111
4.7.2	Die Fütterungsatheromatose	112
4.7.3	Ischämische Herzkrankheit (IHK) und Koronaratherosklerose	113
4.7.4	Atherosklerose und Ernährung	115
4.8	Therapeutische Effekte der EFS	117
4.8.1	Arterielle Hypertonie	117
4.8.2	Blutgerinnung	119
4.8.3	Verschiedenartige Effekte	121
4.9	Pathogene Effekte der EFS	122
4.9.1	Karzinogenese	122
4.9.2	Anämie	124
4.9.3	Verschiedenes	125
4.10	Die Situation	126

5.	Glaubenslehren	127
5.1	Der Vegetarismus	128
5.1.1	Was ist Vegetarismus?	128
5.1.2	Der Vegetarier	130
5.1.3	Ernährungsphysiologische Aspekte der vegetarischen Kost	131
5.1.3.1	Proteine	131
5.1.3.2	Fette	133
5.1.3.3	Kochsalz	133
5.1.3.4	Eisen	133
5.1.3.5	Vitamin B 12	134
5.1.3.6	Folsäure	135
5.1.3.7	Vitamin D	135
5.1.3.8	Unverdauliche Nahrungsbestandteile	136
5.1.3.8.1	Gallensteine	136
5.1.3.8.2	Obstipation	136
5.1.3.8.3	Kolonkarzinom	137
5.1.3.8.4	Kolondivertikulose	140
5.1.3.8.5	Appendizitis	141
5.1.3.8.6	Hypercholesterinämie	142
5.1.3.8.7	Diabetes mellitus	142
5.1.4	Zusammenfassung	142
5.2	Makrobiotik	143
6.	Vitamine – Mythen und Fakten	149
6.1	Ideologien und Ängste	149
6.2	Mangel an Sachkenntnis	149
6.3	Bedarf und Bedarfsdeckung	150
6.4	Vitamine der B-Gruppe	151
6.5	Vitamin C	153
6.6	Vitamin A	158
6.7	Vitamin D	161
6.8	Vitamin E	162
7.	Außenseiterdiäten	165
7.1	Basenüberschüssige Kost	166
7.2	Schrothkur	167
7.3	Die Haysche Trennkost	167
7.4	Eversdiät	168
7.5	Darmreinigungskur	169
8.	Ernährungsberater und Werbetexter	171
8.1	Die Ernährungsberater	171
8.1.1	Sachkunde als Grundlage	171

8.1.2	Die »Lehrmeinung«	172
8.1.3	Erfolge und Mißerfolge der Ernährungsberatung	175
8.1.4	Thiaminunterernährung in Deutschland?	178
8.1.4.1	Die Lehre vom Thiaminmangel	178
8.1.4.2	Psychische Störungen als Folgen von Thiaminmangel?	179
8.1.4.3	Neurologische Störungen infolge von Thiaminmangel	183
8.1.5	Die Problematik der Ernährungsberatung	184
8.2	Die Werbetexter	188
8.2.1	Lebensmittel- und Nährstoffproduzenten	188
8.2.2	Die Werbung der diätetischen Lebensmittelindustrie	190
8.2.3	Die Werbung der pharmazeutischen Industrie	195
8.2.4	Nährstoffeffekt – Placeboeffekt	196
8.2.5	Effektivität der Werbung	197
8.2.6	Krankheitsbezogene Werbung	199
	Literaturanhang	201
	Sachverzeichnis	221

Vorwort

Zu allen Zeiten haben sich die Menschen bemüht, ihren Hunger zu stillen. Zu verschiedenen Zeiten und in verschiedenen Ländern haben sie das auf sehr verschiedene Weise getan. Vor 100 Jahren aßen wir in Deutschland mehr Kartoffeln und Brot als heute und weniger Fleisch und Zucker; wir aßen keine Margarine und nur selten einmal eine Orange. Im Mittelalter lebten unsere Ahnen von Grütze, Vollkornbrot, wenig Gemüse und von Fleisch mit haut goût. Die Suppe und die Gabel brachte erst *Marco Polo* im 13. Jahrhundert aus China nach Europa.

Nahrung und Ernährung dienen nicht allein der Versorgung mit Energie und Nährstoffen, der Stillung des Hungers. Bei der Anknüpfung und Erhaltung zwischenmenschlicher Beziehungen, der Ausdrucksgestaltung sozialer und religiöser Ideen, der Darstellung von Sozialstatus und Sozialprestige, der Verhaltenssteuerung durch Belohnung und Bestrafung, der Bewältigung psychischer Belastungen und Bedürfnisse – überall sind Nahrung und Ernährung wirkungsvolle Mitgestalter. »Kennt man die Ernährungsgewohnheiten der Menschen eines Kulturkreises, dann besitzt man ein ziemlich zutreffendes Bild von ihren gegenwärtigen und früheren Verhaltensweisen, ihren sozialen Bestrebungen, ihrer Entwicklung, ihres biologischen Erscheinungsbildes und ihrer kulturellen Lebensformen ... Die Kostform ist ein überaus brauchbares Mittel zur Beurteilung und Vorhersage menschlicher Verhaltensweisen« (*Leininger* 1970).

Mit dem Wandel der wirtschaftlichen, sozialen und kulturellen Gegebenheiten ist der Wandel von Nahrung und Ernährung verbunden. So stellt sich für jede Generation aufs neue die Aufgabe, Wege zu suchen zur optimalen Gestaltung ihrer Ernährung. Von Wegen, die wir heute suchen und die wir heute gehen, soll hier die Rede sein.

Die Darstellung konzentriert sich auf die klinische Symptomatologie und die Verhaltensweisen. Die biochemischen Phänomene finden nur Berücksichtigung, soweit sie in unmittelbarer Beziehung zu den biologischen Phänomenen stehen.

Gross Grönau, Herbst 1981   Hans Glatzel

1. Zucker und Salz

1.1 Geschmackssinn und Geschmack
(*Hensel* 1967, *Pfaffman* 1963)

Bonbons und süße Limonaden sind nicht nur für Kinder begehrenswert. »Dein Wort ist meinem Munde süßer denn Honig« verkündet der Psalmist (Psalm 119). Die Arbeit macht das Leben süß und süß sind die kleinen Mädchen.

Immer verbindet sich mit dem Wort süß das Erlebnis des Angenehmen, Erfreulichen, Begehrenswerten. Von den vier Geschmacksqualitäten: süß, salzig, bitter, sauer ist süß die einzige, die auch im Sprachgebrauch *nur* im Sinne von erstrebenswert benutzt wird. Auch bitter, sauer und salzig sind Sinnesqualitäten, die lustbetont erlebt werden, anders als süß aber *nicht nur* lustbetont. Es gibt die »saure Miene«, die »bittere Erfahrung«, die »gesalzene Rechnung«.

Die *Rezeptoren der Geschmacksempfindungen* sind die Geschmacksknospen. Sie liegen, etwa 10000 an der Zahl, in den Papillen des Zungenrückens und in der Schleimhaut von Gaumen und Rachen. Süß und salzig werden am besten an der Zungenspitze empfunden. Die Zellen, aus denen die Geschmacksknospen bestehen, haben eine Lebensdauer von drei bis fünf Tagen und wandern mit fortschreitendem Alter von der Peripherie ins Innere der Knospe. Auf der kindlichen Zunge liegen die Geschmacksknospen dichter als auf der Zunge des Erwachsenen. Außer den als süß, salzig, sauer und bitter erlebten Sinnesempfindungen sind die von den Nahrungsmitteln ausgehenden Sinnesreize *Geruchsreize, Temperaturreize* und *Konsistenzreize,* die von den Rezeptionsorganen in der Nasenhöhle und der Mundschleimhaut vermittelt werden.

Die *Wandlung des Geschmackserlebnisses* von angenehm und erwünscht in unangenehm und unerwünscht ist ein Effekt der Dosis. Die Schwellenwerte sind verschieden von Individuum zu Individuum und verschieben sich mit fortschreitendem Alter in dem Sinne, daß höhere Dosen notwendig werden, um gleiche Empfindungsintensitäten zu bewirken. Jede Geschmacksqualität erreicht einmal eine Intensität, bei der die *spezifischen* geschmacklichen Qualitäten zurücktreten und, unabhängig von der Qualität, *jeder Sinnesreiz als unangenehm* erlebt wird. Ein Hungriger ist geschmacksempfindlicher als ein Satter. Die Schwellenwerte der Geschmacksempfindungen schwanken auch in Abhängigkeit von der psychophysischen Verfassung.

Unerklärt sind die physischen und psychischen Wurzeln der individuellen »*Geschmacksgleichungen*«. Es geht dabei um folgendes: Eine Lösung, z.B. eine Ammoniumchloridlösung, wird von einem bestimmten Menschen in charakteristischer Art als salzig – bitter – sauer geschmeckt. Durch Mischung verschiedener Mengen von Kochsalz, Weinsäure und Chinin läßt sich eine Lösung herstellen, die als genau gleichschmeckend empfunden wird wie die Ammoniumchloridlösung. Das merkwürdige ist nun, daß die Mengen Kochsalz, Weinsäure und Chinin, die benötigt werden, um Geschmacksgleichheit mit der Ammoniumchloridlösung zu erzielen, von Mensch zu Mensch ganz verschieden, ja nicht für zwei Menschen gleich sind. Gleiche Mengen gleicher Stoffe schmecken also für verschiedene Menschen offenbar keineswegs gleich. Das chacun à son goût hat – auch hier – seine Wurzeln. Sinnesempfindungen bestimmten zu allen Zeiten in hohem Maße die Eßgewohnheiten.

In Abhängigkeit von ihrer Konzentration kann *ein und dieselbe Substanz verschiedenartige Empfindungen* hervorrufen. Beispiel: 0,009 bis 0,02 molare Kochsalzlösung schmeckt süß, von 0,03 molar ab salzig süß und von 0,05 molar ab rein salzig. Kaliumchlorid schmeckt in geringen Dosen süß, in 0,03 molaren und höheren Konzentrationen scharf bitter.

Manche Geschmacksqualitäten heben sich gegenseitig auf, z.B. süß und salzig, andere verstärken sich gegenseitig, z.B. bitter, sauer und salzig. Die Salzigkeit einer 0,12- bis 3,24 %igen Kochsalzlösung wird durch Saccharoselösung vermindert. Die Süßigkeit von 0,75 bis 6,75 %ige Saccharoselösung wird durch kleine Kochsalzmengen intensiviert, durch höhere Kochsalzmengen abgeschwächt. Auf welche Weise diese Kombinationseffekte zustande kommen, ist unbekannt. Sie fallen jedenfalls ins Gewicht, wenn man die praktisch-diätetischen Effekte geschmacksgebender Zusätze verstehen will.

Praktisch-diätetisch nicht minder bedeutungsvoll, in ihrem Wirkungsmechanismus ungeklärt, sind die *geschmacksintensivierenden Stoffe,* die als solche keinen Geschmackswert besitzen. So läßt Glutamat, der »Geschmacksverbesserer«, den Eigengeschmack mancher Gerichte deutlicher hervortreten, d.h. es verstärkt einzelne Geschmackskomponenten und dämpft andere. Zusätze von Maltose oder Inosit intensivieren die Glutamatwirkung. Bei hohen Dosen entsteht das »China-Syndrom«.

Die Intensität einer Geschmacksempfindung kann auch mit der *Temperatur* schwanken. Manche Speisen und Getränke genießt man heiß, andere kalt – und sicher nicht ohne Grund. Ein süßes Getränk schmeckt heiß weniger süß als abgekühlt. Gefrorenes schmeckt steif gefroren weniger süß als zerlaufen. Bittere Arznei läßt sich eisgekühlt besser nehmen als in lauwarmem Wasser. Tee schmeckt nur heiß, Moselwein nur kalt. Im kalten Kaffe ist »ranziger« Geschmack leichter zu erkennen. Die Konzentrationen verschiedener Zuckerlösungen können bei 35° C schärfer unterschieden werden als bei 21° C. Im Weißwein tritt bei tiefen Temperaturen der saure Geschmack deutlicher hervor, bei hohen Temperaturen der süße. Rotwein schmeckt sauer, wenn er zu warm wird.

Für jede Geschmacksqualität und jedes Nahrungsmittel scheint es eine *Temperatur zu geben, bei der die schmeckenden Stoffe die stärksten spezifischen Sinnesreize ausüben.* Von dieser Temperatur hängt es ab, ob die Sinnesempfindungen bei Zimmertemperatur schwächer oder stärker werden. Bei sehr hohen und sehr tiefen Temperaturen sollen sich süß und bitter nicht mehr sicher unterscheiden lassen. Und schon bei Temperaturen über 42° C wird der Schmerzsinn miterregt. Ist in den Fällen von Änderung der Geschmacksempfindung mit der Temperatur der physikalisch-chemische Zustand der schmeckenden Stoffe entscheidend? Bewirkt dieser eine Änderung der Reizintensität für das Geschmacksorgan, oder kommt zu der Erregung eines Geschmacksorganes eine Miterregung des Temperatursinnes? Die Frage ließe sich beantworten, wenn es gelänge, die Temperatursinnesorgane isoliert auszuschalten und die Intensität der Geschmacksempfindungen bei gleichbleibender Konzentration des schmeckenden Stoffes und wechselnden Temperaturen zu prüfen. Die Ursache mag in vielen Fällen auch darin liegen, daß durch die Temperatur die Flüchtigkeit und damit die *Riechbarkeit* bestimmter Stoffe verändert wird.

Schließlich sind es *Sinnesempfindungen anderer Art,* vor allen Dingen Geruchsempfindungen, durch die eine *Geschmacksempfindung beeinflußt* werden kann. Der Geschmack einer süßen Speise wird beeinträchtigt, wenn es von wo anders her nach Käse oder Braten duftet, und in grün gefärbten Bonbons wurde ein Kirschgeschmack öfter verkannt als in roten.

Jede Sinnesempfindung wird durch die *Ermüdung der Sinnesorgane* gedämpft. Läßt man eine schmeckende Lösung längere Zeit gleichmäßig über die Zunge fließen, dann nimmt die Intensität der Geschmacksempfindung ab. Der erste Bissen schmeckt immer am besten. Der »Geruch nach Essen« im Zimmer kann noch so penetrant sein – nach einiger Zeit merken wir nichts mehr davon. Der Braten mag noch so verlockend duften – wenn wir ihn eine Stunde lang vor dem Essen riechen, empfinden wir ihn nicht mehr als verlockend, und der Appetit ist uns vergangen, wenn der Braten schließlich auf den Tisch kommt.

In gleicher Weise wirkt jene Methode, die sich an den Namen *Horace Fletcher* knüpft: Jeder Bissen soll eine Minute lang, d.h. ungefähr *80 Mal, gekaut* werden. Gewiß gibt es Riech- und Schmeckstoffe, die erst beim Zerkauen des Nahrungsmittels wirksam werden. Infolge der Ermüdung der Sinnesorgane schwindet aber bei so langem Kauen, wie es *Fletcher* vorschreibt, der Geschmack und Geruch der Nahrung immer mehr. Diesem Verlust an Genußwert und der Ermüdung der Kaumuskulatur, nicht einer besseren Ausnutzung der Nahrung, wie *Fletcher* glaubt, ist es zuzuschreiben, wenn der *Fletcherer* früher mit Essen aufhört als der Nicht-*Fletcherer*. Für Menschen mit gesunden Sinneswahrnehmungen ist es einfach abstoßend, einen schmackhaften Bissen in solcher Weise zu behandeln, daß er, wenn er zum Schlucken kommt, Eigenschaften erlangt hat, wie wir sie bei Holzmehl voraussetzen.

Lieblingsgerichte verzehrt man schnell. Mit weniger geschätzten Dingen »wird man nie fertig«. Der Grund ist klar: Das schnelle Essen verhindert eine Ermüdung der Sinnesorgane und Abstumpfung der Sinnesempfindungen, das langsame Essen führt sie (in hier durchaus willkommener Weise) mit Sicherheit herbei. Feinschmecker, sagt man, sind »schnelle Esser«.

Die Ermüdung der Sinnesorgane gibt die sinnesphysiologische Erklärung für die Funktion der weithin auf der Erde verbreiteten *»neutralen* Nahrungsmittel«. Wir meinen damit die Gewohnheit, abwechselnd Nahrungsmittel mit ausgeprägtem Eigengeschmack und Nahrungsmitel ohne solchen, »neutrale« Nahrungsmittel zu verzehren. Gleich starke Sinnesreize rufen bei längerer Wiederholung immer schwächere Sinnesempfindungen hervor. Will man die angenehmen Sinnesreize während der ganzen Mahlzeit intensiv genießen und sich die Lust am Essen möglichst ungeschmälert erhalten, dann muß man verhindern, daß die Sinnesorgane durch wiederholte, gleichartige

Reize ermüden. Das läßt sich sowohl durch die Auswahl eines *abwechslungsreichen Menüs* erreichen, wie auch dadurch, daß man zwischen den einzelnen Speisen und Bissen etwas *Indifferentes, »Neutrales«,* genießt, d.h. etwas, das keine nennenswerten Geschmacks- und Geruchsreize ausübt. Dann ermüden die Sinnesorgane langsamer und lassen die angenehmen Empfindungen immer wieder in annähernd gleicher Intensität entstehen. Die Funktion von »Neutralnahrungsmitteln« haben, nach Ländern verschieden, Brot, Mehlspeisen, Kartoffeln, Mais und Reis.

Das Wissen um die sinnesphysiologischen Wirkungsbedingungen und -möglichkeiten geschmacksaktiver Inhaltsstoffe läßt Essensgewohnheiten verstehen, die sonst unverstanden blieben. Es warnt, zugleich vor voreiligem *Beurteilen von Essensgewohnheiten, deren Ursachen und Sinn wir nicht verstehen.* Manche Essensgewohnheit bleibt unverstanden, wenn Ernährungsphysiologie identifiziert wird mit Biochemie der Ernährung, das Ganze mit einem Teil. Im folgenden werden wir deshalb den Zucker und das Salz unter *physiologischen,* nicht nur unter *biochemischen* Aspekten betrachten.

1.2 Zucker (*Sipple-McNutt* 1974, *Sweeteners* 1975)

1.2.1 Biochemie

Die Frage, wie ein Stoff beschaffen sein muß, damit er als süß empfunden wird, läßt sich trotz jahrzehntelanger Bemühungen nur unvollkommen beantworten. Süß schmecken Mono- und Disaccharide. Die *Süßigkeit von Zucker* sinkt (in äquimolaren Lösungen) in der Reihenfolge Fructose (Fruchtzucker), Saccharose (Haushaltszucker, Rübenzucker, Rohrzucker), Maltose (Malzzucker), Glucose (Traubenzucker), Lactose (Milchzucker). Setzt man die Intensität des Süßgeschmackes von Saccharose (in 10 % der Lösung) = 100, dann ergeben sich folgende Zahlen: Fructose 114 – Invertzucker (Honigzucker, Gemisch von Saccharose und Fructose) 95 – Glucose 69 – Maltose 46 – Lactose 39. Süß sind die Zuckeralkohole Sorbit und Xylit.

Süß schmecken aber auch *ganz andere Stoffe:* Beryllium- und Bleiverbindungen (Bleiazetat = Bleizucker). Methoxybenzonitril schmeckt süß, das ähnlich gebaute Äthoxybenzonitril aber bitter. 200mal so süß wie Zucker schmeckt das aus den beiden Aminosäuren Asparagin und Phenylalanin bestehende Aspartam und süß schmecken Eiweißstoffe, die man in Pflanzen hat nachweisen können: Monellin, Thaumatin, Miraculin, Acetosulfam und Steviosid. Süß schmecken auch synthetische Würzstoffe, die ganz verschiedenen Stoffgruppen zugehören: Saccharin (Benzoesäuresulfinid) mit einer Süßkraft, die je nach Konzentration 200- bis 700mal so groß ist wie die Süßkraft von Saccharose – Dulcin (Paraphenetylcarbamid) mit einer Süßkraft je nach Konzentration 100- bis 400mal so groß wie Saccharose – Glucin (Natriumsalz der Di- und Trisulfosäuren des Triazins) mit einer Süßkraft etwa 300mal so groß wie Saccharose –

Cyclamat (Cyclohexylsulfamat) mit einer Süßkraft 30 mal so groß wie Saccharose. »Die Beziehungen zwischen Struktur und Süßgeschmack können durch keine der heute angewandten Systematisierungen befriedigend erklärt werden« – eine überraschende Feststellung angesichts eines anscheinend so einfachen Phänomens.

Als Süßungsmittel spielte und spielt der *handelsübliche Zucker* (Haushaltszucker, Saccharose) die Hauptrolle (Zusammenfassung bei *Lee* 1979). Das Verlangen nach süß ist anscheinend zu allen Zeiten betont lustvoll erlebt worden. Niemand weiß, warum der Mensch zu allen Zeiten ein Verlangen nach Süßigkeiten hatte; der Wunsch nach Süßem ist aber anscheinend universell und unbestritten. Man weiß auch schon lange, daß die Süßigkeit von Zucker als höchst wirksame Belohnung für kleine Kinder und viele Haustiere und Labortiere dienen kann. Das Alte Testament spricht vom gelobten Land, in dem Milch und Honig fließen, und in einem buddhistischen Tempel in chinesisch Turkestan aus dem 4. Jahrhundert fanden Archäologen Zucker und Honig erwähnt. Es gibt keine Berichte über irgendein Kollektiv mit Nicht-Zucker-Tradition, das Zucker und zuckergewürzte Nahrungsmittel nach ihrer Einführung in die Kultur zurückgewiesen hat, und selbst zuckerintolerante Individuen (wie bei den nördlichen Eskimos) konsumieren weiterhin Zucker, selbst wenn sie unter Beschwerden leiden. Unzählige Geschichten und Mythen kreisen um den Zucker und seine bewegte Geschichte (*Deerr* 1949/50).

Bis zur Mitte des 19. Jahrhunderts war in Europa der *Honig das* Süßungsmittel. Er besteht zu 80 % aus Invertzucker (Glucose und Fructose zu gleichen Teilen). Mit den Arabern kam im 7. bis 9. Jahrhundert aus Indien das *Zuckerrohr* in die Mittelmeerländer. 1747 entdeckte *Marggraf* den Zucker in der *Rübe*. Gezielte Züchtung brachte den Zuckergehalt der Rübe auf 18 bis 20 g in 100 g. Das Mark in den Stengeln des Zuckerrohrs, Saccharose wie der Rübenzucker, enthält 14 bis 26 g Zucker in 100 g.

Saccharose (Rohrzucker, Rübenzucker, Sucrose) ist der erste Süßstoff, den die Menschheit entdeckt hat. Aus Saccharose ist unlängst eine Süßstoffgruppe entwickelt worden, die etwa so süß ist wie Saccharin, aber frei von bitterem Nachgeschmack: die Chlorodesoxysucrosen. Sie sollen keine Kalorien liefern und weniger kariogen sein als Saccharose.

Fructose kommt in pflanzlichen und tierischen Organismen vor, ist in wässrigen Lösungen 1,75mal so süß wie Saccharose (nicht in festen Nahrungsmitteln), in der Produktion aber viel teurer als Rohrzucker. Fructose bringt den Eigengeschmack von Obst stärker zur Geltung, kann ohne Mitwirkung von Insulin verwertet werden und soll den Katzenjammer nach alkoholischen Exzessen verhüten (Fructose treatment 1978).

Von den Zuckeralkoholen ist *Xylit* am interessantesten. Xylit schmeckt so süß wie Saccharose und ist ein regelmäßiges Zwischenprodukt des Kohlenhydratstoffwechsels. In der Sowjetunion und in Finnland wird er in großem Umfang industriell aus Birkenholz hergestellt. Er kommt natürlich in einer Reihe von Obst und Gemüsearten vor und wird als Süßmittel für Kaugummi benutzt. Kinder, die Xylitkaugummi kauen, bekommen bis zu 85 % weniger Karies als Kinder mit Saccharose-Kaugummi (*Lang* 1974, *Mäkinen* 1978). Xylit ist nicht toxisch und wirkt antiketogen. Der Mensch kann mehrere 100 g je Tag ohne Mitwirkung von Insulin ausnutzen; dabei werden nur kleine Mengen im Urin ausgeschieden (*Horecker* 1969). Der Verwendung als Nahrungsmittel steht jedoch entgegen, daß man bei Tieren, die 20 % der Kalorien als Xylit injiziert bekamen, Blasen- und Nebennierentumoren gefunden hat. Bei Mäusen kam es zu Hyperplasien und Metaplasien in den Harnorganen und Nierensteinen zusammen mit bösartigen und gutartigen Gewächsen. Bei nur 2 % Xylit im Futter machten sich *keine* Schäden bemerkbar. Keine Schäden zeigten sich selbst nach großen Xylitmengen bei Hunden. Das National Institute for Dental Research hat trotzdem seinen Plan aufgegeben, die Kariesentstehung bei 600 Kindern zu prüfen, die Kaugummi mit 60 % Xylit bekommen sollten.

Der süße Zuckeralkohol *Sorbit* kommt in vielen Pflanzen natürlich vor. Er wird industriell aus Maiszucker hergestellt und für Diabetiker-Nahrungsmittel wie auch für kosmetische und pharmazeutische Produkte benutzt. Der Zuckeralkohol der Maltose, *Malitol*, dient nur selten als Süßmittel.

Die *Kohlenhydratsüßstoffe aus Stärke* verdanken ihre Entstehung der Kontinentalsperre *Napoleons*, die die Zuckerimporte nach England verhinderte und zu der Entdeckung führte, daß man durch Säurebehandlung (Hydrolyse) von Stärke süßen *Sirup* gewinnen kann. Je kleiner die dabei entstehenden Moleküle, desto größer die Süßkraft. Glucosesirup ist definiert als wäßrige Mischung von Zuckersubstanzen aus Stärke mit einem Dextroseäquivalent von 20 oder mehr (Dextroseäquivalent = reduzierende Fähigkeit sämtlicher Zucker). Sirup wird in steigendem Umfang in der Nahrungsmittelindustrie, in der Getränkeindustrie und pharmazeutischen Industrie verwendet. Dabei spielt auch seine geringe kariogene Wirkung eine Rolle.

1.2.2 Verbrauch

Das Verhältnis der *Intensität des Verlangens zur verfügbaren Menge* eines Nahrungsmittels bestimmt den Gebrauchswert. Die Intensität des Süßverlangens hat sich im Laufe der Jahrhunderte wohl nicht viel geändert. Die verfügbaren Zuckermengen aber haben sich vervielfacht mit der Folge, daß Zucker in seinen landesüblichen Formen als Kristallzucker, Farin, Kandiszucker, Sirup u.a. heute nicht mehr die Kostbarkeit ist, die er in unserem Lande noch vor wenig mehr als hundert Jahren war.

Die Welterzeugung an Zucker war 1954/55 37mal so groß wie 1852/53. Der Zuckerverzehr in Deutschland ist von 18,0 kg / Kopf / Jahr in den Jahren 1909 / 13 gestiegen auf 35,5 kg im Jahre 1977/78. Der heutige Zuckerverbrauch in den USA wird auf 55 bis 70 kg / Kopf / Jahr geschätzt. Höher als in Deutschland liegt der Zuckerverzehr auch in den Niederlanden, in Großbritannien, in Irland und Dänemark (1973/74: 45 – 47 – 48 – 49 kg / Kopf / Jahr (*Elton* 1978).

1935/38 machte der Zucker in Deutschland 9,4 % von 3043 kcal (12780,6 kJ) / Tag aus, 1976/77 11,9 % von 3180 kcal (13156 kJ). Dabei sind Schwund, Küchen- und

Tellerabfall freilich nicht berücksichtigt. *Elton* (1978) hat ihn auf 25 % geschätzt. Eine Food Waste Study Group des Ministeriums für Ackerbau, Fischerei und Ernährung in London befaßt sich, wie *Elton* mitteilt, mit Untersuchungen zur Frage, wie groß die Abfallmengen tatsächlich sind.

Die Frage, wieweit der Verbrauchsanstieg eine Folge des geringen Preises und des hohen Nährwertes ist, wieweit in ihm ein steigendes Bedürfnis nach gesüßten Nahrungsmitteln, zum Ausdruck kommt, läßt sich nicht beantworten. Die Kombination ist unwiderstehlich. In jedem Falle unterstreicht der in allen Ländern erkennbare Verbrauchsanstieg, daß überall ein starkes Süßverlangen lebendig ist.

Deutsche Biochemiker bezeichnen den Zucker gerne als »*leere Kalorien*«. Sie wollen damit sagen, daß Zucker weder Vitamine noch Elementarnährstoffe enthält und deshalb minderwertig ist. Die sinnesphysiologische und psychologische Bedeutung des Zuckers liegt ja außerhalb des biochemischen Gesichtskreises.

Aus biochemischer Sicht ist der handelsübliche Haushaltzucker, die Saccharose, *Lieferant leicht verdaulicher und resorbierbarer* Kohlenhydrate. Seine Fähigkeit, in geschmacklich angenehmen Mengen die Speichelsekretion zu steigern, ist gering, während die Amylasekonzentration des Speichels deutlich zunimmt. Die Dünndarmenzyme Maltase und Lactase spalten die Disaccharide in die Monosaccharide, die dann als solche resorbiert werden. Die Resorptionsgeschwindigkeit fällt in der Reihenfolge Galactose 〉 Glucose 〉 Fructose 〉 Mannose 〉 Xylose 〉 Arabinose. In ganz kleinen Mengen können auch die Disaccharide Saccharose, Maltose und Lactose resorbiert werden.

Vielen ist der *steigende Zuckerverbrauch ein Dorn im Auge*. Die Deutsche Gesellschaft für Ernährung meint, man solle nicht mehr als 10 % der Kalorien als Zucker verzehren und ein deutscher Biochemiker will nur 60 g / Tag, 8 % der Kalorien erlauben. Ein Kämpfer gegen den Zucker ist *M. O. Bruker*: »Der Fabrikzucker als Vitamin B-Räuber«, »Die westdeutsche Bevölkerung leidet an einer ständigen Unterversorgung mit Vitamin B_1«. »Die Zuckergier der Kinder ist ein klassisches Zeichen eines Vitalstoffmangels.« »Fabrikzucker kann echte Sucht erzeugen.« Um Beweise für seine Behauptungen hat *Bruker* sich freilich nicht bemüht.

1.2.3 Diabetes und Fettleibigkeit

Auf die epidemiologische Tatsache, daß *Diabetes häufig in Ländern mit hohem Zuckerverzehr* vorkommt, hat *Himsworth* schon im Jahre 1935 hingewiesen. Gegen den landläufigen Zuckerverzehr kämpft seit Jahren auch *I. Yudkin*. Setzt man in 22 Ländern die Sterblichkeit an Diabetes mellitus um die Mitte der fünfziger Jahre in Beziehung zu dem durchschnittlichen Zucker- und Fettverzehr etwa 20 Jahre früher, dann zeigt sich eine höhere Korrelation zum Zuckerverzehr als zum Fettverzehr. Die Abnahme der Diabetesmorbidität in Kriegszeiten muß man nach *Yudkin* eher dem reduzierten Zuckerverzehr als dem reduzierten Fettverzehr zur Last legen. *Cleave und*

1. Zucker und Salz

Campbell 1969 haben mit ihrer Vorstellung einer »Saccharine-Disease« die *Yudkin*schen Thesen unterstützt. Die Prävalenz von Diabetes bei neuangekommenen jemenitischen Juden lag bei 0,06 % die Prävalenz bei Jemeniten, die schon 25 Jahre in Israel lebten, bei 2,6 %. Grundsätzlich das gleiche fand sich bei jüdischen Einwanderern aus Kurdistan wie bei pazifischen Kollektiven auf dem Festland und auf Inseln und bei einigen anderen Kollektiven (*Keen* 1978). Selbst höchste *Korrelation* ist aber kein Beweis für *Kausalität*. In diesem Sinne meint *Keen:* »Es gibt keinen überzeugenden Beweis für eine oder mehrere verantwortliche Agentien, obwohl Kostveränderungen offensichtlich im Verdacht stehen.«

Gegen die Thesen von *Yudkin* u.a. sprechen aber Beobachtungen, die *Himsworth* schon 1935 veröffentlicht hat: Am häufigsten kommt Diabetes in denjenigen Ländern vor, in denen *viel Fett und wenig Kohlenhydrate* gegessen werden. Seinen experimentellen Nachweis, daß eine Einschränkung des Kohlenhydratverzehrs die Glucosetoleranz verschlechtert, eine Steigerung des Kohlenhydratverzehrs dagegen sie verbessert, haben andere Untersucher bestätigt. Selbst bei Diabetikern und selbst wenn Saccharose die Hauptkohlenhydratquelle war, erhöhten Kohlenhydratzugaben die Glucosetoleranz. *Himsworth* ergänzte seine anfänglichen Beobachtungen später mit der Feststellung, daß in Großbritannien während beider Weltkriege eine auffallend *hohe Korrelation* bestanden habe *zwischen Rückgang der Diabetes-Mortalität* auf der einen Seite, dem *steigenden Kohlenhydratverzehr und dem sinkenden Fettverzehr* auf der anderen.

Entscheidend gegen die Zuckerhypothese sprechen neuere Beobachtungen an 10000 *israelischen Angestellten:* Diejenigen, die später diabetisch wurden, hatten in der Zeit vor der Manifestation ihres Diabetes *weniger* Zucker gegessen als die, die frei von Diabetes blieben. Von ähnlich negativen Beziehungen zwischen Zuckerverzehr und Diabetes wurde bei Zwillingen berichtet. *Keen* 1978 u.a. verglichen das Blutzuckerniveau und den Kalorien-, Kohlenhydrat-, Fett-, Protein- und Saccharosegehalt der Kost von 961 Angestellten. Eine Tendenz zu steigendem Blutzucker ging weder mit steigendem Kaloriengehalt noch mit steigendem Kohlenhydrat-, Fett-, Protein- oder Saccharosegehalt der Kost einher. Es bestand vielmehr der Eindruck, daß *mit steigendem Saccharoseverzehr die Glucosetoleranz* zunahm. »Es ist unwahrscheinlich, daß überhöhter Verzehr von einzelnen Nahrungsbestandteilen schuld ist an der Diabetesentstehung« (*Keen* 1978). Mit steigendem Saccharoseverzehr sank in dieser Untersuchungsreihe der Körpermasseindex, d.h. das *Körpergewicht*. Gegensinnige Beziehungen zwischen Zuckerverzehr (und Kalorienverzehr) und Fettleibigkeit fanden sich bei 450 Geschäftsleuten.

Alles in allem: Zucker begünstigt weder die Entstehung von Diabetes mellitus noch von Fettleibigkeit.

1.2.4 Zahnkaries

Anders steht es um die Rolle des Zuckers in der Genese der *Zahnkaries*.
Im Zusammenspiel mit Mikroorganismen intensivieren Nahrungskohlenhydrate die Bildung von Plaques, d.h. von weichen, zäh haftenden Bakterienansiedlungen auf der Zahnoberfläche. Der *kariogene Prozeß* kommt dadurch in Gang, daß die Mikroorganismen der Plaques aus Zucker der Nahrungsmittel Säuren bilden, die Säuren den Zahnschmelz auflösen und den Bakterien auf diese Weise den Weg ins Innere des Zahnes bahnen.

Die Beziehungen zwischen Zucker und Karies sind vor allen Dingen durch die Untersuchungen von *Gustafsson* u.a. 1974 in den Anstalten von Vipeholm klargestellt worden. Zwei Gruppen von Kindern bekamen Zulagen von je 300 g Saccharose / Tag. Die eine Gruppe bekam ihre Zulagen in den gewohnten Nahrungsmitteln zur Essenszeit, die anderen zwischen den Mahlzeiten in Form von Toffees, Schokolade oder Karamellen. Ergebnis: Die Häufigkeit und Schwere von Zahnkaries war bei den Kindern der zweiten Gruppe sehr viel größer.

Der *Genuß von Süßigkeiten zwischen den Mahlzeiten macht also mehr Zahnkaries als der Genuß zu den Mahlzeiten.* Die Karieshäufigkeit ist auch geringer, wenn man innerhalb von zehn Minuten nach dem Essen gründlich die Zähne putzt. Nach zwei Jahren hatten die Studenten der Versuchsgruppe i. M. 2,02 neue Kariesherde, die der Vergleichsgruppe 3,87. Zucker in klebriger Form, vor allen Dingen als Toffee, wirkt am stärksten kariogen.

»Jedes Kind kostet einen Zahn.« Eine alte Volksweisheit. Manches spricht dafür, daß sie stimmt. *Warum* aber die Schwangerschaft die Kariogenese, wenn überhaupt, begünstigt, ist unbekannt.

Die Frage, ob *verschiedene Zuckerarten* – Glucose, Fructose, Maissirup u.a. – *verschieden stark kariogen* sind, ist immer noch nicht eindeutig entschieden.

Bei Versuchstieren wirken *Stärke und Dextrine* in der Regel weniger intensiv als *Mono- und Disaccharide*.

Eine der wenigen diesbezüglichen Untersuchungen am *Menschen*: Eine Gruppe von Kindern bekam zuckerreiche Kost mit Bonbons, Kuchen und anderen Süßigkeiten, eine andere nur stärkereiche Kost. Die Kinder mit Süßigkeiten hatten häufiger Karies und mehr Bakterien in ihren Plaques als die Kinder mit Stärkekost. Die Fähigkeit zur Bildung von *intrazellulären und extrazellulären Polysacchariden* durch kariogene Streptokokken in den Zahnplaques wurde neben der Säurebildung aus Zucker als ein weiteres Moment in der Kariesätiologie erkannt. »Die einzelnen Zuckerarten sind aber unterschiedlich gut als Substrat geeignet. Vor allem die Saccharose ist hier das bevorzugte Substrat zur Synthese der extrazellulären Polysaccharide, während aus Mono- und anderen Disacchariden nur geringfügige Mengen oder gar keine extrazellulären Polysaccharide in vitro gebildet werden können.« (*Loesche* 1967)

Zuckeraustauschstoffe zur Kariesprophylaxe insbesondere bei Kindern, Diabetikern und Kranken mit anderen Stoffwechselstörungen haben trotz wiederholter Empfehlungen nur wenig Anklang gefunden.

1.2.5 Atherosklerose, Akzeleration *(M. Crohn)*

Die Entstehung von *Atherosklerose und ischämischen Herzkrankheiten* (IHK) wird durch zuckerreiche Kost begünstigt. Unzählige wissenschaftliche und weniger wissenschaftliche Publikationen erwecken den Anschein, als könne an dieser Tatsache kein Zweifel sein. Aber der Schein trügt.

Positive Korrelationen zwischen der Höhe des Zuckerverzehrs und der Morbidität an IHK fanden sich bei Israelis (*Cohen* 1961):

Geringe Morbidität bei jemenitischen Neueinwanderern ohne nennenswerten Zuckerverzehr, hohe Morbidität bei jemenitischen Juden, die seit 25 Jahren in Israel ansässig waren und 20 % der Nahrungskalorien in Form von Zucker zu sich nahmen. Für die 30- bis 69jährigen Männer und Frauen von 20 Ländern errechneten sich negative Korrelationen zwischen Mortalität an IHK und Verzehr von Kartoffeln, positive Korrelationen zum Verzehr von Zucker und Sirup.

In einer Siebenländerstudie von *Keys* (1971, 1975) fanden sich hohe positive Korrelationen zwischen IHK-Mortalität und Zuckerverzehr. Bei Kollektiven mit gleicher Höhe des Fettverzehrs schwindet jedoch die Korrelation zwischen IHK-Mortalität und Zuckerverzehr.

Die Angabe, die *Bluttriglyceride* stiegen nach Saccharosegaben an, ist neuerdings wieder bestätigt worden (*Reiser* 1979).

Die schwache Stelle aller Untersuchungen von Beziehungen zwischen *Atherosklerose und Ernährung ist die klinische Diagnostik. Untersuchungen an Tieren können höchstens Hinweise geben, weil die tierische Fütterungsatheromatose morphologisch und pathogenetisch ein ganz anderes Zustandsbild ist als die menschliche Atherosklerose. Intensität und Ausdehnung atherosklerotischer Prozesse lassen sich beim Menschen einwandfrei nur autoptisch feststellen. Bildung und Rückbildung von Atheromen unter dem Einfluß von Zucker sind morphologisch anscheinend nicht systematisch verfolgt worden. Über Zuckerwirkungen kann man deshalb nichts aussagen. Vergleichende Untersuchungen der Höhe des Zuckerverzehrs und der Häufigkeit von IHK hat allein der Medical Research Council 1970 durchgeführt.* Unterschiedliche Höhen im Zuckerverzehr zwischen IHK-Kranken und Kontrollen waren nicht erkennbar.

Die Meinung, die *Akzeleration* und das stärkere Längenwachstum in Europa seien eine Folge des starken Zuckerkonsums, beruht auf Verwechslung von Korrelation und Kausalität.

In Interviews mit 30 Patienten mit *Ileitis terminalis (M. Crohn)* und gesunden Probanden ergaben, daß die Ileitiskranken gleichviel Proteine verzehrten wie die Gesunden aber mehr Kohlenhydrate, vor allen Dingen mehr Zucker. Kürzung des Zuckerverzehrs soll sich therapeutisch günstig ausgewirkt haben (*Thornton* 1979).

Die *Federation of the American Societies of Experimental Biology* hat festgestellt: »Abgesehen von der Mitwirkung an der Zahnkaries gibt es bis heute keinen klaren Beweis dafür, daß Zucker eine Gefahr für die Allgemeinheit ist, wenn er in den heute üblichen Mengen und der heute üblichen Art und Weise verwendet wird« (*Lee* 1979). Dem ist nichts hinzuzufügen.

1.3 Salz (*Glatzel* 1937, 1954, 1968)

1.3.1 Bedürfnis und Verbrauch

Ein Parvenu ist unser alter Haushaltzucker neben dem Salz, dem Natriumchlorid, mit seiner Jahrtausende alten Geschichte. In allen Erdteilen kennt und schätzt man Salz als *Würzmittel* und *Konservierungsmittel*. Primitive Stämme in Afrika schätzten es nicht weniger als die Pariser, die 1956 während der Suezkrise in großen Mengen Salz kauften, weil es vor den Folgen der Wasserstoffbombe schützen sollte. Um Salzquellen wurden Kriege geführt. Die Schiffahrtsroute der phönizischen Kaufleute vom Schwarzen Meer zur Ostsee war eine »Salzstraße« und die Grundlagen des Reichtums der Hansestadt Lübeck war der Salzhandel nach Skandinavien.

»Die milte und guttätige Erde gibt und dregt uns nicht allein süße Kost und Arzney, als Milch, Butter, Honig und Zucker, sondern auch scharpffe hannige Ding, als *Saltz, dessen wir keinswegs können noch mögen entraten*« schrieb *Hieronymus Bock* in seiner »Teutschen Speißkammer« vom Jahre 1555. »Dann was sollen alle speisen, dabey nicht Saltz ist? Wem seint alle kostliche trachten mit Arabischer und Indianischer wurtz bereit, nutz oder anmüttig? Es mag doch niemand Speiss ohn Saltz genießen oder loben, darumb ist Saltz (wie Plautus sagt), die allerbest wurtz auf Erden«. *Hieronymus Bock* meinte, er wolle lieber mit Salz und Brot auskommen als ungesalzene Köstlichkeiten essen, und er berief sich dabei auf *Diogenes*, der es vorgezogen habe, im armen Athen Salz zu lecken, obwohl er aus Nachbarländern bessere Angebote hatte. Käse, Brot und Salz genügen für ein zufriedenes Leben:

»Gut Freund haben vergut,
was man ihn fürsetzen thut,
Kompt aber Käß und Brot, auch Salz darneben,
ist armer Freund herrliches Leben.«

Und weiter zum Lobe des Salzes: »Wo aber nicht Saltz ist, was für jammer und not mag sich daselbst erheben, als zu Hierusalem geschah, da die Juden (wie *Josephus* schreibt) Taubenmist für Saltz brauchten, und mochten disen umb gelt nicht bekommen.« (*Gòòck* 1965)

Wie vielen anderen ist es auch *Hehn* 1919 aufgefallen, daß es Volksstämme gibt, die vor ihrer Berührung mit der europäischen Zivilisation *nichts von Salz wußten:* Beduinen in Südarabien, Nomaden in Nordsibirien, Eskimos in Ostgrönland, Indianerstämme in Nordamerika. Sie kannten das Salz nicht, weil ihr Land kein Salz lieferte.

Der Chemiker *Bunge* meinte, daß sich der gleiche Unterschied wie bei den Pflanzen- und Fleischfressern auch unter den Menschen geltend mache, »indem zu allen Zeiten und in allen Ländern diejenigen Völker, welche fast ausschließlich von *animalischer Nahrung* leben – Jäger, Fischer, Nomaden –, Salz entweder gar nicht kennen, oder, wo sie es kennenlernen, verabscheuen, während die vorherrschend von *Vegetabilien* sich nährenden Völker ein unwiderstehliches Verlangen danach tragen.«

Eine umfassende Kenntnis der antiken Literatur hat *Hehn* den Nachweis ermöglicht, daß das Salz bei allen Kulturvölkern des Altertums ein ständiger Bestandteil der Nahrung und ein verbreitetes Konservierungsmittel war. Die ältesten Salzbergwerke Europas (Kaukasien, Österreich) müssen etwa 4500 Jahre in das Ende der jüngeren Steinzeit zurückdatiert werden. *Hehn* hat nur ganz vereinzelte Ausnahmen gefunden. So war nach *Plutarch* den ägyptischen Priestern im Stadium der höchsten Reinheit jeder Salzgenuß verboten.

Sallust berichtet, die Numidier hätten vor der römischen Kolonisation das Salz gar nicht gekannt und nur von Milch und dem Ertrag der Jagd gelebt. Im Sanskrit und bei den Iranern taucht das Wort für Salz erst spät auf. Es hat in frühen Zeiten also offenbar dort keine große Rolle gespielt. Manches spricht dafür, daß im Altertum das Salz in meeresfernen Gegenden vielfach unbekannt war. Nicht unwesentlich erscheint die Vorschrift des griechischen und jüdischen Gesetzes, wonach die blutlosen Opfer des Ackerbaus den Göttern gesalzen dargebracht werden sollten – nicht aber das Opfertier!

Auf Grund philologischer Studien kam *Hehn* zu der Erkenntnis, daß die nicht indogermanischen Finnen das Salz erst spät kennengelernt haben müssen: Ihr Name für Salz entstammt dem indogermanischen Kulturkreis. Ein schwedischer Forscher ist in jüngster Zeit auf ganz anderem Wege zu genau demselben Schluß gekommen. Archäologische Befunde und vergleichend ethnologische Untersuchungen in den nordischen Ländern führten ihn zu dem Ergebnis: Der Eintritt des Kochsalzes als Ingredienz in die Nahrung fand während der jüngeren Steinzeit gleichzeitig mit der Viehzucht und Ackerbaukultur statt.

In seiner »Geographie und Geschichte der Ernährung« hat *Hintze* (1934) die Angaben von *Hehn* und von *Bunge* bestätigt und erweitert. Soweit die Quellen zurückreichen, findet man den Gebrauch von Kochsalz bei den Germanen, Griechen, Hebräern und Babyloniern. Vielfältig ist auch seine kultische Bedeutung. In China wurde Salz schon 2205 v.Chr. als Tribut dargebracht und die japanische Salzgewinnung aus dem Meerwasser ist uralt. Es trifft nicht zu, daß den ostasiatischen Reisessern vor dem Eindringen der europäischen Zivilisation das Kochsalz unbekannt war. Unbekannt war das Kochsalz bei den Eskimos, bei den Hottentotten, vielen Indianerstämmen und den fast nur von Seetieren lebenden Feuerländern.

Springer (1918), der sich mit der Salzversorgung der Eingeborenen Afrikas vor der neuzeitlichen Kolonisation befaßte, hat die *von Bunge*sche Ansicht bestätigt, wonach im allgemeinen bei Viehzüchtern das Salz keine große Rolle spielt und die hauptsächlich von Vegetabilien sich nährenden Völker immer ein starkes Bedürfnis nach Salz bekunden. Kämpfe um Salzquellen, wie sie *Tacitus* von den Hermunduren und den Chatten berichtet, kamen oft auch in Afrika vor. Wie bei den Römern gilt bei vielen Negern das Salz als Geld. An der Goldküste und bei den Gallas soll eine Handvoll Kochsalz soviel wert gewesen sein wie zwei Sklaven.

Schließlich hat *Gandhi* als Waffe in seinem Kampf gegen England die Salzgewinnung aus dem Meerwasser propagiert. Er hätte es kaum getan, wenn das Kochsalz in der Ernährung der Reisesser nur eine ganz untergeordnete Rolle spielen würde.

Die historischen und ethnologischen Beobachtungen zeigen, daß das Kochsalz nicht unter allen Umständen ein unentbehrlicher Bestandteil der täglichen Nahrung ist. Kein Bestandteil der menschlichen Nahrung ist aber so uralt und so weit über die ganze Erde verbreitet wie das Kochsalz. Für den biologischen Beobachter besteht nicht der geringste Zweifel an biologischen Ursachen des Kochsalzbedürfnisses. Offenbar steht es in Zusammenhang mit der pflanzlichen Nahrung. Das Salzlecken des Wildes und die Viehsalzzulagen zum Futter der Kühe scheinen im gleichen Sinne zu sprechen.

Der Abscheu der modernen Romantiker und Reformer vor dem Kochsalz hat seine Hauptwurzel in dem fehlenden geografischen und historischen Wissen.

Die Hochschätzung, die das Salz zu allen Zeiten erfahren hat, beruht auf seinem *Würzwert.* Der biochemische Mechanismus, der den Appetit, die Lust auf Salz entstehen läßt, ist unbekannt. Die einen meinen, es gäbe ein Natriumreservoir im Organismus, das den Kochsalzappetit induziert, wenn es leer wird. Andere stellen zentralnervöse Regulationen in den Mittelpunkt. Jedenfalls tritt der biochemisch ermittelte *Bedarf* in den Hintergrund gegenüber dem *Bedürfnis.* Salz gibt dem Essen die »richtige« Würze.

Daher sein *Symbolwert:* Das »attische Salz« gibt der Rede ihren Reiz und ihren Schwung. »Ihr seid das Salz der Erde« lehrt die Bergpredigt und der Apostel schreibt an die Kolosser: »Eure Rede sei allezeit lieblich und mit Salz gewürzt, daß ihr wisset, wie ihr einem jeglichen antworten sollt.«

Handelsübliches Kochsalz enthält heute bis zu 3 % Wasser, etwa 2,5 % Fremdsalze (Calcium und Magnesium-Salze) und Spurenelemente (Brom, Jod, Lithium, Bor u.a.). Zur *Viehfütterung* und für *technische Zwecke* bestimmtes Salz ist denaturiert: Viehsalz mit 0,25 % Eisenoxyd, Wermutkraut oder Holzkohle, *Gewerbesalze* mit Petroleum, Seifenpulver, Kienruß, Braunkohle u.a.

Nitritpökelsalz ist ein Gemisch von Kochsalz mit 0,5 bis 0,6 % Natriumnitrit. *Jodsalz* darf nicht mehr als 5 mg/kg Natriumjodid, Kaliumjodid oder Calciumjodid enthalten (*de Mayer* 1979).

Meersalz verdankt seinen bitteren Geschmack dem Magnesiumsulfat. Es enthält 30,3 % Natrium, 3,9 % Magnesium, 1,2 % Calcium, 1,1 % Kalium, 55,2 % Chloride, 7,9 % Sulfat, 0,2 % Karbonat und 0,2 % Bromide.

Die *Kochsalzersatzmittel,* die die pharmazeutische Industrie anbietet, schmecken nur mehr oder minder kochsalzähnlich (*Glatzel* 1968). Keines bietet vollwertigen Kochsalzersatz. Das verbotene Natrium wird durch Kalium, Magnesium oder Ammonium ersetzt. Offensichtlich ist der charakteristische Kochsalzgeschmack an die Gegenwart von Natrium gebunden.

1.3.2 Verdauungsphysiologische Effekte. Kälteresistenz

Die *Kochsalzeffekte im menschlichen Organismus* beschränken sich nicht darauf, lustbetonte Sinneserlebnisse zu erwecken.

Kochsalz regt den *Speichelfluß* an und erhöht die *Amylaseaktivität*, d.h. die stärkeverdauende Kraft des Speichels (*Glatzel* 1968).

Bemerkenswert, von anderen Beobachtern bisher nicht bestätigt, ist die Meinung japanischer Autoren (*Ogata* 1952), mit großen Kochsalzdosen lasse sich die *Widerstandsfähigkeit gegen Kälte* und Kälteschäden erhöhen.

»Tierexperimentelle Beobachtungen scheinen zu zeigen, daß die Kochsalzeffekte auf einer Erregung von Geweben beruhen, die in der Lage sind, Stoffe zu produzieren, die die Nebennierenfunktionen nachahmen«. Ratten, die Salz bekommen, sollen auch besser lernen (*Kaunitz* 1979).

1.3.3 Wasserhaushalt

Menschen, die gleichzeitig viel Kochsalz und Wasser verloren haben, können ihren reduzierten *Wasserbestand* erst wieder auffüllen, wenn ihnen nicht nur Wasser, sondern auch Kochsalz zur Verfügung gestellt wird. Maßgebend für den Kochsalzeffekt ist hier wie in allen anderen Fällen, das Natrium. Versucht man, seinen Wasserbestand aufzufüllen, indem man lediglich große Mengen *reines* Wasser trinkt, dann wird der Mangel an Kochsalz statt kleiner nur noch größer, weil die Gewebe dieses Wasser nicht festhalten können und weder Haut noch Nieren reines, d.h. natrium- und chloridfreies Wasser, ausscheiden können. Ein bekanntes Beispiel ist der *Durst nach starkem Schwitzen* beim Wandern im Gebirge, der durch vieles Trinken von Quellwasser immer schlimmer wird, ein anderes Beispiel der »Brand« am Morgen »nach der Kneipe«, dessen Ursache in einer durch die großen Harnmengen nach Genuß großer Mengen kochsalzärmster Flüssigkeit (gleich Bier) hervorgerufenen Kochsalzverarmung besteht.

Unter *extrem kochsalzarmer Ernährung* (*Glatzel* 1954) kommt es zu Apatine, Kreislaufschwäche, Kopfschmerzen, Verwirrungszuständen, Muskelkrämpfen und Störungen im Wasser-, Mineral- und Eiweißstoffwechsel. Die Störungen beruhen auf Anhäufung ausscheidungspflichtiger, aber nicht ausgeschiedener Abfallprodukte des Eiweißstoffwechsels (»Azotémie par manque de sel«).

Hyponatriämie wurde nach hohen *Diuretika*-Dosen (Furosemid) beobachtet.

Schwere, unter Umständen tödliche Krankheitserscheinungen entstehen, wenn der Organismus durch *profuses Schwitzen* in kurzer Zeit sehr viel Kochsalz und Wasser verliert. Hitzegewohnte Menschen sind widerstandsfähiger, weil ihr Schweiß kochsalzärmer ist. Die *»Hitzekrämpfe«* – die ersten Berichte kamen 1878 aus den Goldminen von Virginia – beginnen mit Kontraktionen verschiedener Muskelgruppen, die sich in kurzen Abständen wiederholen. Jede Erschütterung und Abkühlung verschlimmert den Zustand. Die Körpertemperatur steigt, und nicht selten geht der Kranke in diesem Stadium zugrunde. Mit kochsalzhaltigem Trinkwasser oder Kochsalz in Substanz lassen sich alle Mangelsymptome verhüten und beseitigen.

Die Erfahrungen mit den Hitzekrämpfen haben gelehrt, daß man mit Kochsalzverlusten immer rechnen muß, wenn *in heißer Umgebung körperliche Arbeit* geleistet werden muß. Natrium und Chlor, die »Säftemineralien«, gehen im Stoffwechsel zusammen. Man kann sie deshalb auch im Hinblick auf die Schweißsekretion gemeinsam betrachten.

Die *Kochsalzkonzentration des Schweißes* schwankt in weiten Grenzen. Sie liegt im allgemeinen zwischen 1,0 und 5,0 g/l, geht aber selten über 3,5 g/l hinaus. Bei sechsstündiger Arbeit und einem Schweißverlust von 1 l/Stunde wären das in einer Arbeitsschicht mindestens 6 g. Bei durchschnittlichem Kochsalzverbrauch von 15 g/Tag ist das eine Menge, die wohl ins Gewicht fällt. Ein Teil davon mag durch Minderausscheidung im Urin eingespart werden. Wieviel das ist, läßt sich mangels einwandfreier Untersuchungsergebnisse nicht genau angeben.

Der geübte Hitzearbeiter, der *»trainierte Schwitzer«*, scheidet kochsalzärmeren Schweiß aus als der untrainierte.

Bei *nichtakklimatisierten* Männern erfolgt die Umstellung auf kochsalzärmeren Schweiß im Laufe *einer* Woche, gleichzeitig mit der Umstellung der Temperaturregulation, d.h. der Senkung von Darm- und Hauttemperatur und Pulsfrequenz.

Solche Feststellungen fordern die Frage heraus, wieweit schon durch Kochsalzverluste von 6 g/Tag die *Leistungsfähigkeit* beeinträchtigt werden kann. Nach neueren Untersuchungen sollen die Kochsalzkonzentrationen des Schweißes erst dann abnehmen, wenn ein Salzdefizit im Organismus entstanden ist, d.h.: wenn die Grenzen optimaler Leistungsfähigkeit erreicht sind.

Es ist deshalb notwendig, frühzeitig die klinischen *Erscheinungen als Kochsalzmangel zu erkennen:* Erschöpfung, Unlust, Kopfschmerzen, Muskelkrämpfe, Abstumpfung der Geschmacks- und Geruchsempfindungen. Die ersten objektiven Zeichen sind Verminderung des Wassergehaltes des Blutplasmas, Abnahme des Blutvolumens, Erhöhung von Serum-Harnstoff und Alkalireserve. Die Schweißdrüsen reagieren langsamer; die Kochsalzkonzentration des Schweißes sinkt erst 24 bis 72 Std. später.

In der Praxis hat sich bewährt, während der ersten Tage in heißer Umwelt nur beschränkt arbeiten zu lassen. Nach amerikanischen Erfahrungen ist es trotzdem zweckmäßig, schon jetzt die Kost *reichlich zu salzen.*

Salzzusätze sind zweckmäßiger als natriumhaltige Nahrungsmittel, weil die Natriumverluste dadurch schneller und gezielter ersetzt werden. Daß das Chlorid nicht ganz belanglos ist, hat unlängst *Kaunitz* (1979) an einigen Beispielen wahrscheinlich gemacht. Es sollte deshalb, meint er, »in den meisten Fällen lieber von Salz anstatt von Natrium gesprochen werden«.

Bei vollschichtiger Hitzearbeit hat sich *Trinkwasser mit 1 bis 2 g Kochsalz* je l bewährt. 10 g Kochsalz als Tageszulage genügen zur Verhütung unerwünschter Zustände, sofern die Arbeitsbedingungen nicht extrem ungünstig liegen. Der *Food and Nutri-*

tion Board (1980) meint: »Wenn mehr als 4 l Wasser nötig sind, um den Schweißverlust zu ersetzen, muß man für zusätzliches NaCl sorgen. Der Bedarf schwankt mit dem Schwitzen im Verhältnis von 2 g NaCl je l zusätzlich dem Wasserverlust und in der Größenordnung von zusätzlich 7 g/Tag für Menschen, die schwere Arbeit in heißer Umwelt leisten«.

Das *subjektive Bedürfnis* ist offensichtlich kein zuverlässiger Wegweiser zur Höhe des objektiven Bedarfs.

Die Praxis braucht einfache *Richtwerte*. Ein solcher Richtwert könnte sein: Bei Schweißverlust von 1 l je Stunde stündlich 1 l Hitzegetränk mit 1 bis 2 g Kochsalz. Die Beobachtung im gegebenen Fall muß lehren, ob man mehr geben muß oder weniger geben kann. Auch ein Mehrfaches an Kochsalz ist unbedenklich, weil überschüssige Mengen schnell im Urin ausgeschieden werden.

Die Industrie bringt kochsalzhaltige »Hitzegetränke« auf den Markt, die den Vorteil haben, außer Natrium auch andere Elementarnährstoffe zu ersetzen (Kalium, Eisen), die mit dem Schweiß verloren gegangen sind.

1.3.4 Therapeutische Effekte

Abgesehen von Mangelzuständen infolge kochsalzärmster Ernährung, von Kochsalzverlusten mit dem Schweiß, von Kochsalzverlusten mit dem Urin und von Verlusten großer Volumina körpereigener Flüssigkeit (Blutverluste, Verluste durch punktierte Ödeme) *spielt Kochsalz als Heilmittel keine Rolle.*

Deutsche Balneologen empfehlen allerdings auch heute noch *Kochsalzwässer* ingestalt von *Trinkkuren* und *Inhalationen* sowie *Badekuren* mit Quellwasser, Sole und Meerwasser. Als Indikationen gelten nach dem deutschen Bäderkalender Krankheiten der Bewegungsorgane, der Atmungsorgane, des Nervensystems und manches andere sonst noch. Überzeugende Beweise für spezifische Heilwirkungen sind bisher nicht vorgelegt worden. Für den Patienten freilich ist es belanglos, ob seine Beschwerden durch Medikamente, Magie oder Glauben beseitigt werden.

Als *blutstillende* und *schweißhemmende Mittel* sind hochkonzentrierte Kochsalzlösungen heute nicht mehr üblich. In vergangenen Zeiten gab man auch Kranken mit *Nebennierenrindeninsuffizienz* große Mengen Kochsalz, weil sich gezeigt hatte, daß die Wirkung der Nebennierenrindenhormone dadurch intensiviert wird. Seitdem es möglich ist, die fehlenden Hormone zuzuführen, ist die Kochsalzbehandlung hinfällig.

1.3.5 Der Streit um das Salz

Selbstverständlich haben sich mit dem Kochsalz auch *asketische Sektierer* befaßt, die in jedem Sinnengenuß und jeder Sinnenfreude Fallstricke des Teufels wittern. Ihnen ist Kochsalz die »verbotene Frucht« oder Nahrung und die Hauptursache von körperlichen und geistigen Krankheiten von Menschen und Tieren, wie es von den ägyptischen Priestern und von der Heiligen Schrift gelehrt wird in Übereinstimmung mit des Autors langjähriger Erfahrung – das heißt der Erfahrung des Dr. *Howard*, der 1830 eine Schrift unter diesem Titel erscheinen ließ. »Das moderne Kochsalzschwelgen« heißt eine 1877 veröffentlichte Abhandlung von *H. Oidtmann*. *Riedlin* (1924) meint, der »wahre Salzbedarf« betrage nur wenige Hundertstel Gramm täglich. »Soweit das Verlangen nach Salz im Geschmack wurzelt, ist dreierlei zu unterscheiden: die Gewohnheit, unnötig Salz zu genießen, der Gebrauch entwerteter, ungeeigneter Nahrungsmittel und das Verlangen der Seele nach derben, starken Reizen ... Wirken wir alle dazu mit, daß der abnehmende Salzverbrauch mählich eine Verfeinerung der Seelen anzeige! ... Der Salzmißbrauch ... trägt zur Entartung der Rasse bei.«

Und bei *Bircher – Benner* (1932) erfährt man: »Der übliche Kochsalzzusatz ist in der Regel so groß, daß er im Laufe der Jahre zur Schädigung der Gesundheit und der Konstitution beiträgt.« Der Zivilisierte greift aus Sehnsucht zu »dem Steinsalz, dessen Reiz ihm ein urweltliches Behagen, die Heimkehr und das Versinken in die Meeresfluten vorgaukelt.« »Mit den Giften Alkohol und Nikotin auf *eine* Stufe« stellen *Lux und Lux* (1936) das Kochsalz, und starke Worte haben auch andere Reformer gegen das Kochsalz und den landesüblichen Kochsalzverzehr gefunden.

Ganz im Gegensatz zum Kochsalz erfreut sich das *Meersalz* in Reformerkreisen großer Beliebtheit (*Vogt* 1938). Das unmittelbar aus dem Meer gewonnene Meersalz gilt als »natürlich«, das aus dem Boden, d.h. aus alten Meeresablagerungen gewonnene Steinsalz und Salinensalz dagegen als »unnatürlich«. In seiner elementaren Zusammensetzung unterscheidet sich Meersalz vom gebräuchlichen Kochsalz hauptsächlich durch seinen Gehalt an Sulfaten.

1.3.6 Kochsalz in der Säuglingsernährung

Die unbegründeten Verdächtigungen und Vorwürfe entheben uns indes nicht der Notwendigkeit, die *Möglichkeiten pathogener Auswirkungen* des Kochsalzverzehrs kritisch zu prüfen.

Ein lange bekanntes klinisches Zustandsbild ist das *Kochsalzfieber* der Säuglinge. Gibt man einem 1 bis 3 Monate alten Säugling per os 100 ml einer 3–5 %igen Kochsalzlösung, dann fängt zwei bis vier Stunden später seine Körpertemperatur zu steigen an. Sie erreicht ihren Höhepunkt nach sechs bis acht Stunden und ist nach 24 Stunden wieder auf dem Ausgangswert angelangt. Maßgebend für die Fieberentstehung ist das Natrium. Jüngere Kinder mit ihrer labileren Wärmeregulation bekommen regelmäßiger Fieber als ältere, ernährungsgestörte Kinder leichter als gesunde. Das Fieber selbst geht einher mit den charakteristischen Zeichen des infektiösen Fiebers: Erhöhter Wärmeproduktion und erhöhtem Eiweißzerfall.

Der Säugling ist gegen kochsalzreiche Nahrung empfindlicher als der Erwachsene, vermutlich, weil die Konzentrationsfähigkeit seiner Nieren geringer ist und er das überschüssige Kochsalz deshalb nicht so schnell ausscheiden kann. Nach den Beobachtungen erfahrener Kinderärzte bekommen zwei Monate alte *Brustkinder* i. M. 0,3 g Kochsalz / Tag, gleichalte *Säuglinge* mit hausgemachten ungesalzenen Kuhmilchmischungen 0,6 g und Säuglinge, die mit handelsüblichen Milchpräparaten gefüttert werden aber bis zu 1,13 g. Das sind Mengen, die je kg Körpergewicht *weit über dem Verzehrsniveau des Erwachsenen* liegen.

Nach den gleichen Berechnungen beträgt der Kochsalzverzehr von *Vorschulkindern* bei salzarmer häuslicher Kost um 4,3 g, bei unkontrollierten Mahlzeiten um 5,3 g und bei *Schulkindern* um 7,3 bis 7,6 g (von denen 1 bis 3 % retiniert werden). Der empfohlene Richtwert für den Erwachsenen liegt bei 5,0 g/1000 kcal (4200 kJ). Die Mahlzeiten für Schulkinder aber bringen nicht selten 10 g/1000 kcal (4200 kJ). Der *hohe Salzzusatz* entspricht nicht der Geschmacksneigung der Kinder, sondern dem Geschmack und den unüberlegten Gewohnheiten der Erwachsenen.

Von seiten der Industrie wurde demgegenüber betont, wenn auch die durchschnittliche Kochsalzaufnahme des einjährigen Säuglings auf Gewichtsgrundlage einer Kochsalzaufnahme von 26 g/Tag beim Erwachsenen entspreche, dann sei damit nicht gesagt, daß der Kochsalzverzehr hoch oder zu hoch liege (Salt in the infants diet 1967). Bei entsprechender Umrechnung vom Säuglingsbedarf auf den Erwachsenenbedarf käme man dann nämlich für den Erwachsenen auf 7700 kcal (32340 kJ) und 140 bis 245 g Proteine / Tag und man müsse sich angesichts dieser Tatsachen fragen, ob eine *Reduzierung des Kochsalzverzehrs* »mehr Schaden als Nutzen« anrichtet«.

Eine dpa-Meldung vom 27. 2. 1979 sollte in der Öffentlichkeit den Anschein erwecken, als ob *Säuglinge in Deutschland systematisch kochsalzüberfüttert* würden: »Tiefgekühlte Erbsen hätten gegenüber frischen einen mehr als hundertfachen Salzgehalt. Erbsen in Dosen enthielten sogar die 250fache Menge Salz« (250fach wovon?).

»Aber auch Brot, Käse und Wurst würden von den Erzeugern zumeist versalzen angeboten ... Um gesundheitliche Risiken zu vermeiden, empfehlen die Ärzte generell ... wegen des Salzgehaltes der Milch täglich nicht mehr als ¼ l zu trinken ... Überhöhter Kochsalzverzehr sei, wie die Studien in aller Welt gezeigt hätten, die entscheidende Ursache für Bluthochdruck, die Pest des Jahrhunderts«, meinte Professor *Schoeppe*. Die Meldung ist bemerkenswert, weil sie ein typisches Beispiel darstellt für die *Irreführung durch sensationell aufgemachte Behauptungen,* die nicht der Wirklichkeit entsprechen, deren sachliche Unrichtigkeit der angesprochene Verbraucher mangels sachlichen Wissens aber nicht erkennen kann. Die Wirklichkeit: Tiefgekühlte Erbsen und viele Konserven werden in der Bundesrepublik Deutschland überhaupt nicht zusätzlich gesalzen. Manche werden mild gesalzen. ¼ l Milch enthält 0,3 g Kochsalz und Professor *Schoeppe*, auf seinen angeblichen Testvergleich angesprochen, meinte: »Der Satz von der Pest des Jahrhunderts bezog sich in meinem Referat keineswegs auf zahlreiche Untersuchungen in aller Welt, sondern war eine kritische Bemerkung zu den propagandistisch überhöhten Bezeichnungen, die die Hochdruckkrankheit in neuerer Zeit gefunden hat.«

Im Ganzen gesehen erreicht die kindliche Niere verhältnismäßig rasch die spätere Funktionsbreite. Die völlig an die des Erwachsenen angeglichene Leistung wird jedoch nicht vor Abschluß des 1. Lebensjahres entwickelt. Die Frage, ob es tatsächlich eine Schädigung der Säuglingsniere durch hohe Kochsalzzufuhren gibt, wird viel diskutiert. Genaue Daten gibt es aber nicht und selbst kritische und erfahrene Pädiater können nur Vermutungen und Befürchtungen äußern: Es könnte sein, daß ...

1.3.7 Schwangerschaft

In der Bundesrepublik Deutschland ist es weithin üblich, *schwangeren Frauen* zu raten, sie sollen *möglichst wenig Kochsalz* essen. Der Ratschlag beruht auf dem Glauben, man könne damit Schwangerschaftstoxikosen, Nierenstörungen und Eklampsie verhüten. Vielleicht gab den Anstoß dazu auch die Beobachtung, daß manche Schwangere gedunsen aussehen und daß diese Gedunsenheit mit renaler oder kardialer Insuffizienz identifiziert wird. Tatsächlich gibt es bis heute *keinen Beweis* dafür, daß *Kochsalzentzug die Entstehung von Toxikosen verhindert.*

Robinson (1964) hatte den Mut, die festeingewurzelten Vorstellungen einmal kritisch zu überprüfen und in einer Mütterberatungsstelle alternierend mehr als 2000 Schwangeren reichlichen Kochsalzverzehr oder landesüblichen Kochsalzverzehr empfohlen. *Robinson* schreibt: »Geringere Häufigkeit von Toxämie, Ödem, perinatalem Tod, Ante – partum – Blutung und Blutung während der Schwangerschaft fand sich in der Gruppe der salzreich Ernährten ... Von den salzreich Ernährten hatten 17 vorübergehend Toxämiesymptome, 20 Frauen mit früherer Toxämie wurden mit Salzzulagen behandelt.« (100 und mehr g Kochsalz je Tag!). »Bei allen trat Besserung ein – um so schneller und vollständiger, je größer die Salzdosis war. Die Extradosis von Salz mußte bis zur Geburt fortgesetzt werden, um das Wiederauftreten von Toxämiesymptomen zu verhüten. Für die Behandlung standen nur frühe Fälle von Toxämie zur Verfügung ... Das Extrasalz in der Kost scheint für die Gesundheit der schwangeren Frau, ihren Fetus und ihre Plazenta von entscheidender Bedeutung zu sein.« In einer späteren Mitteilung berichtete *Robinson* über eine zweite Untersuchungsreihe von insgesamt 420, in drei Gruppen eingeteilten Schwangeren, von denen die eine Gruppe ihre gewohnte Salzzufuhr beibehielt, die zweite Gruppe als Zulage täglich 120 g (!) Kochsalz bekam und die dritte Gruppe als Zulage Trockenmilch. Im 3. Schwangerschaftstrimester waren Erbrechen, Durchfälle und Ödeme bei den Frauen mit normaler Kochsalzzufuhr häufiger, als in den beiden anderen Gruppen.

Kyank (1953) hat diese Befunde nachgeprüft und festgestellt, daß kochsalzreiche Ernährung mindestens keine Zunahme der Toxikosefrequenz nach sich zieht.

In einer *Untersuchungsreihe an drei Gruppen von Schwangeren* (drei bis fünf Schwangere je Gruppe) nahmen normal ernährte Schwangere während des Versuchs aus unerklärten Gründen rund 2 kg ab, die Schwangeren mit Zulagen von täglich 6,8 g Kochsalz und die Schwangeren mit leichten präeklamptischen Symptomen nahmen geringfügig zu. Bei den deutlich eklamptischen Frauen stiegen unter Kochsalzzulagen Ödeme und Blutdruck (*Zuspan* 1961).

In *vergleichenden Untersuchungen* an drei Gruppen von Schwangeren mit Kochsalzzufuhr von 2, 10 und 25 g und an zwei Gruppen mit Kochsalzzufuhr von 1,5 und 10 g – jede Gruppe bestand aus 100 bis 200 Individuen – erwies sich eine Einschränkung der Kochsalzzufuhr hinsichtlich Eklampsieprophylaxe als wertlos (*Bower* 1964).

Vier *Schwangeren mit essentieller Hypertonie* gaben *Foote* u.a. (1941) täglich 104 g Kochsalz. Bei drei von ihnen sank der Blutdruck und die Östriolausscheidung stieg an. Bei sieben präeklamptischen Schwangeren kam es zu keiner Verschlechterung des Zustands.

An *trächtigen Ratten* haben *Pike* u.a. (1971) die Auswirkungen der Kochsalzzufuhr verfolgt. Kochsalzarm gefütterte Ratten waren allgemein schlaffer und hinfälliger; sie fraßen weniger und nahmen weniger an Gewicht zu. Bestimmungen der Natrium- und Kaliumretention, der Natriumausscheidungsfähigkeit der Niere, von Hämatokrit, Hämoglobin, Plasmaprotein und seiner Fraktionen ergaben: »Die Höhe des Nahrungsnatriums hatte keinen signifikanten Effekt auf die Fortpflanzungsfähigkeit ... Die Ergebnisse lassen erkennen, daß die nachteiligen Effekte, die im mütterlichen Organismus auftreten, Ausdrucksformen der Bemühungen sind, für den Foetus normale Verhältnisse aufrecht zu erhalten. Diese Effekte waren ausgeprägt bei den salzarm gehaltenen Tieren nachweisbar; keine nachteiligen Effekte ließen sich jedoch feststellen, wenn das Muttertier während der Trächtigkeit salzreich gefüttert wurde ... Die nicht trächtige Ratte kann sich in weiten Grenzen der Natriumzufuhr anpassen, ohne daß dabei Auswirkungen auf die Natrium- oder Kaliumkonzentration von Gewebe und Flüssigkeit auftreten. Auch durch extrem hohe Natriumzufuhr während der Trächtigkeit wird das Niveau der Elektrolyte nicht beeinflußt. Einschränkung der Natriumzufuhr während der Trächtigkeit hat jedoch deutliche Verschiebungen in Plasma, Muskulatur, Knochen und Gehirn des mütterlichen Organismus zur Folge (Abnahme der Natrium- und Kaliumkonzentration des Blutes, der Natriumkonzentration von Knochen und Gehirn) als Versuch, für den Foetus normale Verhältnisse zu schaffen. Bei beschränkter Natriumzufuhr findet man bei trächtigen Ratten genau dieselben Veränderungen im Wasser- und Elektrolytstoffwechsel, wie bei den Schwangerschaftskomplikationen des Menschen.« Trächtige Ratten haben bei natriumarmer Ernährung weniger stark granulierte juxtaglomeruläre Zellen in den Nebennieren als bei höherer Natriumzufuhr; gleichzeitig nimmt die Zona glomerulosa zu (erhöhte Aldosteronsekretion). »Wenn die Natriumzufuhr sinkt, nimmt die juxtaglomeruläre Granulation zu, erreicht einen Gipfel und fällt dann wieder ab. Damit einher geht eine Hypertrophie, Hyperplasie und zuletzt eine Erschöpfung der Zona glomerulosa. Gibt man trächtigen

Ratten vier Tage lang vor der Niederkunft eine Natriumzulage, dann verschwinden diese histologischen und biochemischen Anzeichen einer Natriumverarmung. Diese Laboratoriumsdaten stützen die Annahme, eine höhere Natriumzufuhr sei notwendig für die trächtige Ratte, und sie sollten den weit verbreiteten Brauch fragwürdig machen, der darin besteht, schwangeren Frauen die Natriumzufuhr zu kürzen«.

Andere Untersucher haben nachgewiesen, daß sich bei trächtigen Ratten keine Tendenz zu Natriumretention und keine Verschlechterung der Natriumausscheidung nachweisen läßt, obwohl das Volumen der extrazellulären Flüssigkeit größer ist.

Übereinstimmend ergaben also klinische Untersuchungen, ergänzt durch experimentelle Beobachtungen an Tieren: *Kochsalzarme Ernährung wirkt sich für die schwangere Frau nachteilig aus.* Man braucht der schwangeren Frau ihre Kochsalzration nicht zu kürzen. Man sollte sie eher erhöhen. Trotz alledem wird in Deutschland, vermutlich in Unkenntnis der englischen und amerikanischen Arbeiten immer noch gelehrt: die Schwangere muß salzarm leben.

In seiner Darstellung der physiologischen Grundlagen der *Ernährung in der Schwangerschaft* kam *Hüter* im Jahre 1972 zu dem Ergebnis, »daß in der Schwangerschaft auf der einen Seite kein extrem gesteigerter Kochsalzbedarf besteht, daß aber auf der anderen Seite der *gesunden* Schwangeren weder eine verminderte noch eine durchschnittliche Kochsalzzufuhr schadet . . . Bei Präeklampsie bewirkt bereits eine normale Kochsalzzufuhr einen prompten Gewichtsanstieg und eine herabgesetzte Empfindlichkeit auf Diuretika . . . Auf Grund dieser gesicherten und reproduzierbaren Befunde ist die Einschränkung der Kochsalzzufuhr zum Zwecke der *Gestoseprophylaxe* gerechtfertigt.«

Die *Deutsche Gesellschaft für Ernährung* empfahl 1965 und 1975 für alle Schwangeren eine Verminderung der Kochsalzzufuhr auf etwa 5 g pro Tag, an anderer Stelle auf 2 bis 3 g Natrium = 5 bis 7,5 g Kochsalz. Nach Meinung des *Bundesausschusses für volkswirtschaftliche Aufklärung* von 1973 darf die Schwangere, wenn Ödeme auftreten, »die Speisen überhaupt nicht salzen« und noch 1979 meinte ein Autor, »als obere Grenze der Kochsalzzufuhr sollten 10 g/Tag nicht überschritten werden . . . Übermäßiger Kochsalzverzehr sollte während der Schwangerschaft vermieden werden.«

Eine *kritische Darstellung aus jüngster* Zeit kommt zu dem Ergebnis: »Einschränkung des Natrium in der Kost wird heute fast mit der selben Inbrunst verordnet, mit der sie vor einem Jahrzehnt empfohlen wurde und viele sachkundigen Kliniker verharren in der Überzeugung, sie retteten den pränatalen Verlauf bei einer Schwangeren dadurch, daß sie ihnen ihre Kartoffelchips konfiszieren.« »*Die schwangere Frau sollte Salz nach Geschmack bekommen.*« Die Diskussionen zu diesem Thema sind offenbar mehr emotional als sachlich. Die Fragen, die das Salz und die Diuretika in der Schwangerschaft angehen, sollten nicht durch politische Organisationen und pharmazeutische Werbung gelöst werden, sondern durch sachkundige Wissenschaftler, die gewissenhaft ihre Arbeit tun« (*Lindheimer* 1973).

»Man gewinnt beinahe den Eindruck, als hätte sich hier in der medizinischen Welt ein »Nicht sein kann, was nicht sein darf« eingeschlichen« – meinte »Medical Tribune« am 12.8.1966 und am 16.6.1967.

1.3.8 Kochsalzschäden

Beobachtungen an Tieren können Hinweise geben auf die Mengen, die möglicherweise auch beim Menschen *toxische Wirkungen* haben können.

Kochsalzvergiftungssymptome hat man bei *Schweinen* nach 2,3 g Kochsalz /kg Körpergewicht gesehen. Bei *Ratten* ist die Dosis, die nach 100 Tagen (= $^1/_{10}$ der normalen Lebensdauer der Ratte) 50 % der Tiere tötet, zu 2,69 ± 0,12 g ermittelt worden. Würde man auch nur die Hälfte der für das Schwein toxischen Dosis als obere Grenze dessen annehmen, was ohne nachteilige Wirkungen eben noch verträglich ist – 1,15 g/kg –, dann käme man zu 80,5 g Kochsalz / Tag für den 70 kg schweren Menschen. *Der normale Mensch* ist kaum in der Situation, sich täglich 80 g Kochsalz einzuverleiben – schon gar nicht ohne gleichzeitig reichlich Wasser zu trinken und damit eine rasche Ausscheidung zu bewirken. 500 g Kochsalz auf einmal genommen, sollen *tödlich* sein.

Zu Schädigung durch überhöhte Kochsalzzufuhr kann es indessen kommen, wenn in Seenot als Trinkwasser lediglich *Meerwasser* getrunken wird. Beim Durst wie beim Meerwassertrinken liegen die Gefahren in der Wasserverarmung des Körpers, beim Meerwassertrinken überdies in der Kochsalzüberladung. Meerwasser enthält 3,4 bis 3,8 % Salz, davon etwa 3 % Kochsalz. Unter der Voraussetzung, daß die Niere eine Kochsalzkonzentration von 2 % durchhalten kann – sie erreicht Spitzenkonzentrationen von 3 % und mehr – und daß das nicht resorbierte Magnesium und Sulfat in 5 %iger Lösung durch den Darm ausgeschieden wird, benötigt der Organismus zur Ausscheidung von 500 g Seewasser 675 + 20 g Wasser. Fällt jede andere Nahrungs- und Wasserzufuhr weg, dann müssen unter diesen Umständen aus eigenen Beständen täglich rund 200 g zugesetzt werden. Mangels sonstiger Wasserzufuhr müssen aber auch jene Wassermengen aus eigenen Beständen entnommen werden, die durch Lungen, Haut und Darm den Organismus verlassen und die, selbst wenn die Perspiratio insensibilis im Durstzustand sinkt und die Darmentleerungen aufhören, mit 1000 g in 24 Stunden eher zu niedrig als zu hoch veranschlagt sind. Das ergibt zusammen einen Wasserverlust von täglich 1200 g. Da ein 70 kg schwerer Organismus rund 42 kg (= 60 %) Wasser enthält, tritt die gesundheitliche Gefahrengrenze, d.h. ein Verlust von mehr als 10 % des Körperwassers, bei Zufuhr von täglich ausschließlich 500 g Meerwasser nach vier Tagen ein, Lebensgefahr, d.h. Verlust von 20 % des Körperwassers, nach sieben Tagen ein. Gleichzeitige Zufuhr einer nicht zu kochsalzreichen Nahrung schiebt die Gefahrengrenze hinaus (Wassergehalt der Nahrungsmittel, Verbrennungswasser). Zur Gefahr der *Austrocknung* kommt die Gefahr der *Kochsalzüberladung*. Bliebe nur die Hälfte des Kochsalzgehaltes von 500 g Meerwasser im Körper zurück – täglich 7,5 g – dann machte das im Laufe von wenigen Tagen schon beachtliche Mengen aus. Es scheint, daß die Folgen solcher Austrocknungs- und Übersalzungszustände selbst nach längerer Dauer durch Zufuhr von reinem Wasser schnell und vollständig beseitigt werden können.

Die Antwort auf die Frage, ob und wieweit sich hohe Kochsalzzufuhren schädigend auswirken, hängt ab von der *Zeitspanne, innerhalb derer das Kochsalz zugeführt wird* und von der *Menge* des im gleichen Zeitraum zugeführten und durch Verbrennung im Körper entstandenen Wasser.

Vergiftungserscheinungen hat man gesehen nach *Anwendung hoher Kochsalzdosen* als Brechmittel, nach parenteraler und intrauteriner Infusion hypertonischer Kochsalzlösungen als Abortivum. Die Zeichen der Kochsalzvergiftung in diesen Fällen waren Krämpfe und Bewußtlosigkeit.

1.3.9 Arterielle Hypertonie

Aktuell ist heute, nicht anders als zu Beginn dieses Jahrhunderts, die Frage: *Kann langdauernder regelmäßiger Verzehr von Kochsalz in hohen Dosen die Entstehung essentieller Hypertonie bewirken oder doch wenigstens begünstigen?*

Hoffnungslose Verwirrung ist immer die Folge, wenn nicht klar gesagt wird, wovon die Rede sein soll. Im internistischen Schrifttum wird von *Hypertonie* gesprochen, wenn der diastolische Blutdruck über 94, der systolische Blutdruck über 159 mm Hg liegt. Dabei spielt es keine Rolle, ob der diastolische, der systolische oder der diastolische und der systolische Druck über der Grenzmarke liegen. Im Rahmen der Hypertonie unterscheidet man zwischen *essentieller Hypertonie* (e.H.), d.h. Hypertonie unbekannter Ursache und *symptomatischen Hypertonien*, d.h. Hypertonien bekannter Ursache. Die Gruppe der symptomatischen Hypertonien gliedert sich in renale, endokrine, kardiovaskuläre und neurogene (*Losse* 1973).

In der Allgemeinheit herrscht weitgehend der Glaube, *jede Blutdruckerhöhung über das »normale« Maß hinaus sei von Übel.* Offensichtlich wissen nur wenige: *emotionale Belastungen* – Erwartung, Angst, Spannung, Freude – erhöhen den Blutdruck und körperliche Anstrengungen erhöhen ihn. In beiden Fällen ist es eine keineswegs krankhafte, sondern eine sinnvolle physiologische Reaktion. Was den Menschen in Anspruch nimmt, was ihn belastet und was er leistet, kann auf den Druck einwirken (*Siebeck* 1949). Blutdrucksteigernd wirken auch landesübliche *Gewürze* wie Pfeffer, Senf und Ingwer und blutdrucksteigernd ist eiweißreiche Ernährung.

Die *These von der e.H. als Folge hohen Kochsalzverzehrs* stützt sich auf drei Annahmen: 1. Die Prävalenz von e.H. ist in kochsalzreich ernährten Kollektiven größer als in kochsalzarm ernährten. 2. Bei Ratten hat kochsalzreiche Ernährung Hypertonie zur Folge. 3. kochsalzarme Ernährung senkt den Blutdruck bei Kranken mit e.H.

Zu 1. Die Prävalenz der e.H. unter den Krankenhauspatienten besagt wenig über die allein interessierende *Prävalenz in der Gesamtpopulation.*

Eine der wenigen repräsentativen Untersuchungen der Bevölkerung eines ganzen Staates ist der *National Health Survey der USA* (1967; Abb. 1). »Wenn man die Häufigkeit bei der weißen Bevölkerung der USA auf die Bevölkerung der Bundesrepublik überträgt, läßt sich schätzen, daß hier etwa 6,3 Millionen Menschen an einer eindeutigen Hypertonie ... leiden« (*Pflanz* 1969). Die meisten von diesen Hypertonien gehö-

1. Zucker und Salz

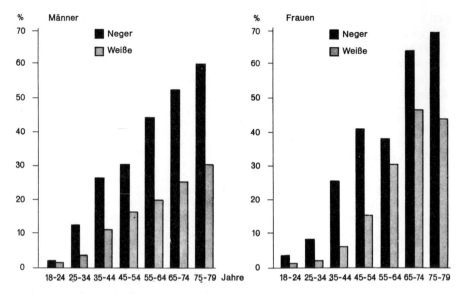

Abb. 1 Häufigkeit von Hypertonie und hypertensiver Herzkrankheit bei der weißen Bevölkerung der USA (National Health Survey).
(aus *Pflanz* 1969).

ren vermutlich in den Kreis der e.H. Genaue Daten gibt es aber nicht, weil es bei solchen Erhebungen an großen Kollektiven praktisch unmöglich ist, in jedem Fall durch genaue ärztliche Untersuchung festzustellen, ob es sich um eine essentielle oder eine symptomatische Hypertonie handelt.

»Die Häufigkeitszahlen der westlichen Länder sind voneinander nicht sehr verschieden; sie dürften etwa den nordamerikanischen Zahlen entsprechen. Innerhalb mancher Länder gibt es aber regionale Unterschiede; so ist in den Dörfern der Entwicklungsgebiete mancher europäischen Länder die Häufigkeit der Hypertonie geringer als in den Städten und als in den industrialisierten Gebieten. Einige solche Zahlen liegen aus Spanien, Griechenland, Kreta und Sardinien vor. In den Vereinigten Staaten dagegen sind die regionalen Unterschiede minimal.

Wenn man also sagen kann, daß in allen westlichen Ländern die Hypertoniehäufigkeit recht ähnlich und relativ groß ist, so ist damit nicht gesagt, daß es sich bei der Hypertonie um eine »Zivilisationskrankheit« handelt (*Pflanz* 1969, *Oglesby* 1977).

Im Hinblick auf die Frage nach positiven Korrelationen zwischen Hypertonieprävalenz und Kochsalzverzehr ist ganz allgemein festzustellen: Es gibt Kollektive mit hoher Hypertonieprävalenz und hohem Kochsalzverzehr und es gibt Kollektive mit geringer Hypertonieprävalenz und geringem Kochsalzverzehr. Zu den zweitgenannten gehören die Arktisbewohner bei ursprünglicher Ernährung (*Rodahl* 1954, *Ehrström* 1934). Es gibt aber auch *Kollektive mit geringer Hypertonieprävalenz und hohem Kochsalzverzehr*.

Bei einem unausgelesenen Kollektiv von 800 20 bis 40 Jahre alten Menschen ließen sich keine Korrelationen feststellen zwischen der Höhe der BD-Prävalenz von Hypertonie und der Kochsalzaufnahme, die i.M. bei 11,32 g / Tag lag. (*Schlierf* u.a. 1980) Die hohe Hypertonieprävalenz in Japan ist oft betont und in ursächlichen Zusammenhang gebracht worden mit dem hohen Kochsalzverzehr (*Sasaki* 1962). In Japan sind Kochsalzverzehr und Ernährungsbräuche regional sehr verschieden. Im nordöstlichen Japan liegt der Kochsalzverzehr mit mehr als 20 g / Tag / Kopf relativ hoch. Dort ist auch die Hypertonieprävalenz am höchsten. So lag z.B. im Bezirk Yamagata der durchschnittliche Kochsalzverzehr aller Familienangehöriger bei 23 g / Tag / Kopf; davon stammten 9,5 g aus Soja. In Familien, in denen ein oder zwei Angehörige hyperton waren, lag der Kochsalzverzehr höher als in hypertoniefreien Familien. Auf der anderen Seite hat sich aber herausgestellt, daß zwischen Hypertonieprävalenz und Kochsalzverzehr *keineswegs immer eine positive Korrelation* besteht. So berichtete *Suzuki* 1961, der Nährstoffgehalt der Kost der von ihm untersuchten Bauernpopulation mit hoher Hypertonieprävalenz habe, abgesehen von Kohlenhydraten und Vitamin C »*unter* dem Standardniveau« gelegen.

Bei polynesischen Inselpopulationen fand *Priûr* (1968) *keine Korrelation* zwischen Kochsalzverzehr und Blutdruckniveau (Kochsalzverzehr 2,9 bis 4,0 und 6,9 bis 8,1 g / Kopf / Tag) und *Hejda* (1967) stellten in Prag positive Korrelationen zwischen Blutdruckniveau und Energie- und Zuckerverzehr, nicht aber zwischen Blutdruckniveau und Kochsalzverzehr fest. Viele Beobachtungen lassen sich nicht einfach mit der Formel: Hoher Kochsalzverzehr gleich Hypertonieprävalenz erklären. Es gibt »primitive Völker« mit hoher und »primitive Völker« mit niederer Hypertonieprävalenz, hochentwickelte Völker mit niederer und hochentwickelte Völker mit hoher Hypertonieprävalenz, wobei der *Kochsalzverzehr der Hypertonieprävalenz durchaus nicht immer parallel* läuft. Ungewöhnlich häufig und schwer ist die e.H. bei den amerikanischen Negern, wobei der allgemeine Kochsalzverbrauch in den USA in »normalen« Zeiten zwischen 6 und 18 g / Kopf / Tag schwankt.

Hilker u.a. (1965) kamen in *Versuchen an Ratten,* die sie mit japanischer Allgemeinkost fütterten, zu dem Ergebnis: Der primäre Kausalfaktor der Hypertonie bei japanischer Kost ist weder die hohe Natriumzufuhr noch die Natrium-Kalium-Relation. Kochsalz allein führt erst in sehr viel höheren Dosen bei Ratten zu Hypertonie (4,5 % Kochsalz in der Trockensubstanz des Futters).

Aus *Indien* berichtete *Malhotra* (1970) von Erhebungen bei 2638 Bahnarbeitern im Norden und 1860 Bahnarbeitern im Süden Indiens: Höhere Prävalenz von Hypertonie im Süden, keine Korrelation zwischen Häufigkeit von Hypertonie und Alter, Beschäftigung, Körpergewicht, Rauchen – und Kochsalzverzehr.

Aus neuerer Zeit stammen die Befunde, die *Swaye* (1972) bei 717 Patienten mit e.H. und 819 normotonen Vergleichspatienten erhoben hat: Keine signifikanten Unterschiede hinsichtlich Kochsalzverzehr zwischen den hypertonen und den normotonen Patienten. Vielleicht fällt der Kochsalzverzehr ins Gewicht für das Niveau der Hypertonie, wenn bereits eine Hypertonie besteht.

Ein *Massenexperiment waren die Hungerjahre* während und nach den beiden Weltkriegen (*Glatzel* 1954). Von dem instruktiven Ergebnis dieses Experiments ist in den Diskussionen um das Kochsalz merkwürdigerweise niemals die Rede. Die Kochsalzaufnahmen ließen sich durch Chloridbestimmungen im 24-Stunden-Urin mit hinreichender Genauigkeit ermitteln. Danach waren in diesen Hungerjahren Tagesmengen von 20 bis 40 g Kochsalz keineswegs selten. Bis zu 70 g und mehr sind festgestellt worden. Ebenso kennzeichnend wie der *extrem hohe Kochsalzverzehr* der Bevölkerung, die von einer monoton-reizlosen Hungerkost lebte, war die *arterielle Hyportonie* als Massenerscheinung. In einer Untersuchungsreihe an 775 unterernährten (nicht dystrophischen!) bis zu 60 Jahre alten gesunden Männern lag 1946 der systolische Blutdruck i.M. bei 121 mm Hg. In einer anderen Untersuchungsreihe hatten 1941/42 113 von 400 gesunden Männern systolische Blutdruckwerte unter 100 mm Hg. Unter körperlicher Belastung stieg der Druck sehr viel weniger stark an als bei normaler Ernährung. Viele ärztliche Beobachter haben bei den hungernden Deutschen diese Tendenz zu Blutdrucksenkung trotz extrem hohen Kochsalzverzehrs in beiden Kriegen festgestellt.

Als gesicherte Tatsache bleibt, »daß in Ländern, die vom Krieg unmittelbar betroffen waren, in den letzten Kriegs- und Nachkriegsjahren, die Zahl der Hypertoniker geringer wurde als vor dem Kriege und daß diese Zahl mit zunehmender Normalisierung des Lebens wieder anstieg« (*Pflanz* 1969).

Und noch ein anderer Gesichtspunkt: Bei Ratten gibt es offensichtlich eine *erbliche Anlage zur Hypertonie,* die, wenn die Tiere kochsalzreich gefüttert werden, in manifester Hypertonie ihren Ausdruck findet. *Kaunitz* (1979) meint im Hinblick darauf: »Der Umstand, daß Normale in Kurzversuchen nach der Zufuhr von zusätzlichem Salz keine Blutdruckveränderungen haben, während Hypertoniker danach zusätzliche Blutdruckerhöhung zeigen, könnte genetisch gedeutet werden«.

Zwischen Kochsalzaufnahme, BD und familiärer Belastung mit arterieller Hypertonie soll eine Korrelation bestehen (*Pietinen* 1979, dagegen *Cooper* 1980).

Aus allen den bisher vorliegenden Beobachtungen geht hervor: *Es ist bis heute nicht erwiesen, daß gewohnheitsmäßig hoher Kochsalzverzehr die Entstehung von e.H. zur Folge hat oder deren Entstehung begünstigt.* Es ist ebensowenig erwiesen, daß Menschen, die an e.H. leiden, vor Beginn ihrer Krankheit gewohnheitsmäßig überdurchschnittlich viel Kochsalz verzehrt haben. »Eine Beziehung zwischen Blutdruck und Kochsalzverzehr hat sich in ausgewählten US-Populationen nicht nachweisen lassen« (*Food and Nutrition Board* 1980).

Zu 2. Als Stütze für die Auffassung, hoher Kochsalzverzehr habe e.H. zur Folge, werden oft die *tierexperimentellen Beobachtungen* von *Dahl* u. Mitarb. (1972) genannt. Bei diesen Versuchsratten führten Kochsalzzulagen zu erhöhtem Blutdruck, Kochsalzentzug senkte ihn. Zwischen der Höhe des Blutdrucks und der Höhe der Kochsalzzufuhr bestand eine positive Korrelation.

Wenn *Dahl* schon in der ersten Woche der Kochsalzeinschränkung bei seinen Versuchstieren Blutdrucksenkung feststellte, dann ist es mindestens sehr wahrscheinlich, daß dieser Effekt kein spezifischer Kochsalzeffekt war, sondern ein unspezifischer Behandlungseffekt. »Der Umstand, daß die Blutdrucksenkung sehr rasch nach Salzentzug zustande kommt, ist auch deswegen kaum durch Veränderung des Salzgehaltes der Organe bedingt, da besonders *Lang* darauf hingewiesen hat, daß der Knochen ein großes, leicht verwertbares Salzreservoir enthält, welches den Salzgehalt der Organe lange Zeit aufrechterhalten kann« (*Kaunitz* 1979). Die Diuretika, die die Kochsalzausscheidung steigern und den Blutdruck senken, haben auch andere Stoffwechseleffekte wie Verminderung des extrazellulären Wasservolumens und des Körpergewichts. »Man kann nicht sicher sein, *welche* bekannte oder unbekannte Wirkung der Diuretika für die Blutdrucksenkung verantwortlich ist ... Wieder muß daran erinnert werden, daß Salzverluste der Organe durch das Knochenreservoir zunächst verhindert werden; trotzdem tritt Blutdrucksenkung rasch ein. Außerdem beobachtet man nicht selten, daß die Wirkung der Diuretika auf den Blutdruck nach einiger Zeit aufhört, gerade, wenn der gesamte Salzverlust recht hoch ist« (*Kaunitz* 1979).

Dahl hat seinen Versuchstieren Futter mit 0,4 bis 8 % Kochsalz gegeben. Rechnet man als Gewicht einer Tagesverpflegung des Menschen 1000 g, dann wären das 4 bis 80 g Kochsalz / Tag. Selbst wenn man diese Menge noch als Menge betrachten wollte, die im Bereich des tatsächlichen Verzehrs liegt, bleibt der entscheidende Einwand, daß Ergebnisse, die in Rattenversuchen gewonnen worden sind, nur als Anregungen zu Humanversuchen verstanden werden können. Sie können aber nicht einfach auf menschliche Verhältnisse übertragen werden.

Mit 0,27 % Kochsalz gedeihen »spontan hypertensive Ratten« besser als mit 1,0 %. Ratten werden hypertonisch, wenn sie über lange Zeit Futter mit 9,8 % Kochsalz oder 1- bis 2 %iger Kochsalzlösung bekommen. Gleichzeitig treten Wachstumsstörungen in Erscheinung (*Chrysants* 1980). Kochsalzmengen dieser Größenordnung liegen aber *außerhalb* der Kochsalzaufnahme selbst von Menschen, die reichlich salzen. Und wenn Hunde, denen man ein Viertel ihres Nierengewebes entfernt hat, nach Fütterung mit großen Kochsalzmengen hypertonisch werden, dann lassen sich auch daraus keine Schlußfolgerungen ziehen auf die Genese der menschlichen Hypertonie. Keine Korrelation zwischen Kochsalzaufnahme und Blutdruckhöhe sahen in Tierversuchen *Phear* u.a. (1958). In anderen Tierversuchen blieben andere Umweltfaktoren wie auch die Möglichkeit genetischer Unterschiede unberücksichtigt.

Zu 3. Schon um die Jahrhundertwende haben ärztliche Beobachter darauf aufmerksam gemacht, daß *kochsalzarme Ernährung den hohen Blutdruck senkt*. Ihre Beobachtungen sind in späteren Jahren immer wieder bestätigt worden.

Die klinischen Erfahrungen lehren, daß strenge Reduzierung des Kochsalzverzehrs bei den meisten Kranken mit essentieller Hypertonie den Blutdruck senkt und auf einem tieferen Niveau hält. Die Frage, auf welche Weise dies geschieht – Gewichtsabnahme, Reduzierung des extrazellulären Flüssigkeitsvolumens –, bleibt im gegebenen Falle zunächst offen. Sicher ist, daß Gewichtsverlust auch ohne gleichzeitige Einschränkung der Kochsalzzufuhr, den Blutdruck senken kann.

Die Tatsache des *therapeutischen Effektes* einer Kürzung der gewohnten Kochsalzaufnahme besagt indessen keineswegs, daß der Kochsalzverzehr die *Ursache* der Hypertonie gewesen ist. Kochsalzentzug senkt das Blutdruckniveau. Mit anderen Worten: Kochsalzentzug beeinflußt ein *Symptom* der Krankheit. Die Frage, ob Kochsalzentzug auch den *pathogenen Grundvorgang* beeinflußt, der in der Hypertonie seinen Ausdruck findet, bleibt dabei völlig offen. Wenn Kochsalzentzug etwa die *Ödeme* des Kranken mit Mitralinsuffizienz zum Schwinden bringt, dann ist damit nicht gesagt, daß das Kochsalz die *Ursache* der Mitralinsuffizienz gewesen ist. Ganz analog liegen die Dinge bei der arteriellen Hypertonie.

Die ärztliche Erfahrung lehrt, daß es vielen Menschen schwerfällt, auf die gewohnten Kochsalzmengen ganz oder teilweise zu verzichten und daß es anscheinend vielen (nicht allen?) Kranken mit e.H. besonders schwerfällt. Stellt man dann fest, daß ein Hypertoniekranker überdurchschnittlich viel Kochsalz zu sich nimmt, dann erhebt sich für den Arzt die Frage: Hypertonie wegen hohen Kochsalzverzehrs oder *hoher Kochsalzverzehr wegen Hypertonie?*

Die zweite Möglichkeit ist nicht so abwegig, wie sie auf den ersten Blick scheinen mag. Viele physiologische Untersuchungen von Schechter (1973) haben gezeigt: Die *Geschmacksschwelle* für *Salz* ist bei Hypertoniekranken erhöht. Sie brauchen also mehr Salz, um den gleichen Effekt zu erzielen als Normotoniker. Der Hypertoniker hat infolgedessen ein stärkeres Verlangen nach Salz. Auch spontan hypertonische Ratten, d.h. Tiere, bei denen die Hypertonie nicht experimentell erzeugt worden war, zeigten stärkeres Verlangen nach Salz. Es ist daher nicht unwahrscheinlich, daß die hohe Salzzufuhr bei Hypertonikern nicht die Ursache, sondern die Folge der Erkrankung sein könnte (*Kaunitz* 1979). Das erhöhte Verlangen nach Salz dürfte zu einem erhöhten Salzgehalt des Körpers führen. Das würde erklären, daß bei Hypertonikern eine höhere Salzausfuhr im Urin beobachtet wurde als bei Normalen, auch wenn die Salzzufuhr auf subnormale Werte eingeschränkt worden war. Ein Ausdruck davon mag der Umstand sein, daß beim Hypertoniker ein erhöhter Salzgehalt der Arterienwände beschrieben wurde.

Bei manchen Menschen ist Hypertonie verbunden mit hohem Salzverzehr, bei anderen aber sicher nicht.

Fassen wir das alles noch einmal kurz zusammen:

Blutdruckerhöhung ist ein heterogenes vieldeutiges Symptom. Blutdruckerhöhung ist nicht gleichbedeutend mit essentieller Hypertonie. Die Diagnose des klinischen Zustandsbildes essentielle Hypertonie als einer zentralen Regulationsstörung steht und fällt mit dem Nachweis der kennzeichnenden klinischen Symptome und Verlaufsformen. Hoher Kochsalzverzehr ist nicht die Ursache der essentiellen Hypertonie. Beim gesunden Menschen ist Blutdruckerhöhung ein Regulationsphänomen im Rahmen einer Erhöhung der Leistungsbereitschaft, analog der Erhöhung des Blutzuckers und der Herzschlagfrequenz. Die durch Kochsalz induzierte Blutdruckerhöhung dient auf diese Weise der Erhöhung der Leistungsfähigkeit. Sie ist ein erwünscht-zweckmäßiger, kein unerwünscht-pathogener Effekt.

In seiner 1979 erschienenen Monographie hat *Weiner* den heutigen Stand des Wissens von der *Psychogenese der essentiellen Hypertonie* dargestellt. Zusammenfassend kommt er zu folgenden Ergebnissen:

»*Essentielle Hypertonie ist ein heterogener Zustand, hervorgerufen durch verschiedene Mechanismen* ... Bei Tieren läßt sich hoher Blutdruck dadurch erzeugen, daß man ihre frühen und späteren sozialen Verhältnisse verändert. Diese Erfahrungen beeinflussen auch die Neurochemie des Gehirns und das spätere Verhalten dieser Tiere. Das Gehirn übermittelt die Effekte sozialer Erfahrungen. Es übernimmt auch den Effekt einer Behandlung von Ratten mit Desoxycorticosteronacetat und Salz, die hypotonen Effekte einer Carotissinus = Denervierung und den Beginn von hohem Blutdruck bei der spontan hypertonen Ratte ... Tierexperimente stützen die Feststellung, daß soziale und psychologische Faktoren beim Menschen eine ätiologische und pathogenetische Rolle spielen bei der essentiellen Hypertonie ... Sie stützen den Gedanken, daß diese physiologischen Veränderungen die Folge sind von Veränderungen sozialer Umstände und Verhaltensweisen ... Soziale und psychologische Fakten können bei einigen, aber wohl nicht bei allen Formen der Krankheit eine Rolle spielen. Umgekehrt können diese Faktoren mehr als eine Rolle spielen bei einigen, nicht aber bei allen Formen der Krankheit, oder in einem Stadium der Krankheit, aber nicht in allen Stadien. Beispielsweise hat sich der Beginn in einer malignen Phase von essentieller Hypertonie in Korrelation bringen lassen mit Veränderungen im persönlichen Leben von Hypertoniekranken oder in der Arzt-Patientenbeziehung. Psychosoziale Faktoren »verursachen« nicht als solche eine essentielle Hypertonie ... Soziales Unrecht, Entwurzelung und Zusammenbruch, physische Gefahr, Gewalt, ehelicher Streit, Trennung und Armut haben hohen Blutdruck, Angst und Wut zur Folge ... Es ist nicht ein einziger bestimmter Persönlichkeitstypus, der für essentielle Hypertonie prädisponiert. Manche hypertonen Kranken sind unterwürfig, andere sind provokativ, herausfordernd, kämpferisch. Angst ist häufig bei Patienten mit hohem Blutdruck-Niveau ... Die Gründe für die familiären Häufungen von essentieller Hypertonie sind unbekannt ... Essentielle Hypertonie scheint eine multifaktorielle und heterogene Krankheit zu sein.«

Die Behauptung, 85 % der *jungen Menschen* mit diastolischen Blutdruckwerten über 95 mm Hg seien in *späteren Jahren* Kranke mit essentieller Hypertonie, ist nicht mehr als eine Vermutung. Es gibt keine Berichte über Kohorten von jungen Menschen mit diastolischen Blutdruckwerten über 95 mm Hg, die einige Jahrzehnte lang überwacht worden sind. Allein auf diese Weise ließen sich die Behauptungen von der fatalen Bedeutung überdurchschnittlich hoher Blutdruckwerte beweisen.

Im Jahre 1979 ist der Bericht einer amerikanischen *Cooperative Group* Hypertension erschienen. In einem randomisierten Versuch an 10940 30 bis 60 Jahre alten hypertonen Patienten verglichen die Untersucher die Auswirkungen 1. einer systematischen antihypertonen medikamentösen Behandlung (SC-Gruppe) und 2. einer üblichen hausärztlichen medikamentösen Behandlung (RC-Gruppe) auf die Fünfjahresmortalität. Die diastolischen Blutdruckwerte lagen bei den in drei Gruppen geteilten Probanden zwischen 90 und 104, 105 und 114 und über 115 mm Hg. Zwei Drittel der Teilnehmer der SC-Gruppe nahmen regelmäßig die Medikamente ein, mehr als 50 % von ihnen erreichten normale Blutdruckwerte. Die Ergebnisse in der SC-Gruppe waren besser als die in der RC-Gruppe. Die Fünf-Jahre-Gesamtmortalität in der SC-Gruppe lag mit 6,4 je 100 signifikant tiefer als in der Gruppe RC mit 7,7 je 100. Für die Untergruppen mit diastolischen Anfangswerten von 90 bis 104 mm Hg lag die Mortalität bei 5,9 bzw. 7,4 je 100. Die Autoren ziehen den Schluß, »daß die *sytematische effektive Hypertoniebehandlung* deutlich wirksam ist hinsichtlich Senkung der Mortalität bei einer großen Anzahl von Menschen mit hohem Blutdruck.« Offen bleibt bei alledem die Frage, welche Faktoren diese Senkung bewirkt haben. War es die ärztliche Zuwendung und Bemühung? Sie war vermutlich vor allen Dingen den farbigen Teilnehmern ungewohnt. Und eine Placebogruppe fehlt in dieser Studie!

Forscher einer *deutschen Universitätsklinik* (*Buchholz* 1980) stellten fest: Von 10000 Einwohnern zweier Kleinstädte leidet jeder sechste der 30- bis 59jährigen an zu hohem Blutdruck. Die Autoren ziehen daraus den Schluß, die *primäre Prävention müsse die gesamte Population erfassen.* Solche Auffassungen haben auch andere geäußert.

Auf diesen Wegen kann der *ärztliche Tätigkeitsdrang* gefährlich werden. »Vernunft wird Unsinn, Wohltat Plage.« Hier werden Menschen ohne hinreichenden Grund verängstigt, zu tiefgreifenden Änderungen ihrer Lebensweise gezwungen und mit überflüssigen Medikamenten vollgestopft. Wie viele mögen gesund und fröhlich gewesen sein bis zu dem Zeitpunkt, da sie einem Arzt begegneten, der ihnen anschaulich die Gefahren schilderte, die sie bedrohten. Von 99 Hypertonikern, über die kürzlich in einer französischen Zeitschrift berichtet wurde, wußten nur 46 von ihrer Hypertonie, und nur 24 davon standen deswegen in Behandlung (*Manca* 1980). Wie mögen sich diese Zahlen nach der ärztlichen Intervention geändert haben?!

All das ist Wasser auf die Mühlen derer, die in der modernen Medizin nur noch Unheil sehen. Immerhin ist man auch an Kliniken der Meinung, die »labile Hypertonie« sei nur dann therapiebedürftig, »wenn weitere, vor allem gefäßbezogene Risikofaktoren vorliegen« wie arterielle Durchblutungsstörungen, Übergewicht u.ä. (*Schuster* 1980).

Vielleicht muß man zu den »Risikofaktoren« auch das gehäufte Vorkommen von Hypertonie in den Familien rechnen.

In einer Studie an 1100 Hypertonikern kam ein kritischer Engländer (*Beilin* 1980) kürzlich zu dem Ergebnis: »Langfristige Blutdrucküberwachung bietet noch viele Probleme, und die Ergebnisse stehen im Widerspruch zu den optimistischen Deutungen, die manchmal auf kurzfristige klinische Versuche über antihypertone Wirkungen gestützt werden«.

1.3.10 Reduzierung des Kochsalzverzehrs?

Wenn es schon unumgänglich ist, dem Ödemkranken und dem Hypertoniker seine Kochsalzzufuhr zu kürzen, sollten wir nicht vergessen, daß wir ihm damit einen Verzicht zumuten und aus diesem Grund das Gebot wirklich nur dann aussprechen, wenn es auch begründet ist. Weder arterielle Hypertonie noch Schwangerschaftstoxikosen lassen sich aber durch Kochsalzentzug verhüten. Mit anderen Worten: *Sowohl beim Normotoniker als auch bei der schwangeren Frau ist eine Kürzung des gewohnten Kochsalzverzehrs nutzlos und deshalb überflüssig.* Daß es auch Zustände der Kochsalzverarmung gibt, sollte darüber nicht in Vergessenheit geraten.

Wenn es heute üblich ist, daß nicht nur die Hersteller von »diätetischen Lebensmitteln« und »Kochsalzersatzmitteln« nimmermüde und lautstark die Verbraucher von den *angeblichen Gefahren des landesüblichen Kochsalzverzehrs* zu überzeugen suchen, wenn sogar in ernsthaften Zeitschriften von »Sorgen vom übermäßigem Kochsalzverbrauch« die Rede ist, und behauptet wird, es mehrten »sich die Hinweise, daß ein hoher Kochsalzverzehr gesundheitlich bedenklich ist«, wenn die WHO eine Reduzierung des Kochsalzverzehrs auf 3 g/Tag fordert und wenn gar ein Wissenschaftler (*Watkin* 1979) rät: »Salzzusatz zu vermeiden, wo immer es möglich ist, und die Lebensmittelproduzenten zu ermutigen, den Salzzusatz zu bestimmten Nahrungsmitteln ganz und gar wegzulassen« – wenn auf so vielerlei Art und Weise unrichtige Tatsachen und grundlose Ängste ausgebreitet werden, dann ist es wohl an der Zeit, die *Grundlagen solcher planmäßigen Verängstigungen kritisch zu prüfen und ihnen die gesicherten Tatsachen entgegenzustellen.*

Jeder Student weiß es: Bei atherosklerotischer Herzmuskelschwäche des alten Mannes und bei dekompensierter Mitralinsuffizienz kann es zu Ödemen kommen. Kürzt man den Kranken ihre Kochsalzzufuhr, dann schwinden die Ödeme. Kein Student wird daraus den Schluß ziehen, das *Kochsalz* sei die *Ursache von atherosklerotischer Herzmuskelschwäche und Mitralinsuffizienz.* Die Logik des Schlusses von nachlassender Hypertonie nach Kochsalzentzug auf das Kochsalz als *Ursache der zu Hypertonie führenden zentralen Regulationsstörung* ist von gleicher Qualität wie der Schluß vom schwindenden Ödem auf das Kochsalz als Ursache von atherosklerotischer Herzmuskelschwäche und Mitralinsuffizienz.

2 Nichtgichtische Hyperurikämien und purinarme Diät

2.1 Gicht und purinarme Diät

Hyperurikämie (H.) und Gicht sind zwei Begriffe, die für den Arzt zusammengehören, seitdem der hohe Uratgehalt in der Synovia, im Blut und im Harn der Kranken nachgewiesen werden kann, die nach ihrer klinischen Symptomatologie als Gichtkranke erkannt sind. Die H. wurde zum kennzeichnenden Symptom der Gicht. Als Krankheitszustand ist die Gicht in Europa seit dem Altertum bekannt. Die Zahlenangaben über die *Häufigkeit* schwanken in Abhängigkeit von der Art des untersuchten Kollektivs (Literatur bei *Mertz* 1973–77).

Wenn gesagt wird, die Gicht habe sich in der Bundesrepublik Deutschland *seit 1945 nahezu verzwanzigfacht* (*Mertz* 1980), wird man diese Angabe nicht ohne *Zweifel* vernehmen. Auf welche repräsentativen Erhebungen stützt sie sich? Eine Zunahme in Krankenhäusern und in den Praxen einzelner Ärzte besagt nicht viel. Eine meldepflichtige Krankheit ist die Gicht nicht – ganz abgesehen von den gewaltigen Unsicherheitsfaktoren, mit denen solche Statistiken behaftet sind. Nicht ausgeschlossen scheint es zu sein, daß die Diagnose heute leichter gestellt wird als vor 50 Jahren. Bei vielen Ärzten gilt jeder alte Herr mit Kniebeschwerden und 8 mg/100 ml Harnsäure im Blut als gichtkrank. Antwort auf die Frage nach einer Zunahme kann allein der Vergleich gleicher, mit gleichbleibender Diagnostik erfaßter Kollektive gelten. Der Verf. hat es sich zur Gewohnheit gemacht, bei Fortbildungsveranstaltungen und in persönlichen Begegnungen ältere Ärzte, die seit Jahren an demselben Orte wirken, zu fragen, ob sie heute mehr Gichtkranke zu sehen bekämen als früher. Die Antwort lautet fast ausnahmslos: Nein.

Die Frage nach der *Ätiologie* der Gicht läßt sich bis heute nicht klar beantworten. Als Störungen des Harnsäure-Mechanismus sind drei Möglichkeiten denkbar: 1. verminderter Harnsäureabbau, 2. verminderte renale Harnsäureausscheidung, 3. vermehrte Harnsäurebildung. Die beiden ersten Möglichkeiten werden auf Grund des heutigen Wissens abgelehnt. Bleibt die 3. Möglichkeit. »Es gelang aber nicht in allen Gichtfällen, eine vermehrte Harnsäurebildung nachzuweisen.... Somit würde also ein Mangel an renaler Glutaminase zu einem Defekt im Abbau von Glutamin zu Glutaminsäure und Ammoniak führen, wodurch mehr Glutamin für die Harnsäuresynthese verfügbar wäre« (*Mertz* 1973).

Die Senkung eines erhöhten Harnsäurespiegels im Blut, einer H., gilt als Zeichen erfolgreicher Therapie, niedere Harnsäurespiegel als Zeichen geringer Gichtgefährdung. Die erfahrenen Kliniker sind sich heute einig in der Auffassung: »*Gichtkranke brauchen nicht mehr eine lästige purinarme Diät einzuhalten,* wenn sie im Essen und Trinken Mäßigung üben« (*Mertz* 1973).

2.2 Prävalenz und Pathogenese der nichtgichtischen Hyperurikämie (H.)

Die Gicht ist der bekannteste, aber nicht der einzige und offensichtlich auch nicht der häufigste Zustand, der mit H. einhergeht. Ausschließlich von diesen nichtgichtischen H.-Formen soll im folgenden die Rede sein.

2.2.1 Hyperurikämie in Bevölkerungskollektiven

Als H. wird im heutigen Sprachgebrauch ein Harnsäurewert im Blut von *mehr als 6 mg/100 ml* bezeichnet. Über die Häufigkeit der H. in größeren Kollektiven gibt es viele Berichte. In Stichworten seien einige von ihnen genannt. Die Meinung, nichtgichtische H. sei selten, »dürfte ... nicht mehr ganz zeitgemäß sein« (*Mertz* 1973, *Eder* 1976).

Popert und *Hewitt* (1962): 891 über 15 Jahre alte Angehörige einer amerikanischen Landbevölkerung, H. bei 5,5 % der Männer, 1,5 % der Frauen.
Mertz (1973): 286 bundesdeutsche Stadtbewohner, H. bei 8,6 % der Männer und 3,35 % der Frauen.
Bretholz (1980): Schweizer Population, H. über 7 mg/100 ml bei 2,5 %.
Hall u.a. (1967): Amerikanische Kleinstadtbewohner (Framingham), 32–64 Jahre alt, H. bei 12 % der Männer und 4 % der Frauen, H. über 7 mg/100ml bei 4,8 % der Männer und 0 % der Frauen. Gichtkranke 2,8 % der Männer, 0,4 % der Frauen.
»Hessen-Studie« (Ernährungsbericht 1976): 3791 bundesdeutsche Kleinstädter in den 70er Jahren, 35–64 Jahre alt, H. bei 47 % der Männer, H. über 7 mg/100 ml bei 18 %, H. über 8 mg/100 ml bei 5 %. H. über 8 mg/100 ml bei 9,7 % der 40–60jährigen männlichen Arbeitnehmer.
Mertz (1977): Häufigkeit der H. in unausgewählter bundesdeutscher Erwachsenenbevölkerung 5–25 %.
Matzkies (1980): Häufigkeit der H. in Arztpraxen und Kliniken um 25 %.
Babucke u. *Mertz* (1974): 11316 poliklinische Patienten in Freiburg in den Jahren 1969/70, H. von 6,5 mg/100 ml und mehr bei Männern und bei Frauen in der Menopause etwa 27 %. Häufigkeit Männer : Frauen = 3:1. Manifeste Gelenkgicht bei jedem 6. Mann und jeder 21. Frau mit H. Altersgipfel zwischen 31. und 40. Lebensjahr.
Ernährungsbericht 1980: Heidelberger Bevölkerung, 20–40jährige, Zufallsstichprobe, H. über 8 mg/100 ml bei 7,8 % der Männer und 0 % der Frauen. Bevölkerung von zwei süddeutschen Kleinstädten, 30–60jährige Männer, H. mit steigendem Körpergewicht (*Bruca*/Index $\leq 0,9$ – 1.0 – 1.1 – 1.2 > 1.2) bei 3 % – 3 % – 3 % – 3 % – 7 %.
Griebsch (1970): Anstieg des Harnsäureniveaus im Blut westdeutscher Populationen von 1962–1971 bei Männern von i.M. 4,9 auf 6,0, bei Frauen von i.M. 4,0 auf 4,4 mg/100 ml.
Ford-de Mos (1964): H. bei Kaukasiern und Indianern häufiger als bei Philippinos, Maoris und Chinesen.

Evans (1969): Harnsäureniveau von Europäern in Neuseeland höher als in USA-Kleinstädten: im Alter von 20–70 Jahren bei Männern höher um 0,620–1,314, bei Frauen um 0,372–1,175 mg/100 ml.
Ergebnisse epidemiologischer Untersuchungen haben noch viele andere Autoren vorgelegt.

Aus der *Gesamtheit der epidemiologischen Erhebungen* ergibt sich: H. ist kein seltener Zustand. Er ist bei Männern häufiger als bei Frauen, in sozial höheren Schichten häufiger als in sozial niederen, bei älteren Menschen häufiger als bei jüngeren und hat in manchen Kollektiven in den vergangenen Jahrzehnten zugenommen.

Die Zunahme dieses Niveaus im Laufe der Jahrzehnte gab den Anstoß zu fragen, ob die Ursache dieses Anstieges in *Wandlungen der Ernährungsgewohnheiten* gelegen haben könnte. Als Beispiel für gleichsinnige Betrachtungen kann die Darstellung im Ernährungsbericht 1976 dienen.

»Der *Anstieg der Serum-Harnsäurewerte* in diesen 10 Jahren – *von 1962 bis 1971* – läßt sich durch Änderungen der Ernährung erklären. Während der Gesamt-Proteinverbrauch von rund 80 g/Kopf und Tag unverändert blieb, ist der *Fleischverzehr* von 1961–1971 um fast 17 % angestiegen. Besonders deutliche Steigerungsraten zeigen Schweinefleisch und Geflügelverbrauch mit plus 18 % bzw. plus 39 %. Ein erhöhter Fleischverzehr ist gleichbedeutend mit einer vermehrten Zufuhr von Nahrungsproteinen, da Fleisch durchschnittlich 60 mg Purin-Stickstoff / 100 g enthält. Die Zunahme des Fleischverbrauchs pro Kopf und Tag um 29 g entspricht einer Mehrzufuhr von etwa 16 mg Purin-Stickstoff. Aufgrund der engen Beziehungen zwischen Purin- bzw. Harnsäurezufuhr in der Nahrung und der Höhe des Harnsäurespiegels im Serum läßt sich daraus ein Anstieg des Serumharnsäurespiegels um etwa 1,3 mg % vorausberechnen. Dieser Anstieg entspricht ziemlich genau dem Unterschied der durchschnittlichen Serum-Harnsäurespiegel in den Jahren 1962 und 1971 bei den Männern unter diesen Blutspendern.«

Diese Beweisführung, die sich in gleicher Weise bei vielen anderen Autoren findet, *kann nicht überzeugen*. Sie spricht von Kausalität, wo in Wahrheit nur eine Korrelation nachgewiesen ist: die Korrelation zwischen Harnsäurespiegel und dem Fleischverzehr im Durchschnitt großer Populationen. Ob diese Korrelation auch bei den Einzelindividuen besteht – und allein darauf kommt es an –, bleibt unbekannt. Die Verwechslung von Kausalität und Korrelation, Ausdruck des – wie es *Bleuler* genannt hat – »autistisch-undisziplinierten Denkens« in der Diagnostik, Pathogenese, Prophylaxe und Therapie, führte und führt zu unzähligen irrigen Behauptungen und Vorstellungen. Wir haben dieses Problem an anderer Stelle ausführlich dargestellt und brauchen die Dinge hier nicht zu wiederholen.

Der ungenannte Verfasser im Ernährungsbericht 1976 hat offensichtlich den Ernährungsbericht 1972 nicht gelesen, in dem gesagt wird, man müsse daran denken »daß alle im Zeitverlauf ansteigenden oder abfallenden statistischen Größen (z.B. Einkommen, Preise, Urlaubsreisen, Herzinfarkte, Flugzeugverkehr, Streckenlänge der Autobahnen, Zigaretten- und Alkoholverbrauch, Selbstbedienungsgeschäfte, Lungenkrebs, Fettverbrauch) eine hohe Korrelation untereinander aufweisen, ohne daß daraus auf kausale Zusammenhänge geschlossen werden darf«.

2. Nichtgichtische Hyperurikämien und purinarme Diät

Zum Beweis für den ursächlichen Zusammenhang zwischen Fleischverzehr und Harnsäureniveau im Blut wird im Ernährungsbericht auf die Tatsache hingewiesen, daß der tatsächliche Durchschnittsanstieg des Harnsäureniveaus um 1,1 mg % dem erwarteten Wert von 1,3 mg/100 ml infolge Anstieg des Fleischverzehrs um 29 g »pro Kopf und Tag« entspricht. Merkwürdig bleibt, daß der Anstieg bei Frauen im gleichen Zeitraum nur 0,4 mg/100 ml beträgt. Soll also behauptet werden, die Frauen hätten ihren Fleischkonsum so viel weniger erhöht? Der Ernährungsbericht schweigt sich über diese Differenz aus. Bemerkenswert in diesem Zusammenhang ist auch die vor kurzem veröffentlichte Beobachtung von *Matzkies* u.a. (1980) von harnsäure*senkenden* Effekten eiweißreicher Kostformen.

Bei 330 männlichen weißen und schwarzen amerikanischen Blutspendern einer Erhebung von *Benedek* u.a. (1970) waren die Harnsäurewerte im Serum bei den Weißen grundsätzlich nicht anders als bei den Schwarzen. Wo sich unterschiedliche Cholesterin- und Triglyzeridwerte fanden, ließen sie sich mit unterschiedlicher Ernährung erklären. Die Harnsäurewerte hingegen wurden *durch Kostunterschiede nicht beeinflußt*.

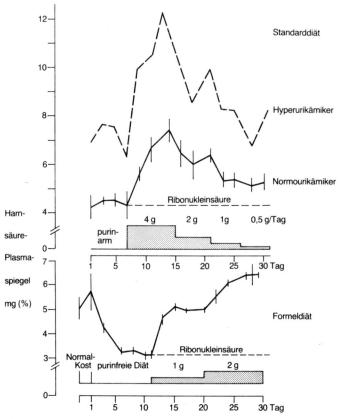

Abb. 2   Puringehalt der Kost und Harnsäureniveau im Blut (aus *Griebsch* und *Zöllner* 1970)

2.2 Prävalenz und Pathogenese der nichtgichtischen Hyperurikämien 47

Unter *zuckerfreier Ernährung* sank bei 50 Fettleibigen mit Harnsäurespiegel über 6 mg/100 ml, die *Eder* (1976) beobachtete, das Harnsäureniveau ab.

Bei Gesunden steigt das Harnsäureniveau nach intravenöser Zufuhr von *Fructose, Sorbit und Xylit* (*Heuekenkamp* 1975).

Bei der Beurteilung vieler spezieller Untersuchungen ist schließlich zu beachten, daß sich aus *kurzfristigen* Untersuchungen keine Rückschlüsse ziehen lassen auf die Auswirkungen *langfristiger* Ernährungsumstellungen.

Erhöht man etwa den Fettgehalt der Kost von 40 auf 60 % der Kalorien, dann steigt das Cholesterinniveau im Serum stark an. Behält man die Kostform über Monate unverändert bei, dann sinkt das Cholesterinniveau langsam ab und erreicht nach einigen Monaten bei 60 % Fettkalorien das gleiche Niveau, das es ursprünglich bei 40 % Fettkalorien hatte (*Glatzel* 1978). Es besagt daher nichts für die Auswirkungen des Puringehaltes der Kost, wenn bei Übergang von purinarmer Kost auf eine 8tägige Kostperiode mit 4 g Purin das Harnsäureniveau im Blut von rund 4 auf rund 7 mg/100 ml ansteigt (Abb.2). Es besagt auch nichts für die Auswirkungen verschiedener Zuckerarten auf das Harnsäureniveau bei zuckerreicher *Dauerkost*, wenn nach *einmaliger* Belastung mit 50 g Fructose, Sorbit oder Xylit das Harnsäureniveau um 0,5–2,5 mg/200 ml ansteigt (*Förster* 1972).

2.2.2 Hyperurikämie als Folge therapeutischer Maßnahmen und spezieller Stoffwechselstörungen

Eine Übersicht der H.-Formen dieser Gruppe hat *Mertz* (1966) gegeben (Tabelle 1).

»Außer bei Zuständen mit vermehrtem Harnsäureanfall (Leukämie, Polyzythämie, Pneumonie, Röntgentherapie, Perniciosa, Schwangerschaft . . .) und solchen mit verminderter Ausscheidungskapazität (Niereninsuffizienz) kann die Harnsäurekonzentration im Serum bei einer Reihe von anderen klinischen Bedingungen und von wohl definierten Stoffwechselsituationen erhöht sein: bei Akromegalie . . ., bei Myxödem . . ., bei Hypoparathyreoidismus. . .,bei Hyperparathryreoidismus . . .,bei Diabetes mellitus . . ., bei essentieller Hypercholesterinämie . . ., bei CO-Vergiftung . . ., während Infusion von Natrium-Lactat . . ., während Fastens und fettreicher Diät . . . Meist fehlt eine eindeutige physiologische Erklärung für den hyperurikämischen Effekt dieser Bedingungen bis jetzt. Eine verminderte renale Harnsäureexkretion wurde auch nach Verabfolgung von Benzoesäure beobachtet. Die sich bei akuter Alkoholintoxikation . . ., Schwangerschaftstoxikose. . . und Glykogenspeicherkrankheit . . . einstellende Hyperurikämie ist Folge einer endogenen Laktat-Akkumulation, die die Uratexkretion hemmt . . . Sehr intensiv bemühte man sich um die Aufklärung des Mechanismus, der zu einer Harnsäureanhäufung während totalen Fastens verantwortlich ist.« Im Zustand der Hungerketose fällt die Urat-Clearance bis zum fünften bis siebten Tag, danach nicht mehr weiter. Durch Glucosegaben lassen sich Hyperurikämie und Urat-Clearance gleichzeitig normalisieren.

Tabelle I: Nichtgichtische Hyperurikämie

Bei:	Ketose (Fasten, dekompensierter Diabetes mellitus, fettreiche Diät)
vermehrtem Anfall von Harnsäure (Leukämie, Polyzythämie, Pneumonie, Röntgentherapie, infektiöser Mononukleose, Schwangerschaft u. a.)	Gabe von Benzoesäure
	Infusion von Natriumlactat (Zunahme der tubulären Reabsorption von Harnsäure)
verminderter renaler Ausscheidung von Harnsäure (Niereninsuffizienz)	Gabe von Pyrazinamid (Hemmung der tubulären Sekretion von Harnsäure)
Akromegalie	
Myxödem	Gabe von Sulfonamid-Saluretica (Acetazolamid, Thiazide, Chlorthalidon, Furosemid) (»Paradoxeffekte«)
Hypoparathyreoidismus	
Hyperparathyreoidismus	Gabe von Äthylaminothiadiazol (Vermehrung der Harnsäureproduktion)
essentieller Hypercholesterinämie	
CO-Vergiftung	Arterieller Hypertonie

(aus Mertz o. J.)

Ungeklärt ist die Pathogenese der H. bei *Psoriasiskranken*. Vereinfacht hat *Bretholz* (1980) primäre und sekundäre H. voneinander unterschieden. Die erste Gruppe mit normaler Harnsäureausscheidung (bei frei gewählter Kost weniger als 600 mg/Tag, ³/₄ aller Fälle) mit überhöhter Ausscheidung (über 600 mg/Tag) und mit speziellem Enzymmangel, die zweite Gruppe mit verminderter renaler Harnsäureausscheidung, erhöhter Purinsynthese und erhöhtem Nucleinsäureumsatz.

2.2.3 Hyperurikämie und Fettleibigkeit

Mit steigendem Körpergewicht nimmt die H.-Prävalenz zu (Ernährungsbericht 1980). Bei 1462 38–60jährigen Frauen haben *Noppa* u.a. (1978) den Harnsäuregehalt im Serum bestimmt und signifikante Unterschiede mit höheren Werten bei den Fettleibigen gefunden. Im gleichen Sinne sprechen die Feststellungen von anderen Unterschieden.

Křížek (1972) hat bei 220 fettleibigen Männern und 240 fettleibigen Frauen im Alter von 18–70 Jahren ohne Gicht in der Vorgeschichte gefunden, daß »unter den gleichen Bedingungen die Harnsäure einen praktisch linearen Anstieg entsprechend dem Körpergewicht zeigte« (Abb. 3).

Nur schwach gesicherte Beziehungen von Harnsäureniveau zu Übergewicht und Leberschaden (und keine Beziehungen zu Cholesterin-, Triglyzerid- und Zuckergehalt im Blut, Blutdruck und elektrokardiographischen Befund) konnte *Frenger* (1975) nachweisen.

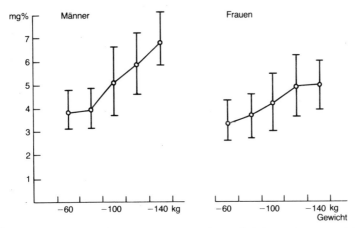

Abb. 3 Harnsäurespiegel bei Männern und Frauen im Verhältnis zum Körpergewicht. Die Zone der Standardabweichung ist angegeben (aus Křižek 1972)

2.2.4 Hyperurikämie und ischämische (koronare) Herzkrankheiten

Positive Korrelation zwischen H. und koronaren Herzkrankheiten fand sich in den Erhebungen von *Persky* u.a. (1979) bei 24997 angestellten Frauen im Alter von 45–64 Jahren. Die bei Männern im Alter von 45–64 Jahren festgestellte positive Korrelation verschwand teilweise bei Anwendung einer Varianzanalyse.

H. war bei 280 Kranken mit Myokardinfarkt von *Jacobs* (1972) »ein prominenter Begleitfaktor«.

Von Beziehungen zwischen Harnsäure- und Cholesterinniveau im Blut bei Koronarkranken hat *Gupta* (1970) berichtet.

Unter 70 Patienten mit akutem Myokardinfarkt von *Ghosh* (1975) stieg der Harnsäuregehalt des Plasmas bis zum siebten Tag nach dem Infarkt an, danach aber nicht weiter. Er lag bei den Infarktkranken höher als bei den Patienten allein mit »ischämischen Veränderungen«.

Männer und Frauen, die einen Myokardinfarkt überstanden haben, zeigen nach Beobachtungen von *Germa* u.a. (1976) überdurchschnittlich häufig Hyperurikämien (74 von 214). Die H. war außer mit Fettleibigkeit mit keiner anderen metabolischen Anomalie korreliert.

Aus Beobachtungen an 26 akut Infarktkranken und 25 Vergleichspersonen zogen *Parkash* u.a. (1968) den Schluß: »Wenn Serienbestimmungen durchgeführt werden, kann der Anstieg der Serum-Harnsäure bei der Diagnostik hilfreich sein« (1980).

108 Monate lang hat *Fessel* (1980) 111 Patienten beobachtet, die außer ihrer H. keine Auffälligkeiten erkennen ließen. *Fessel* spricht von »asymptomatischer Hyperurikä-

mie«. Bei sechs von den 111 Patienten entwickelten sich arteriosklerotische Herzkrankheiten, bei 25 arterielle Hypertonie. Das Körpergewicht spielte dabei keine Rolle. (Gewicht der Herzkranken i.M. 77,4, der übrigen i.M. 79,7 kg). »Von 1356 Männern im Alter von 60–69 Jahren, die ihre Serum-Harnwerte im Jahre 1969 aufgezeichnet hatten, zeigten die danach folgenden Todesfälle an kardiovaskulären Krankheiten eine schrittweise Zunahme, wenn sie nach der Höhe des Serum-Harnsäure-Niveaus geordnet wurden. Sie ließen aber keine Zunahme erkennen bei Ordnung nach dem Körpergewicht. Unabhängig vom Körpergewicht kann also die Hyperurikämie künftige kardio-vaskuläre Krankheiten voraussagen«.

Ischämische Herzschäden sah *v. Peenen* (1971) bei 10 % von 165 hyperurikämischen Kranken, bei 8 % von 1141 hypercholesterinämischen Kranken und bei 18 % von 183 hyperurikämisch und hypercholesterinämisch Kranken. Nur etwas über die Hälfte der Infarktkranken hatten hohe Harnsäure- *und* Cholesterinniveaus. *v. Peenen* weist ausdrücklich daraufhin, daß ungeklärt sei, ob man durch Senkung des Harnsäure- oder Cholesterinniveaus das Auftreten eines Herzinfarktes verhindern konne.

Gleichsinnige Beobachtungen von überdurchschnittlicher Häufigkeit von H. bei ischämisch Herzkranken haben viele andere Autoren veröffentlicht.

Aus der Fülle dieser Beobachtungen aus aller Welt, die 20 und mehr Jahre zurückreichen, darf man den Schluß ziehen, *daß ischämisch Herzkranke überdurchschnittlich häufig hyperurikämisch* sind. Die pathogenetischen Zusammenhänge sind ungeklärt. Möglichkeiten für ein Verständnis der Zusammenhänge sollen weiter unten bei Betrachtung der Korrelation zwischen H. und bestimmten Verhaltensmustern aufgezeigt werden.

2.2.5 Hyperurikämie und arterielle Hypertonie

Bei mehreren 100 Hypertoniekranken fand *Breckenridge* (1966) 5mal häufiger H., als bei der Gesamtbevölkerung gleicher Altersstufen zu erwarten war. Im einzelnen wiesen 27 % der 333 unbehandelten Hypertoniker und 58 % der 470 behandelten eine H. auf. Beziehungen zwischen dem Auftreten der H. und dem Schweregrad der Hypertonie bestanden nicht. Auf Grund der Resultate von Clearance-Untersuchungen bezog er die bei Hypertonie bestehende H. auf eine Schädigung im Tubulusapparat der Nieren. Bei Hypertonikern mit H. kamen gehäuft cerebro-vaskuläre Komplikationen, ischämische Herzkrankheiten und Hypercholesterinämie vor.

Von 73 unbehandelten Hypertonikern waren 18 hyperurikämisch (*Ramsay* 1979). Alle 18 tranken wesentlich mehr Alkohol als die übrigen. Die Korrelation zwischen H. und Fettleibigkeit war in der Gesamtheit dieser Kranken nicht signifikant positiv.

Ein Zusammenhang zwischen H. und Hypertonie kann nach Meinung von *Ramsay* auf verschiedene Weise bestehen: H. induziert Hypertonie, Hypertonie induziert H., beide entstehen aus gemeinsamer Wurzel. Ist diese Wurzel der Alkohol?

Von positiver Korrelation zwischen Hypertonie und Hyperurikämie berichteten auch noch andere.

Arterielle Hypertonie geht, so darf man aus allen diesen grundsätzlich übereinstimmenden Berichten entnehmen, *überdurchschnittlich häufig mit H. einher.* Die pathogenetischen Zusammenhänge sind auch hier, wie bei den ischämischen Herzkrankheiten, ungeklärt. Auch hier sollen Möglichkeiten für ein Verständnis im Zusammenhang mit den Korrelationen zwischen H. und bestimmten Verhaltensmustern aufgezeigt werden.

Unentschieden ist die Frage, ob *Koronarkranke* häufiger hyperurikämisch sind als Nicht-Koronarkranke.

2.2.6 Hyperurikämie und Verhaltensmuster

Bei 100 *Geschäftsleuten und 40 Krankenhausangestellten* in Edinburgh bestimmte *Anumonye* u.a. (1969) die Harnsäure im Plasma. Gleichzeitig wurden die Teilnehmer sozialpsychiatrisch untersucht. Die Harnsäurewerte im Blut der Geschäftsleute lagen zwischen 3,5 und 8,3 mg/100 ml ohne Korrelation zu Alter und Gewicht, die Werte der Krankenhausangestellten zwischen 2,0 und 7,0 mg/100 ml. Der Unterschied war signifikant. Signifikant war auch der Unterschied zwischen den Top-Leuten und den Angestellten: 6,23 ± 0,89 und 5,75 ± 0,81 mg/100 ml. Zwischen dem Harnsäuregehalt der Kost und dem Harnsäuregehalt im Plasma bestand keine Korrelation. In signifikant positiver Korrelation zum Harnsäureniveau standen jedoch Antrieb (drive) und Umfang der Tätigkeit (range of activities).

Überwiegend positive Korrelation zwischen Harnsäureniveau im Blut und Motivation (und negative Korrelation zum Cholesterinniveau) fand *Rahe* (1976) bei einer *Unterwassereinheit der amerikanischen Marine.*

Bei *amerikanischen Universitätsprofessoren* fanden sich hohe Korrelationen zwischen Harnsäureniveau im Blut auf der einen Seite, Gesamtverhalten, Unternehmungsgeist und Leistung auf der anderen, d.h. hohe Korrelation zu »Verhaltensweisen, die zu hervorragenden Leistungen befähigen« (*Brooks* 1966). *Brooks* u.a. erwähnen auch eine These, die *Orowan* 1955 aufgestellt hat: Die überlegene Zerebralisierung von Menschen und Primaten beruht auf dem hohen Harnsäureniveau dieser Lebewesen, das bedingt ist durch eine Mutation, die zum Verlust der Leberurikase geführt hat.

Die Beziehungen zwischen Harnsäure im Serum und Intelligenztest prüften *Stetten* u.a. (1969) bei 817 *Rekruten.* Sie fanden statistisch signifikante Korrelationen. Höhere Harnsäurewerte fanden sich auch bei *Angestellten* als bei *Handwerkern* (i.M. 5,73 gegen 4,77 mg/100 ml). *Stetten* u. Mitarb. sprechen danach von einem »social-gradient of serum urate levels«. »Bringt man diese Beobachtungen zusammen mit dem Beweis für einen substantiellen genetischen Einfluß, dann muß man den Schluß ziehen, *daß der*

Serum-Harnsäurewert in Beziehung steht zu Verhaltensweisen, die zu außerordentlicher Leistung befähigen und damit zu sozialem Aufstieg oder der Erhaltung eines hohen, von den Vätern erreichten sozialen Status« (Uric acid a. the psyche 1969).

Die eingehenden Untersuchungen von *Lindeman* (1970) erstreckten sich auf 75 männliche und 135 weibliche *Studenten* eines College in New York, 31 männliche und 47 weibliche Studenten der Universität Stockholm und 138 männliche Fußballspieler der Universität Florida.»Diese Studie hat weitere Beweise geliefert für positive Beziehungen zwischen dem Streben nach Leistung und dem Harnsäureniveau im Serum und zwischen äußerem Druck der Umwelt und Cholesterinniveau. Unter den Studenten eines amerikanischen College mit hohem Leistungsdruck besteht eine signifikante Korrelation zwischen Serumharnsäureniveau und »grade-point average«. Diese Befunde ließen sich nicht erheben bei schwedischen Studenten, die schärfer ausgesucht sind und unter geringerem akademischen Druck stehen. Die interkollegialen Fußballspieler hatten höhere Harnsäure- und Cholesterinniveaus während der intensiv angespannten Fußballsaison als beim Frühjahrstraining. »Bei Prüfung der gegensätzlichen Haltung amerikanischer und schwedischer Studenten stellte sich heraus, daß die Schweden dazu neigen, weniger autoritär zu sein, weniger anpassungsbereit, aber mehr »macchiavellian und nüchterner«.

Veränderungen von Harnsäure- und Cholesterinniveau im Blut bei mehr als 200 *Männern* im Alter von 35–60 Jahren, die wegen Betriebsschließung *ihren Job verloren hatten*, konnten *Kasl* u.a. (1970) feststellen. Die Beobachtungen erstreckten sich auf einen Zeitraum bis zu zwei Jahren. Schon in Erwartung der bevorstehenden Betriebsschließung lag das Harnsäureniveau (nicht aber das Cholesterinniveau) höher als bei 20–50 Kontroll-Personen: 6,56 ± 1,53 gegenüber 5,69 ± 0,94 und 5,88 ± 1,09 mg/ 100 ml (228,5 ± 40,0 gegenüber 236,9 ± 52,1 und 241,6 ± 49,1 mg/100 ml). Bei 27 Männern, die ihren Job verloren hatten, fiel das Harnsäureniveau wieder ab, sobald sie einen neuen Job gefunden hatten (von i.M. 6,66 auf i.M. 5,72). Wurde kein neuer Job gefunden, stieg das Harnsäureniveau (bei 14 Männern) von i.M. 6,31 auf i.M. 6,54 mg/ 100 ml. Männer, die unter dem Verlust ihres Jobs besonders stark litten und Männer, die schon bald resignierten, hatten die höchsten Harnsäurewerte. In weiteren Untersuchungen fanden *Kasl* u.a. positive Korrelationen zwischen dem Harnsäureniveau auf der einen Seite, Leistung, Aktivität und Fähigkeit auf der anderen. *Studenten* hatten höheres Harnsäureniveau als *Oberschüler*. Versuchspersonen mit niederem Harnsäureniveau »hatten mehr unrealistische Berufserwartungen und Aussichten als Versuchspersonen mit hohem Harnsäureniveau«.

Über Beziehungen zwischen Harnsäureniveau und Verhaltensmuster haben auch noch viele andere Autoren berichtet (*Goldcourt* 1977, *Gordon* 1976, *Swaarop* 1976, *Theorell* 1976, *Zimmer* 1978, *Sutton* 1980). Nur vereinzelte Angaben gibt es über positive Korrelationen zwischen Harnsäureniveau im Blut und *körperlichen Anstrengungen* (zuletzt *Sutton* 1980).

Unabhängig voneinander fanden mehrere Beobachter übereinstimmend positive Korrelationen zwischen Harnsäureniveau und Blut und einem speziellen Verhaltensmuster, das sich, vereinfachend, auf die Formel bringen läßt: *Leistungswillen – Leistungsbereit-*

schaft – Unternehmungslust. Berufliche Erfolge und sozialer Aufstieg werden durch dieses Verhaltensmuster gefördert.

Eine *Kausalität* könnte bestehen entweder in dem Sinne, daß hohes Harnsäureniveau als solches die Entwicklung eines speziellen Verhaltensmusters begünstigt oder daß das spezielle Verhaltensmuster die Entwicklung eines hohen Harnsäureniveaus im Blut begünstigt oder, als drittes, daß hohes Harnsäureniveau im Blut wie auch spezielle Verhaltensmuster Ausdrucksformen *eines* biologischen Geschehens sind. Die erste Möglichkeit kann ausgeschlossen werden: Nur einem kleinen Teil der Menschen mit hohem Harnsäureniveau im Blut ist das spezielle Verhaltensmuster zu eigen. Daß das spezielle Verhaltensmuster die Entwicklung eines hohen Harnsäureniveau begünstigt, ist nach den heutigen Kenntnissen des Harnsäuremetabolismus nicht auszuschließen, aber doch schwer vorstellbar. So bleibt als wahrscheinlichste Alternative ein *biologisches Geschehen, das einerseits das hohe Harnsäureniveau entstehen läßt und andererseits das spezielle Verhaltensmuster.* Vom Wesen jenes hypothetischen biologischen Geschehens können wir uns freilich keine substantiierten Vorstellungen machen. Bemerkenswert, daß die Zusammenhänge zwischen hohem Harnsäureniveau und Verhaltensmuster nur bei männlichen Individuen nachgewiesen werden konnten.

2.2.7 Zur Therapie der nichtgichtischen Hyperurikämie

Vor jedem Einsatz therapeutischer Maßnahmen muß geklärt werden, ob die H. hier und jetzt ein *Symptom im Rahmen anderer Symptome* eines definierten krankhaften Geschehens ist oder einzig auffälliges *Symptom eines von erkennbaren krankhaften Veränderungen freien Organismus.* Als solche kann die H. eine klinisch irrelevante Anomalie sein. Sie kann aber auch Ausdruck sein eines krankhaften Geschehens, das sich in noch anderer Weise als eben in der H. nicht manifestiert.

In diesem Falle spricht man heute gerne von *Risikofaktor:* Risikofaktor als *Indikator bestehender Krankheit.* Da der Begriff Risikofaktor aber auch in anderem Sinne verwendet wird – Risikofaktor gleichbedeutend mit *pathogenem Umweltfaktor* –, soll er hier vermieden werden.

Die Meinungen von der *Notwendigkeit einer Behandlung* einer H. ohne pathologische Begleitsymptome, einer »*asymptomatischen Hyperurikämie*«, sind geteilt. Die einen meinen, die Behandlung der symptomatischen H. sei notwendig, um die Entwicklung einer Gicht zu verhüten. Andere sind überzeugt, daß man auf diese Weise eine Gicht nicht verhüten kann. Zu bedenken bleibt, daß Medikamente wie Allopurinol, die zur Beseitigung der H. eingesetzt werden, toxisch wirken können. Purinarme Kost wird aber kaum jemand akzeptieren, allein weil sein Harnsäureniveau im Blut über dem Durchschnittsniveau liegt.

In einer kritischen Studie der experimentellen und klinischen Literatur kamen *Liang* und *Fries* (1978) 1978 zu dem Ergebnis, »daß die Risiken asymptomatischer H. gering oder unbekannt sind und die Wirksamkeit langfristiger Behandlung zur Verhütung von

Gicht oder Nierenkrankheit nicht erwiesen ist. Die Kost und Risiken langfristiger Verabreichung von Medikamenten und praktische Gesichtspunkte wie Mitarbeit des Patienten sprechen *gegen langfristige Therapie asymptomatischer Menschen*«.

Im gleichen Sinne wie *Liang* und *Fries* hat sich im Jahr 1978 *Healey* ausgesprochen: »Das einzige wirkliche Risiko ist akute Gichtarthritis und weil viele Patienten niemals einen Anfall haben werden, ist es *besser, abzuwarten* und dann mit einem entzündungswidrigen Medikament zu behandeln . . . wenn Gichtarthritis auftritt«. Und *Steele* im Jahr 1979: Heute scheint die Anwendung einer pharmakologischen Behandlung speziell zur Beseitigung mäßiggradiger symptomatischer H. *nicht gerechtfertigt zu sein*«.

Die Auffassung eines deutschen Gichtexperten: »Auf etwa zehn bis zwölf Hyperurämiker kommt heute ein Gichtkranker . . . Behandlungsbedürftig wird eine Hyperurikämie erstens, wenn sich Zeichen einer klinischen Manifestation der Gicht kundtun, im allgemeinen beim Auftreten des 1. Gichtanfalles, zweitens bei frühzeitiger Nierenbeteiligung, drittens wenn die Serumharnsäure-Konzentration ständig über 8 mg/100 ml liegt« (*Mertz* 1977).

Das gleiche wie für die medikamentöse gilt für die diätetische Behandlung. Sie bringt, wenn sie so streng durchgeführt wird, daß sie überhaupt einen Sinn hat, für den Patienten so viel Unbequemlichkeit, daß kaum einer die ärztlichen Ratschläge befolgen wird, wie sie etwa *Oehler* und *Lasch* (1980) geben wollen: »Leider ist es sehr schwierig, entsprechend strenge Diätvorschriften bei hyperurikämischen Patienten durchzusetzen. Man soll aber in jedem Falle den Patienten zu einer überwiegend lactovegetabilischen Kost raten . . . Patienten mit erhöhten Harnsäurewerten ist es zu empfehlen, höchstens 100–120 g Fleisch oder Fisch pro Tag zu essen und Innereien völlig zu meiden«.

Durch Behandlung einer H. wird speziell die *Nierenfunktion nicht gebessert.* Urikosurische Medikamente können Harnsäuresteine produzieren. Und umgekehrt: Purinarme Kost verhindert nicht die Bildung von Uratsteinen.

Wenn *Eggstein* (1976) aus der Tatsache, daß bei Menschen mit H. die Prävalenz von ischämischen Herzkrankheiten größer ist als bei Menschen ohne H. den Schluß zieht, »zumindest scheint es sich also bei der Hyperurikämie um einen nachgeordneten Risikoindikator für koronare Herzkrankheit zu handeln, der die Erkrankungshäufigkeit bei Vorliegen anderer Risikofaktoren erhöht«, und deshalb beseitigt werden muß, dann ist dieser Schluß alles andere als überzeugend.

Man wird auch die meisten Schwangeren sinn- und nutzlos belasten, wenn man jedes erhöhte Harnsäureniveau im Blut als Frühzeichen von Eklampsie betrachtet und eine medikamentös-diätetische Therapie in Gang setzt.

Bringt man die Ergebnisse der Beobachtungen kritischer Experten auf eine kurze Formel, dann darf man sagen: die Hyperurikämie als einziges Symptom, d.h. *asymptomatische Hyperurikämie, ist keine Indikation für medikamentöse oder diätetische Therapie.* Biochemische Kosmetik ist überflüssig. Sie ist bedenklich, wenn sie mit Medikamenten praktiziert wird, die unerwünschte Nebenwirkungen haben können, oder mit Diätvorschriften, die einschneidende Änderungen der Essensgewohnheiten verlangen.

3. Die Gewürze – Stiefkinder moderner Ernährungsforschung

(*Aschkenesy* 1970, *Askar* 1975, *Glatzel* 1968, *Waldegg* 1970)

3.1 Bedürfnis und Bedarf

Gesundheit, Wohlbefinden und Leistungsfähigkeit sind gebunden an die Versorgung mit den nötigen Mengen von Nährstoffen. In unzähligen Untersuchungen bemühten und bemühen sich die Ernährungsforscher, die Höhe des *Bedarfs* an Proteinen und Fetten und Kohlenhydraten, an Vitaminen und Elementarnährstoffen biochemisch zahlenmäßig exakt zu ermitteln. Die Alltagserfahrung aber lehrt, was auch Geographie und Geschichte der Ernährung lehren, daß der Mensch nicht nur danach strebt, seinen stofflichen Bedarf zu decken. Er will ihn auch auf möglichst *angenehme Weise* decken. Das Essen soll nicht nur den Hunger stillen, sondern auch Freude machen.

Dieses *Bedürfnis* ist ein ganz legitimes Verlangen eines jeden Lebewesens. Es ist nicht, wie uns manche Asketen glauben machen wollen, ein Zeichen von Entartung und sträflicher Genußsucht. Der Vollzug lebenswichtiger Handlungen ist bei Mensch und Tier durch die Koppelung an Lusterlebnisse gesichert. Bleibt dieses Lustverlangen unbefriedigt, weil die dargebotene Nahrung als ungewohnt, abstoßend oder monoton erlebt und deshalb verweigert wird, dann drohen trotz optimaler Nährstoffangebote Nährstoffmängel und Unterernährung. Mit anderen Worten: *Der objektive Bedarf bleibt ungedeckt, weil das subjektive Bedürfnis nicht befriedigt wird.* Hausfrauen und Köche sind deshalb für die Gesundheit und das Wohlbefinden der Menschen nicht weniger entscheidend als Ernährungsberater und Biochemiker.

Von den Ernährungsforschern unserer Zeit hat sich, soweit ich sehe, nur *Yudkin* über diese Zusammenhänge Gedanken gemacht. Die Industrie, meint *Yudkin*, verschleiert bewußt den Unterschied, indem sie Notwendigkeit, Bedarf, das nennt, was in Wahrheit Wunsch und Bedürfnis ist. Das Bedürfnis, das in bestimmten Verhaltensweisen seinen Ausdruck findet, ist notwendig, damit das Individuum überlebt. »Durch Befriedigung seiner Bedürfnisse gewinnt das Tier Lust und reduziert oder vermindert Schmerz und Mißbehagen ... Dadurch, daß es seine Bedürfnisse ausdrückt, ist das instinktive Verhalten des Tieres gleichbedeutend mit Stillung eines Bedarfs ... Es hat das Bedürfnis, seine Müdigkeit zu überwinden und bedarf deshalb der Ruhe ... Alles Verlangen nach Essen, Trinken, Ruhe, Kopulation und Fürsorge für die Familien – und vielleicht Gruppenmitglieder dient einem physiologischen Zweck oder Bedarf ... Wir im Westen haben jetzt eine Reihe von Stimulantien, die uns wachhalten, Sedativa, die uns in Schlaf versetzen, Tranquillantien, die unsere Ängste dämpfen, Antipyretika, die unangenehme Temperatursteigerungen unterbinden – eine ganze Anzahl von

Möglichkeiten, durch die wir unsere Bedürfnisse befriedigen, ohne Rücksicht auf unseren Bedarf . . . Für den Menschen, speziell den westlichen, ist es nicht mehr wahr, daß Essen, was er *möchte* das gleiche ist wie essen, was er *braucht.*«

Shack (1978) hat in diesem Zusammenhang dargelegt, wieweit soziale und kulturelle *Bedürfnisse* unabhängig vom *Bedarf* die Nährungswahl bestimmen.

Ernährungsforschung ist in unserem Kulturbereich seit hundert Jahren praktisch gleichbedeutend mit *Biochemie*. Der Mensch aber ist nicht nur ein biochemisches System, sondern auch ein biologischer Organismus mit Affekten, Trieben und Strebungen. Er ist ein Lebewesen, das sich verhält. Psychologie und Soziologie, Pädagogik und klinische Medizin, Religion und Magie sind Bereiche, ohne die die Erforschung des menschlichen Ernährungsverhaltens Fragment bleibt. All das ist über den Erfolgen biochemischer Forschung weithin in Vergessenheit geraten.

Wir haben schon davon gesprochen, daß Deckung des Natriumbedarfs nicht gleichbedeutend ist mit Befriedigung des Kochsalzbedürfnisses (s. S. 21) und daß ein Verlangen nach Zucker bestehen bleiben kann, obwohl der Kohlenhydratbedarf gedeckt ist (siehe S. 17). *Die Unterschiedlichkeit von Bedürfnis und Bedarf, die Macht des Bedürfnisses, das Verlangen nach angenehmen und abwechslungsreichen Sinneserlebnissen, auch ohne daß ein spezifischer stofflicher Bedarf besteht, findet anschaulichen Ausdruck in der Rolle, die immer und überall auf der Erde die Gewürze spielen.* Man kann ohne Gewürze leben. Wer aber auf Gewürze verzichtet, freiwillig oder unter Zwang, der verzichtet auf vielerlei Quellen der Anregung, Belebung und Lust, die ihm der Alltag bieten kann.

3.2. Gewürzhandel und Gewürzverbrauch

Gewürze im engeren Sinne (Tab. II) sind »meist getrocknete Naturprodukte des Pflanzenreichs, die durch ihren Gehalt an aromatischen und scharf schmeckenden Bestandteilen eine Erhöhung des Wohlgeschmackes unserer Speisen hervorrufen« (*Schormüller* 1961). Dazu gehören die aus tropischen Ländern eingeführten Gewürze wie auch die einheimischen Gewürzpflanzen (Küchenkräuter, Würzkräuter).

Gewürze im weiteren Sinne sind Kochsalz, Genußsäuren (Essigsäure, Milchsäure, Zitronensäure und andere Fruchtsäuren), Zucker und andere süß schmeckende Stoffe.

Dazu kommt die unübersehbare Fülle von *industriell hergestellten Würzmitteln,* »*Würzen« und synthetischen Riech- und Schmeckstoffen,* deren Zusammensetzung oft geheimgehalten wird und die im Folgenden außer Betracht bleiben.

Eine Definition des Begriffes Gewürze hat auch der *Bund für Lebensmittelrecht und Lebensmittelkunde* im Jahre 1964 gegeben: 1. »*Gewürze* sind naturbelassene Teile (Wurzeln, Wurzelstöcke, Zwiebeln, Rinden, Blätter, Kräuter Blüten, Früchte, Samen

3.2 Gewürzhandel und Gewürzverbrauch

Tabelle II: Gewürze und Gewürzkräuter

a) Gewürze aus tropischen Ländern

1. *Anis* (Pimpinella anisum): *Ägypten, Kleinasien,* östliche Mittelmeerinseln, fast überall in der Welt in wärmeren Landstrichen, vor allem in Spanien und Mexiko. Verwendung der Früchte: Gebäcke, Bonbons, Spirituosen.
2. *Asant* (Asa foetida, Teufelsdreck): *Persien und Afghanistan.* Verwendung des Gummiharzes aus verschiedenen Arten der Gattung Ferula gegen Koliken und Eingeweidewürmer.
3. *Basilikum* (Ocimum basilicum): *Indien und Persien,* Mittelmeerländer. Verwendung der Blätter: Suppen, Fleischgerichte, Tomatenpaste.
4. *Cardamom* (Elettaria Cardamomum): *Indien,* Mittelamerika. Verwendung der getrockneten Früchte: Gebäck, Wurstwaren, Soßen, Spirituosen.
5. *Chillies* (Capsicum frutescens, Cayenne-Pfeffer, roter Pfeffer, hot pepper): *Westindien, Mexiko,* Südamerika, Kalifornien, Westafrika, Ostindien. Verwendung der Schoten: Fleischgerichte und Soßen, eingelegte Gurken und Heringe; Bestandteil von Chili powder.
6. *Curcuma* (Curcuma longa, Gelbwurz, gelber Ingwer): *Südasien,* besonders Bezirk von Madras und Bengalen, Jamaika, Haiti, Peru. Verwendung der Wurzeln: Reisgerichte.
7. *Curry powder:* Gemisch vieler Gewürze, unterschiedlich in Art und Menge der Einzelbestandteile (Cardamom, Curcuma, Zimt, Ingwer, Koriander, Kümmel, Muskatblüte, Nelken und Pfeffer, manchmal auch noch Chillies, Muskatnuß, Paprika, Piment und Rosmarin). Verwendung: Reisgerichte.
8. *Galgant* (Alpinia officinarum): *China.* Verwendung des getrockneten Wurzelstocks: Reis, Spirituosen.
9. *Gewürznelken* (Caryophyllus aromaticus): *Ostindische Inseln (Molukken),* Madagaskar, Sansibar, Antillen. Verwendung der getrockneten Knospen: Fleischgerichte, Soßen, Obstsuppen, Kompotte, Süßspeisen, Wein, Spirituosen.
10. *Ingwer* (Zingiber officinale): *südliches Asien,* Süd- und Mittelamerika, Afrika. Verwendung des Rhizoms: Fleischspeisen, Kompott, Gebäck, kandiert und in Sirup eingelegt, Spirituosen, Ingwerbier.
11. *Muskatnuß und Muskatblüte* (Myristica fragrans): *Ostindische Inseln,* Westindien. Verwendung der Samen: Fleischspeisen, Soßen, Suppen, Gemüse, Reis. Mace ist die fleischige Haut um die Muskatnuß.
12. *Paprika* (Capsicum annuum): *Nordamerika,* Spanien, Ungarn, Tschechoslowakei, Ostafrika. Verwendung der Schoten: Fleisch-, Geflügel-, Fischgerichte, Suppen, Soßen.
13. *Pfeffer* (Piper nigrum): *Ostindien,* Laos, Thailand. Verwendung der Früchte: Fleischgerichte, Wurstwaren, Soßen, Marinaden, Suppen, eingelegte Gurken und Heringe.
14. *Piment* (Pimenta officinalis, Nelkenpfeffer, all spice): Mittel- und Südamerika, vor allem *Jamaika.* Verwertung der Früchte ähnlich wie Pfeffer.
15. *Pomeranze* (Citrus aurantium subspecies amara): Mittelmeerländer. Verwendung der Blüten, Blätter und unreifen Früchte als Orangeade zu Bäckereien, Süßspeisen und Konfekt.
16. *Sesam* (Sesamum indicum): *Asien,* Mittelamerika, Brasilien. Verwertung der Samen: Brote und Kleingebäck.
17. *Vanille* (Vanilla planifolia): *Mexiko,* ostafrikanische Inseln. Verwendung der Früchte: Süßspeisen.
18. *Zimt* (Cinammonum Cassia): *Ceylon,* China, Indonesien. Verwendung der Rinde: Süßspeisen, Gebäck, Weine, Spirituosen. Bestandteil des Curry.

b) Gewürzkräuter

1. *Coriander* (Coriandrum sativum): *Mittelmeergebiet,* ganz Europa. Verwendung der Samen: Gebäck, Wurstwaren.
2. *Beifuß* (Artemisia vulgaris): *Balkanländer,* Italien, Frankreich. Verwendung der Blätter und der Rispen mit noch geschlossenen Knospen: Suppen, Fleisch- und Gemüsegerichte.

3. *Bohnenkraut* (Satureja hortensis): *Mittel- und Südeuropa.* Verwendung: Bohnen- und Linsengerichte, Rohgemüse, Gurkensalat.
4. *Borretsch* (Borago officinalis): *Mitteleuropa.* Verwendung der frischen Blätter und Blüten: Gurkensalat, Soßen.
5. *Dill* (Hanethum graveolens): *Europa, Indien.* Verwendung der getrockneten Früchte: Suppen, Salate, Fleisch- und Fischgerichte, Wurst.
6. *Dost* (Origanum vulgare): *Europa.* Verwendung der Blätter: Tomatengerichte und Salate, Pizza, Braten.
7. *Estragon* (Artemisia tracunculus): *Südeuropa.* Verwendung der jungen Triebe: Salate, Fleischgerichte, Soßen.
8. *Fenchel* (Foeniculum vulgare): *Europa, Indien.* Verwendung der getrockneten Früchte: Suppen, Soßen, Fischgerichte.
9. *Kerbel* (Anthriscus cerefolium): *Südrußland.* Verwendung der Blätter: Suppen, Fleischgerichte.
10. *Knoblauch* (Allium sativum): *Innerasien, Europa, Ägypten.* Verwendung der Knollen: Wurst, Salat.
11. *Kümmel* (Carum Carvi): *Mittelmeerländer,* Europa bis zur nördlichen Baumgrenze, vor allem Niederlande. Verwendung der Samen: Kartoffel- und Gemüsegerichte, Sauerkraut, Brot und andere Gebäcke, Käse, Wurst, Quark, Spirituosen.
12. *Liebstöckel* (Levisticum officinale): *Mittel- und Südeuropa.* Verwendung der Blätter: Suppen, Soßen, Ragouts.
13. *Lorbeer* (Laurus nobilis): *Mittelmeerländer,* Europa bis Schottland und Irland. Verwendung der Blätter: Suppen, Gemüse, Kartoffelgerichte, Fleisch- und Fischgerichte, Marinaden, eingelegte Gurken und Heringe, Weinessig.
14. *Majoran* (Origanum majorana): *Mitteldeutschland, Nordafrika, Frankreich, USA.* Verwendung der getrockneten Blätter: Fleischgerichte, Wurst, Soßen.
15. *Minze* (Grüne Minze = Mentha spicata; Pfefferminze = Mentha piperita); *Europa, Asien.* Verwendung der getrockneten Blätter: Fleisch- und Fischgerichte.
16. *Petersilie* (Petroselinum crispum): *Südeuropa.* Verwendung der Blätter: Suppengrün, Fleisch- und Fischgerichte.
17. *Rettich* (Raphanus sativus): *Europa.* Verwendung der Wurzel als Beikost.
18. *Rosmarin* (Rosmarinus officinalis): *Mittel- und Südeuropa.* Verwendung der getrockneten Blätter: Fleischgerichte, Suppen und Soßen.
19. *Safran* (Crocus sativus): *Mittelmeerländer.* Verwendung der getrockneten Stigmen: Geflügelgerichte und Gebäck.
20. *Salbei* (Salvia officinalis): *Europa.* Verwendung der getrockneten Blätter: Fleischgerichte und Salate.
21. *Sellerie* (Apium graveolens): *Südeuropa, Indien, Frankreich.* Verwendung der Samen: Soßen, Salate, Suppen, Gemüse.
22. *Senf* (Sinapis alba): *Vorderasien,* Europa bis an die Grenzen des gemäßigten Klimas. Verwendung der Samen: Fischgerichte, Soßen, Marinaden, Wurstwaren, eingelegte Heringe und Gurken. Zur Herstellung von Senfgewürz Vermahlung der Samen von weißem Senf (Sinapis alba) mit Samen des schwarzen Senfes (Brassica nigra) unter Zusatz von Gewürzen, Salz und Essig.
23. *Thymian* (Thymus vulgaris): *Deutschland,* Italien, Frankreich. Verwendung der getrockneten Blätter wie Majoran.
24. *Wacholder* (Juniperus communis): *Nördliches und mittleres Europa.* Verwendung der Früchte: Wildgerichte, Soßen, Sauerkraut, Spirituosen.
25. *Zwiebel* (Allium cepa): Vorderasien, Europa, Nordafrika. Verwendung als gehackte Zwiebel, Zwiebelpulver, Zwiebelsalz, Zwiebelflocken oder geröstete Zwiebel.

(aus Glatzel 1968)

oder Teile davon) einer Pflanzenart, auch getrocknet und/oder mechanisch bearbeitet, die wegen ihres aromatischen Geschmacks oder Geruchs als würzende oder geschmacksverbessernde Zutaten zur menschlichen Nahrung geeignet und bestimmt sind. Gewürze, die zum unmittelbaren Zusatz zu anderen Lebensmitteln bestimmt sind, sind rein, wenn sie nur einen unvermeidlichen Gehalt von in 10 %iger Salzsäure unlöslichem Aschebestandteil und einen technisch unvermeidbaren Besatz aufweisen. Weisen sie den aufgeführten Reinheitsgrad nicht auf, so wird dies kenntlich gemacht.«

2.) *Gewürzmischungen* sind Mischungen von Gewürzen (im Sinne von 1). Sie werden nach ihrer Art oder nach ihrem Verwendungszweck bezeichnet.

3.) *Gewürzzubereitungen* sind Mischungen von Gewürzen (im Sinne von 1. oder 2.) mit anderen Stoffen; diese Mischungen sind dazu bestimmt, anderen Lebensmitteln vorwiegend wegen ihrer würzenden und/oder auch wegen ihrer technologischen Wirkung zugesetzt zu werden«.

Tabelle III: Gewürzverbrauch in ausgewählten Ländern 1954–58 (g je Kopf und Jahr)

	Pfeffer	Nelken	Muskatnuß	Zimt	Ingwer	Piment
Algerien	59,42	–	–	14,06	–	–
Argentinien	37,65	–	–	1,36	–	–
Australien	72,57	–	10,43	10,43	11,79	5,44
Österreich	45,34	–	–	–	–	–
Belgien	49,90	–	13,15	5,47	–	–
Brasilien	24,49	1,81	–	9,98	–	–
Canada	81,65	4,09	5,10	–	13,11	3,18
China	0,91	–	–	–	–	–
Dänemark	67,58	–	–	19,96	–	–
Frankreich	49,90	3,18	2,27	2,72	–	–
Deutschland (West)	63,50	6,35	12,70	12,25	4,99	7,26
Griechenland	40,82	–	–	–	–	–
Indien	34,02	7,26	–	7,26	24,92	–
Indonesien	72,57	156,90	–	–	–	–
Iran	13,15	–	–	13,15	12,70	–
Italien	31,75	0,91	1,36	2,72	–	–
Japan	3,18	–	0,91	5,44	–	–
Niederlande	35,38	6,80	–	34,02	20,41	9,53
Peru	27,22	–	–	31,32	–	–
Schweden	83,46	–	–	–	65,77	20,41
Arabische Union	19,50	–	–	–	169,19	–
Tunis	220,90	–	–	–	–	–
Großbritannien	57,61	6,35	6,41	11,79	22,51	1,36
USA	99,79	6,80	8,62	33,11	9,07	3,63
Sowjetrußland	22,68	–	–	–	–	–
Südslawien	10,43	–	–	–	–	–

(aus Glatzel 1968)

3. Die Gewürze – Stiefkinder moderner Ernährungsforschung

Die *Geschichte der Gewürze* ist reich an Zeugnissen von Mut und Grausamkeit, Phantasie und Geldgier, Kirchlichkeit und Menschenverachtung. Fasziniert von ihrer Dramatik hat *Stefan Zweig* (1961) ein anschauliches Bild dieser Geschichte entworfen. Sie ist auch ein Beweis dafür, daß es allezeit und überall ein intensives Bedürfnis nach Gewürzen gegeben hat.

Die *Bedeutung der Gewürze in der Gegenwart* läßt sich an wenigen Zahlen ablesen. (Tab. III, IV, V)

Tabelle IV: Gewürzimporte in die USA (in 1000 lb; Netto-Importe nach Abzug des Re-Exportes)

	1935/39	1945/49	1950/54	1955/59	1960/64	1965
Anis-Saat	534	859	764	484	427	385
Cardamom-Saat	216	199	170	160	168	116
Cassia	10169	7904	10216	12028	12813	15839
Cayenne-Pfeffer (Chillies ungemahlen)	1501	4655	5616	5821	8113	10172
Dost	–	749	1199	1741	–	1796
Fenchelsaat	272	353	439	416	588	881
Ingwer	2509	3668	3724	3275	3831	3665
Koriandersaat	2162	2455	2155	2246	2809	2553
Kümmelsaat (Caraway)	6047	3053	6095	7359	6881	6759
Kreuzkümmelsaat (Cumin)	938	2964	2716	2604	3054	3224
Lorbeerblätter	–	352	387	435	–	440
Muskatnuß	4404	4274	4852	4141	4152	5271
Nelken	4030	5301	2859	2295	2337	2811
Paprika	6337	6252	7764	8710	9496	12434
Pfeffer, schwarz	50086	19708	29479	34249	37860	44119
Pfeffer, weiß	6444	1977	1408	2859	3457	3600
Piment	2145	1928	1700	1256	1275	874
Salbeiblätter	1653	1269	1773	1805	2094	2360
Senfsaat	11039	7381	24620	30452	29125	30492
Vanillebohnen	1007	1145	1271	–	–	2158
Zimt	227	1022	916	923	1039	3053

(aus Glatzel 1968)

Tabelle V: Erzeugung von Würzkräutern in Deutschland im Jahr 1937

Basilikum	60 dz (getrocknete Blätter)	Gelbsenf	13000 dz Körner
		Kerbel	250 dz getr. Kraut
Beifuß	1800 dz getr. Kraut	Knoblauch	700 dz getr. Zehen
Benediktenkraut	550 dz getr. Kraut	Koriander	1200 dz Körner
Borretsch	120 dz getr. Kraut	Kümmel	8000 dz Körner
Dill	420 dz Samen in 800 dz getr. Kraut	Liebstöckel	500 dz getr. Wurzel
Estragon	200 dz getr. Kraut	Majoran	9500 dz getr. Kraut
Fenchel	2000 dz Samen	Thymian	1100 dz getr. Kraut

(aus Glatzel 1968)

3.2 Gewürzhandel und Gewürzverbrauch

In den USA ist von 1935 bis 1965 deutlich *angestiegen* der Verbrauch von Cassia, Chillies, Dost, Ingwer, Kreuzkümmel (Cumin), Muskatnuß, Paprika, Salbei, Senfsaat, Vanille und Zimt. *Abgenommen* hat der Verbrauch von Anis, Cardamom, Nelken, Pfeffer und Piment. Die Wurzeln der Verbrauchsverschiebung liegen in Umstellungen technischer Verfahren der Lebensmittelherstellung wie etwa der Ausbreitung der Gefrierkonservierung, in der Kenntnis und Einführung fremdländischer Nahrungsmittel, im Bedürfnis nach vielerlei Geruchs- und Geschmackswerten.

Andere Lebensformen und Eßgewohnheiten – anderer Gewürzverbrauch. Die hohe Nelkenproduktion in Polynesien dient zumeist der Flavorisierung von Tabak. »Scharfe« Gewürze sind in heißen Ländern begehrt: Hoher Pfefferkonsum in Algerien, Tunesien, Indonesien, hoher Ingwerkonsum in Indien und in den arabischen Ländern, hoher Chilliekonsum in Mexiko, Äthiopien und Sri Lanka.

In den *europäischen Ländern* ist der Gewürzverbrauch ganz unterschiedlich. In Schweden wurden 1954/58 29,9 g / Kopf / Jahr Cardamom verbraucht, in *Deutschland* nur 0,91 g. In Deutschland haben wir 1954/58 doppelt so viel Zimt verbraucht wie vor dem Kriege, liegen jetzt aber mit unserem Ingwerverbrauch weit tiefer als früher. Nach Angaben des Statistischen Bundesamtes 1978 hat sich von 1957 bis 1967 die Gewürzeinfuhr in die Bundesrepublik nahezu verdoppelt (Von 10357 auf 19539 t im Werte von 31,5 und 64,2 Millionen DM). Auch die Produktion von Gewürzpräparaten ist in dieser Zeit gestiegen (von 9955 auf 21914 t;).

Mehr Pfeffer als die anderen Ländern konsumieren *Dänemark* und *Schweden*. Der hohe Zimt- und Ingwerverbrauch in den *Niederlanden* hängt vermutlich, mit dem Eindringen indonesischer Eßgewohnheiten zusammen, der hohe Zimtverbrauch in Dänemark mit den charakteristischen dänischen Süßgebäcken und Süßspeisen. In Schweden und Dänemark dient Ingwer als Würze für Süßspeisen und Gebäcke, in *England* als Ausgangsstoff für Ingwerbier (Ginger ale).

Die *Würzkräuter* fallen nach Verbrauchshöhe und wirtschaftlicher Bedeutung neben den sehr viel sinnesaktiveren Gewürzen wenig ins Gewicht. Aus wirtschaftlichen Gründen wurden Anbau und Verbrauch der Würzkräuter vor dem letzten Weltkrieg und während des Kriegs in Deutschland intensiviert (Tab. V). Die Höhe der heutigen Erzeugung und des heutigen Verbrauchs ist unbekannt. Da die Würzkräuter großenteils in Haus- und Kleingärten angebaut werden, gibt es auch keine Möglichkeit, die Erzeugung einigermaßen genau zu erfassen.

3.3 Geruchssinn und Geruch
(*Adey* 1959, *Glatzel* 1968)

Mit unseren *Geschmacksorganen* können wir vier Geschmacksqualitäten erkennen: Süß, sauer, salzig, bitter. Die *Geruchsorgane* können unvergleichlich viel mehr verschiedene Qualitäten erfassen.

Die *Sinneszellen*, die die Geruchsreize aufnehmen, liegen in einem etwa 10-Pfg-Stück großen Stück Schleimhautbereich der Innenfläche des Nasendaches. Ihre Oberfläche ist die nackte Substanz des Nerven. Im Auge liegt zwischen Nerv und Umwelt die Linse, im Ohr das Trommelfell. Wenn wir aber riechen, dann setzt sich das Nervensystem *unmittelbar* in Verbindung mit der Umwelt. Eine noch direktere Verbindung zur Umwelt kann man sich kaum vorstellen. Fraglich bleibt, was diese Sonderstellung des Geruchssinnes vor allen anderen Sinnen bedeuten mag.

Die Geruchsorgane reagieren äußerst empfindlich. Physiologisch ausgedrückt: Ihre *Schwellenwertkonzentrationen* liegen sehr tief. (Tab. VI). Zum Vergleich: Die Schwellenwertkonzentration der Geschmacksorgane liegen (in mg/ml wässriger Lösung) für sauer bei 0,000045 Salzsäure, für süß bei 0,00001 Saccharose, für salzig bei 0,00055 Kochsalz und für bitter bei 0,000001 Brucin.

Mit der Konzentration der riechbaren Stoffe kann sich, ebenso wie beim Geschmack, neben der *Intensität* auch die *Qualität* der Sinnesempfindung ändern. Quantitative und qualitative Änderungen von Geruchsempfindungen können die Folgen sein von Zustandsänderungen des Organismus: Erschöpfung, Müdigkeit, Hunger, Kochsalzmangel. Bestimmte Stoffe scheinen für schwangere Frauen anders zu riechen als für nicht schwangere (*Guillot* 1949).

Viel Mühe und Scharfsinn hat man an die Klarstellung der Beziehungen zwischen *Struktur riechbarer Substanzen* und Qualität der Geruchsempfindung gewendet. Das Ergebnis war die Erkenntnis, »daß weder Daten von Reaktionsfähigkeit noch von chemischer Struktur den Schlüssel zu einer rationellen, quantitativen Deutung von Geruchsphänomenen geben werden« (*Dyson* 1931).

Tabelle VI: Schwellenwertkonzentration des Geruchs

Substanz	Schwellenwertkonzentration (mg/ml Luft)	Teile je Million
Diäthyläther	0,75–1,0	$7 \cdot 10^{-1}$
Merkaptan	0,00004	$3 \cdot 10^{-5}$
Synthet. Moschus	0,000005	$4 \cdot 10^{-6}$
Skatol	0,0000004	$3 \cdot 10^{-7}$
Vanillin	0,0000002	$2 \cdot 10^{-7}$

(aus Glatzel 1968)

3.3 Geruchssinn und Geruch 63

In der Praxis bewährt und im deutschen Sprachgebiet Eingang gefunden hat der amerikanische Begriff *Flavor*. »Flavor ist die Empfindung, die man wahrnimmt, wenn man ein Nahrungsmittel oder das Gebäck in den Mund bringt. Der Flavor hängt in erster Linie von den Reaktionen der Geschmacks- und Geruchsrezeptoren auf den chemischen Reiz ab. An einigen Flavors sind auch Berührungs-, Temperatur- und Schmerzrezeptoren beteiligt. Die Unterscheidung eines Flavor von einem anderen hängt von den zeitlichen und räumlichen Unterschieden der mit jedem Flavor einhergehenden nervalen Erregungsformen ab. Diese Erregungsformen entstehen aus verschiedenen Reaktionsformen des Rezeptors auf eine gegebene Substanz und auf die Art und Weise, in der die Substanz den Rezeptoren dargeboten wird« (*Beidler* 1958). Das Wort Flavor bezeichnet also *subjektive Empfindungen* des Individuums und *nicht objektive Eigenschaften des Nahrungsmittels*.

Geruchsempfindungen lassen sich nicht systematisch ordnen und nicht auf einige wenige Elementarempfindungen zurückführen. Man kennzeichnet deshalb einen Geruch gerne mit der Redewendung: Es riecht nach ... Die Redewendung enthält meist auch schon eine Wertung. Spezielle Gerüche können frühere Erlebnisse in Erinnerung rufen, Vergangenes vergegenwärtigen. Auch affektgetönte Geruchserlebnisse finden in landläufigen Redewendungen ihren Ausdruck: Einen Riecher für etwas haben – in schlechten Geruch kommen – jemand nicht riechen können – der Duft der großen weiten Welt.

Geruchsempfindungen sind entscheidend für *Nahrungswahl und Essensgenuß*. Das attraktiv duftende Gericht gehört zu den Freuden des Alltags und zu den Feier- und Festtagen. Die soziale Bedeutung des Essens hat hier eine ihrer stärksten Wurzeln. Wo geruchsempfindliche Tischgäste, die von Essen etwas verstehen, an der Tafel fehlen, ist die Kunst des Kochs sinnlos und die soziale Funktion des Essens unwirksam. In der *Erotik* haben Riechstoffe zu allen Zeiten eine Rolle gespielt und am Geruch können *Umweltgefahren* erkennbar werden.

So vital wie für manche *Tiere* ist der Geruchssinn freilich für den Menschen der technischen Welt des 20. Jahrhunderts nicht oder doch nicht mehr. Mit ihren Riechfühlern unterschieden die Ameisen Staatsfeinde und Staatszugehörige, mit Riechverständigung signalisieren die Bienen ihren Stockgenossen die honigspendenden Blüten und der Nachtfalter riecht kilometerweit sein Weibchen. Die tierische Verhaltensforschung hat viele Ergebnisse zum Thema Geruch beigetragen.

Abnorme Geruchserlebnisse kommen bei Hirntumorkranken und Schizophrenen vor. »Bei der Untersuchung der Geruchserlebnisse von schizophrenen Patienten war das auffälligste Ergebnis, abgesehen von der erstaunlichen Häufigkeit der Geruchshalluzinationen (34 %), die Abhängigkeit vom Geschlecht und vom Lebensalter, die in fast allen Fällen unlustbetonte, stark quälend unangenehme Gefühlsqualität der Geruchsmißempfindung«. Es ist »dem Geruchssinn des Menschen ein viel größerer Wert beizumessen ... als es gemeinhin im Bereich der Psychologie und Psychopathologie geschieht« (*Klages* 1967).

3.4 Die biologisch wirksamen Inhaltsstoffe der Gewürze
(Abb. 4 und 5)

Die geruchs- und geschmackswirksamen Inhaltsstoffe der Gewürze sind so zahlreich und so verschiedenartig in ihrer Struktur, daß es beim heutigen Stand des Wissens kaum möglich ist, eine konsequente Gliederung nach strukturellen Merkmalen durchzuführen. Wir verzichten hier auch auf die süßen, sauren und salzigen Inhaltsstoffe, weil sie als Inhaltsstoffe der Gewürze wenig ins Gewicht fallen und beschränken uns auf die bitteren, die scharf brennenden und die aromatischen Stoffe.

Die meisten pflanzlichen *Bitterstoffe* gehören zu den chemisch nicht einheitlichen und erst teilweise erforschten Gruppen der Harze (Alkaloide und Glykozide).

Die *Härze* sind (größtenteils stickstofffreie) Gemische von organischen Säuren (Harzsäuren) und deren Ester mit Kohlenwasserstoffen, ätherischen Ölen, Aldehyden und Ketonen. Als Träger bitter schmeckender Harze in Nahrungs- und Genußmitteln sind bekannt: *Wurzeln* und Rhizome von Enzian, Galgant, Calmus, Liebstöckel, Meisterwurz, *Rinden* von Angostura – *Blätter* von Beifuß, Bitterklee, Karbobenediktenkraut, Tausendgüldenkraut, Wermut, Isop – Blüten von Hopfen und Safran – *Früchte* von Heidelbeeren, Pomeranzen, Preiselbeeren – *Samen* von Cola, Kaffee, Kakao, bitteren Mandeln, Schwarzkümmel und Steinobst.

Bitter schmeckende *Glykoside* sind Glykovanillin in Vanille, Hesperidin und Naringin in Zitrusfrüchten und Pomeranzen, Vacciniin in Birnen, Amygdalin im Samen von Bittermandeln, Aprikosen, Pfirsichen, Pflaumen, Äpfeln, Ebereschen und Quitten, Absinthin in Wermutblättern, Aurantiamarin in Pomeranzenschalen, Centaurin im Karbobenediktenkraut, Gentiopikrin in der Enzianwurzel, Piktocrocin im Safran.

Als *scharf brennend* werden Stoffe von ganz verschiedener chemischer Struktur empfunden: Piperin im schwarzen Pfeffer, Capsaicin in der Beerenkapsel von Paprika und von Chillies, Curcumin im Rhizom von Curcuma, Gingerol im Rhizom der Ingwerpflanze. Glykosinapide sind Verbindungen von Zucker mit einem Senföl; im Samen des schwarzen Pfeffers ist es das Sinigrin, im Samen des weißen Pfeffers das Sinalbin. Glykoside mit anderen Senfölen sind in der Brunnen- und Gartenkresse enthalten, in der Kapuzinerkresse, im Raps, im Meerrettich und im Rettich und Radieschen.

Sulfide ungesättigter Alkyle bestimmen den scharfen Geschmack und Geruch der Zwiebelgewächse: der Küchenzwiebel, des Knoblauchs, des Schnittlauchs, des Porrees und anderer Liliaceen. Muttersubstanz aller dieser Stoffe ist wahrscheinlich das Alliin.

Die geschmacks- und geruchsgebenden Stoffe der Alliumarten entstehen enzymatisch nach Zerstörung des Gewebes. Vermutlich befinden sich Enzym und Substrat innerhalb der Pflanze an verschiedenen Orten und treffen erst dann zusammen. Beim Knoblauch ist das Substrat Alliin. Es wird durch das Enzym Alliinase in Alicin umgewandelt, aus dem dann das nach Knoblauch riechende Allyldisulfid entsteht. Der typische Geruch der verschiedenen Alliumarten beruht auf der Art und Menge ihrer Disulfide. Der typische Küchenzwiebelgeruch stammt vom n-Propyldisulfid. Je mehr

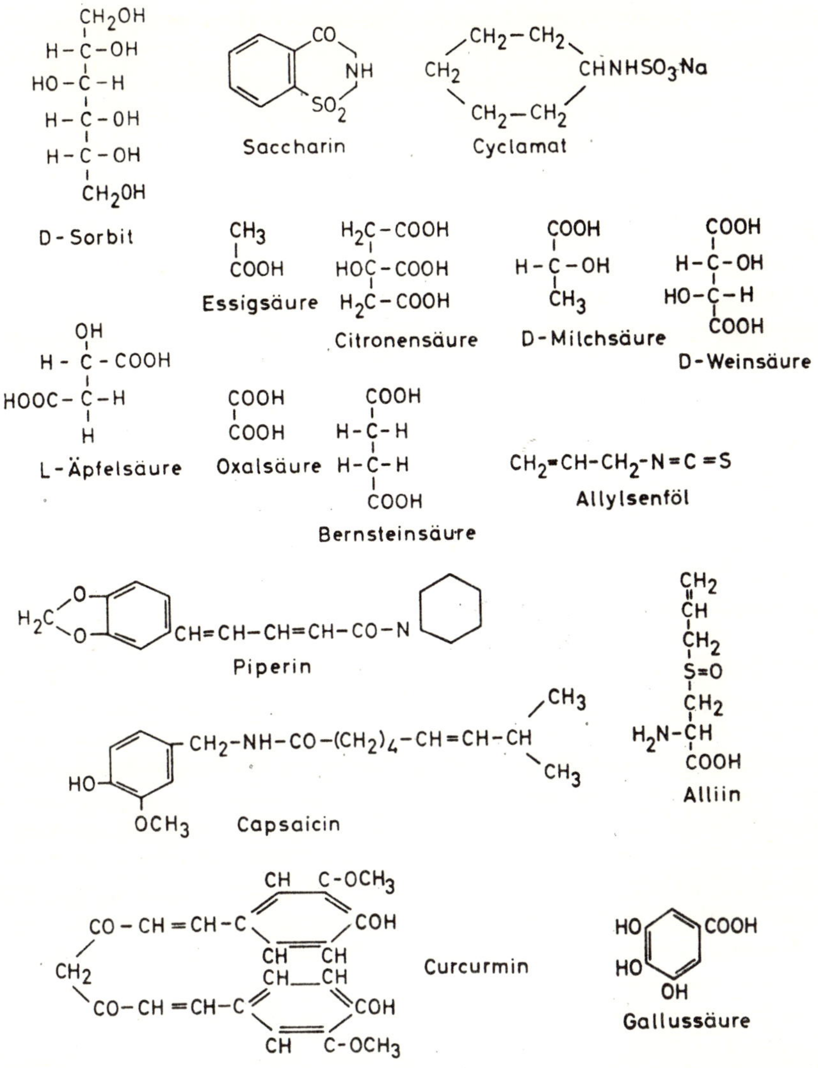

3.4 Die biologisch wirksamen Inhaltsstoffe der Gewürze

Abb. 4 Strukturformeln einiger geruchs- und geschmackswirksamer Gewürzbestandteile (aus *Glatzel* 1968)

Methyl-n-Propyldisulfid daneben in einer Alliumart enthalten ist, umso milder wird der Zwiebelgeruch. Das ist z.B. beim Porree der Fall.

Allyldisulfid macht den Knoblauchgeruch, während Dimethyldisulfid nach Kohl riecht. Die in den USA wegen ihres kohlartigen Geruches wenig geschätzte orientalische Zwiebel enthält ebenso wie der nach Kohl riechende chinesische Schnittlauch Dimethyldisulfid.

3. Die Gewürze – Stiefkinder moderner Ernährungsforschung

Ätherische Öle sind Gemische stark riechender Substanzen und lassen sich durch Auspressen, durch Extraktion mit geeigneten Lösungsmitteln (Alkohol, Benzin, Fett) oder durch Wasserdampfdestillation gewinnen. Zum Unterschied von den fetten Ölen

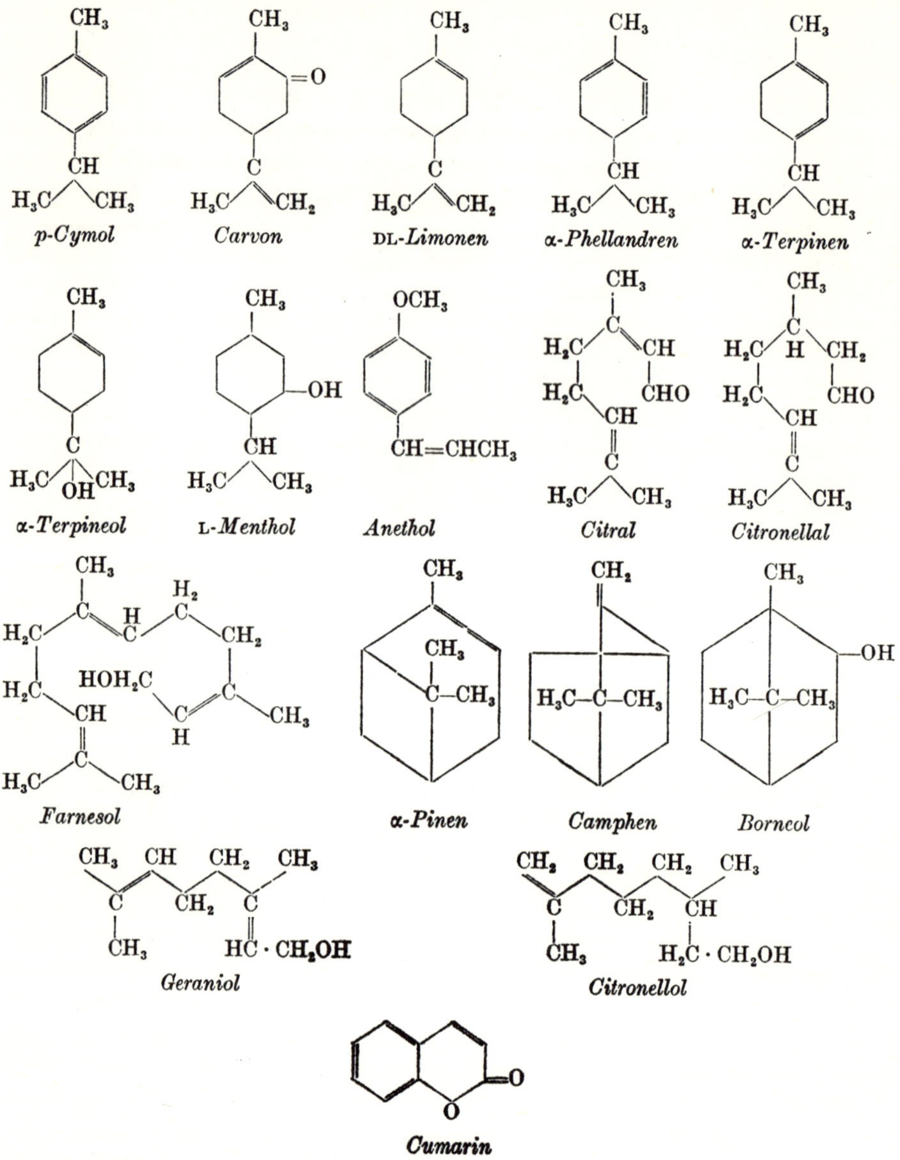

Abb. 5 Strukturformeln einiger Bestandteile ätherischer Öle (aus *Glatzel* 1968)

sind sie flüchtig, hinterlassen also auf dem Papier keinen bleibenden Fettfleck. Unter dem Einfluß von Luft und Licht unterliegen sie der Autoxydation, dem »Verharzen«, und nehmen artfremden Geruch an. Sie sind teils schwerer, teils leichter als Wasser, in vielen Fällen optisch aktiv und sieden bei Temperaturen zwischen 150° C und etwa 300° C.

Die chemischen Komponenten der ätherischen Öle sind Kohlenwasserstoffe unter denen die der Terpenreihe und deren sauerstoffhaltige Derivate im Vordergrund stehen. Terpene und ihre Derivate entstehen in der Pflanze aus dem Grundbaustein Isopren. Mehr oder minder eng vergesellschaftet, doch biogenetisch andersartig, finden sich neben Terpenen in ätherischen Ölen viele aromabestimmende Komponenten (Alkohole, Aldehyde, Ketone, Phenole, Phenoläther, organische Säuren und Ester, Kohlenwasserstoffe, Basen, Senföle).

Die *Hauptinhaltsstoffe einiger ätherischer, in den Gewürzen enthaltener Öle* sei noch einmal kurz zusammengestellt:

Anisöl (Anethol) – Bergamottöl (Linalylacetat, L-Linalool, Limonen) – Bittermandelöl (Benzaldehyd, Blausäure) – Zitronenöl (Limonen, Citral) – Fenchel (Anethol) – Ingweröl (Bencylacetat, Linalylacetat) – Kümmelöl (Limonen, Carvon, Dehydrocarvon) – Muskatöl (Camphen, Dipenthen und eine Reihe von Alkoholen wie Eugenol, Geraneol) – Nelkenöl (Eugenol) – Pfefferminzöl (Menthol) – Vanille (Vanillin) – Wacholderbeeröl (Pinen) – Waldmeister (Cumarin) – Zimtöl (Zimtaldehyd).

Außer den sinnesaktiven Stoffen gehören zu den Inhaltsstoffen der Gewürze *Carotine, Ascorbinsäure* und *Antioxydantien*. Gewürze werden in kleinen Mengen verzehrt. Nur wirkungsstarke Inhaltsstoffe können deshalb ernährungsphysiologisch ins Gewicht fallen.

Der *Carotin*gehalt von Paprikapulver wird mit 400 bis 1300 IE/100 g angegeben. Er soll bei einjähriger Lagerung um 10 bis 20 % abnehmen. Petersilie enthält i.M. 44 mg Carotin je 100 g frische Frischsubstanz.

Alle Gewürzpflanzen sind verhältnismäßig reich an *Ascorbinsäure*, im frischen Zustand reicher als im getrockneten.

Zu den Vitamin-C-reichsten Gewürzen gehört der *Paprika*. Der C-Gehalt des Paprika schwankt in weiten Grenzen mit Sorte, Reifezustand, Bodenbeschaffenheit und Klima. Rote Früchte enthalten mehr als grüne. Der Gehalt vollreifer Früchte wird mit 209 bis 342, der Gehalt vollreifer Gemüsesorten mit 112 bis 238 mg je 100 g Frischgewicht angegeben, der Gehalt unreifer Früchte mit 100 bis 107, der Gehalt halbreifer Früchte mit 108 bis 188 und der Gehalt reifer Früchte mit 205 mg je 100 g Frischgewicht. In Stockholm gekaufter Paprika enthielt 118 bis 208 mg je 100 g Frischgewicht. Beim Kochen gehen rund 5 % verloren. Brauchbare Analysen des Vitamin-C-Gehaltes von getrocknetem Paprika scheinen nicht vorzuliegen.

Piment soll im Pericarp 316 mg Vitamin C je 100 g Frischsubstanz enthalten, frische *Petersilie* 996 mg.

Für den Schutz der Nahrungsfette gegen die häufigste Art des Verderbs, die Autoxydation – sie betrifft vor allen Dingen die ungesättigten Fettsäuren – sind die *Antioxydantien* von Bedeutung. Da die Autoxydation an sehr komplizierten und vielgestaltigen Substraten vor sich geht, ist es nicht möglich, über den chemischen Wirkungsmechanismus der Antioxydantien allgemeingültige Aussagen zu machen.

Natürliche Antioxydantien sind im Hafermehl, im Karottensamen, in Sojabohnen und in vielen anderen Pflanzen nachgewiesen worden. Die intensive antioxydative Wirkung des Weizenkeimöls beruht auf Tocopherolen. Antioxydativ wirksame Stoffe hat man auch im Pfeffer, im Rosmarin und im Fenchel gefunden.

3.5 Die Wirkungen auf den Gesunden und Kranken

3.5.1 Appetit und Gewürze

Gut gewürzte Vorspeisen regen den Appetit an. Erst die geschmacks- und geruchswirksamen Nahrungsbestandteile machen das Gemisch von Proteinen, Fetten, Kohlenhydraten, Vitaminen und elementaren Nährungsbestandteilen zu *genießbarem Essen* und die Nahrungsaufnahme zu einer *lustbetonten Tätigkeit*. Die »Grundnahrungsmittel«, d.h. die Hauptkalorienträger: Weizen und Roggen, Reis, Mais und Cassave sind für sich allein ohne Zusätze wenig attraktiv. Gewürze mit ausgeprägtem Eigengeschmack waren und sind deshalb zu allen Zeiten begehrt gewesen.

Im mittelalterlichen Europa mit seiner monotonen Brot-Grütze-Kost wurden die Gewürze mit Gold aufgewogen. Die Schätze von Tausendundeiner Nacht, die Paläste Venedigs und der *Fugger* in Augsburg gäbe es nicht ohne den Gewürzhandel. Die Entdeckungsfahrten von *Magellan* und *Vasco da Gama* im 16. Jahrhundert galten den sagenhaften Gewürzinseln des Ostens. Im 17. Jahrhundert rotteten die »Pfeffersäcke« der holländischen ostindischen Kompanie ganze Inselbevölkerungen aus, um ihr Gewürzmonopol zu erhalten, und in neuerer Zeit machten die Israelis die Erfahrung, daß die Einwanderer aus Marokko und Irak und Jemen zäher als an anderen Nahrungsbräuchen an ihren gewohnten Gewürzen festhielten. Wenn man weiß, daß es Situationen gibt, in denen die Menschen geschmacklich ungewohnte oder monotone Nahrung verweigern und sich lieber nicht satt essen – die Hungerjahre der Kriegs- und Nachkriegszeit haben uns das eindringlich demonstriert –, dann hält man die Gewürze nicht mehr für überflüssige und nutzlose Nahrungsbestandteile. Der Appetit, das gezielte Nahrungsverlangen, ist eine lebenserhaltende und leistungsfördernde Funktion eines jeden Lebewesens.

3.5.2 Speicheldrüsen

Viele Funktionen des menschlichen Organismus können durch Gewürze beeinflußt werden. Die folgende Darstellung der *speziellen Wirkungsmöglichkeiten* gliedert sich nach den Organsystemen: Verdauungsorgane – Kreislauforgane – Atmungsorgane – Harnorgane – Sexualorgane – endokrine Drüsen – Nervensystem – Wärmeregulation.

Die *küchentechnischen Verwendungsmöglichkeiten* und Gewohnheiten bleiben außer Betracht. Sie sind das Thema vieler Kochbücher.

Die *physiologische Bedeutung des Speichels* ergibt sich aus den Funktionen, die er zu erfüllen hat. Bissenbildung, Kauen und Schlucken sind an die Mitwirkung von Speichel gebunden. Der Speichel reinigt die Mundhöhle von Nahrungsresten, schützt die Mundschleimhaut vor mechanischer, thermischer und chemischer Schädigung, wirkt der Zahnkariesbildung entgegen. Speichel enthält das stärkespaltende Enzym Amylase, das bakterienwidrige Enzym Lysozym und Neurominsäure.

Will man die Wirkungen verschiedener Gewürze vergleichen, dann darf man nicht außer acht lassen, daß sie ganz unterschiedlich stark wirken. Man kann deshalb nicht gleiche Gewichtsmengen miteinander vergleichen. Vergleichen muß man vielmehr die verschiedenen Gewürze in jeweils etwa den Mengen, in denen sie üblicherweise benutzt werden. Mit anderen Worten: Der *Vergleichsmaßstab,* der den natürlichen Verhältnissen entspricht, ist die *Intensität der Sinnesempfindung.* Den natürlichen Verhältnissen entspricht es auch, die Gewürze der Versuchsperson nicht als solche zu geben, sondern als Zusätze zu einem geschmacklich und geruchlich indifferenten Gericht.

Prüft man auf diese Weise verschiedene Gewürze, dann zeigt sich: Während die Versuchsperson das gewürzte Gericht verspeist, steigt die *Speichelmenge* steil an – bis zum Neunfachen der Nüchternmenge und bis zum Dreifachen der Menge nach ungewürzter und schwach kochsalzgewürzter Mahlzeit. Der Anstieg ist am stärksten nach Chillies, weniger stark nach den »Genußsäuren« (Essig-, Zitronen-, Weinsäure), noch weniger stark nach Pfeffer, Ingwer und Curry, am geringsten nach Paprika, Senf und Piment. Nach Bittergewürzen wie Enzian, Pomeranzen und Wermut nimmt die Speichelmenge überhaupt nicht zu. Ist die Mahlzeit beendet, dann läßt die Speichelabsonderung sehr schnell nach und erreicht nach wenigen Minuten wieder ihr Ruheniveau. Unter dem Einfluß von Genußsäuren, Chillies, Senf, Pomeranzen, Ingwer, Pfeffer und Piment steigt nicht allein die Speichelmenge, sondern auch die *Konzentration des Speichels an Amylase* auf das $1\frac{1}{2}$- bis 2fache des Ruhewertes.

Durch gezielte Gewürzwahl kann also die Stärkeverdauung beschleunigt, der Zahnkaries entgegengewirkt und die Abwehr gegen pathogene Keime aktiviert werden. Beschleunigung der Stärkeverdauung bedeutet, daß der bekannte »volle Bauch«, der träge und arbeitsunlustig macht, schneller wieder verschwindet.

Alle diese Gewürze wirken aber nur dann nachhaltig, wenn sie mit der Mund- und Rachenschleimhaut *unmittelbar in Berührung kommen.* Verschluckt man sie in einem großen Bissen oder in einer Kapsel, die sich erst im Magen löst, dann bleibt jede Wirkung aus.

Auf der anderen Seite kann aber schon die *Vorstellung eines Gewürzes* die Speichelbildung anregen. Jeder weiß: Beim bloßen Gedanken »läuft das Wasser im Munde zusammen.« Wir haben einmal geprüft, ob das stimmt und die Speichelabscheidung bei einem gesunden jungen Mann in dieser Situation gemessen. Dieser Mann sah zu, wie ein anderer neben ihm eine saure Zitrone verspeiste und dieses Sauererlebnis deutlich in seinem Gesicht ausdrückte. Ergebnis: Beim Zuschauen steigt die Speichelabscheidung wie auch der Enzymgehalt des Speichels steil an. Speichelmenge wie Enzymgehalt nehmen aber sehr bald wieder ab, obwohl der andere seine Zitrone sichtbar weiter verzehrt. Man könnte sagen: Die Speicheldrüsen lassen sich nicht täuschen. Sie reagieren zwar zunächst mit mehr Bildung von Speichel; kommt dann aber nichts herein, produzieren sie auch keinen Speichel mehr und das Wasser »läuft nicht mehr zusammen.«

3.5.3 Magen und Darm

Die Tätigkeit des *Magens*, genauer: die Saftabscheidung des Magens, wird angeregt durch Wermut und Enzian. Die Wirkungen dieser und anderer bitterer Gewürze gehen von den *Geschmacksorganen im Munde* aus und setzen erst einige Minuten nach der Berührung mit der Mundschleimhaut ein. Es ist also ganz sinnvoll, daß man den Magenbitter vor dem Essen trinkt.

In der alten Medizin galten die *Bitterstoffpflanzen* als Mittel zur Anregung und Belebung (*Zimmermann* 1976). Ihre volle Wirkung soll aber erst nach tage- oder wochenlangem Gebrauch einsetzen. Zu diesen Bitterstoffpflanzen gehören außer Wermut und Enzian auch Tausendgüldenkraut, Pomeranzenschalen und Calmus.

Die Meinung, *Chillies und Paprika* ließen reichlicher Magensaft fließen, ist unbewiesen.

Pfefferminze soll den *Tonus des Ösophagus* senken und damit den Abgang von Luft aus dem Magen erleichtern (*Demling* 1969) und die Beschwerden des Reizkolons mildern (*Rees* 1979).

Vielseitig sind die Gewürzwirkungen auf den *Darm*. Man muß dabei unterscheiden – wie bei allen Gewürzeffekten – zwischen dem, was die Gewürze bewirken *sollen* und dem, was sie *tatsächlich tun*. Damit ist natürlich nicht gesagt, daß schon alle Gewürzwirkungen mit modernen Methoden erfaßt sind.

Senf intensiviert die Motorik und Sekretorik des Dünndarms. Mit anderen Worten: Senf fördert die Darmverdauung. Im gleichen Sinn, aber weniger stark, scheinen *Chillies* wirksam zu sein.

Bedeutsamer und praktisch wichtiger als die motorischen und sekretorischen sind die antibakteriellen Würzeffekte.

Als Mittel gegen Durchfall gilt seit Jahrhunderten der *Knoblauch*. Neuere klinische Untersuchungen haben seine Wirksamkeit bestätigt und die pharmazeutische Industrie hat das Knoblauchpräparat Allisatin in den Handel gebracht. *Roos* (1925), der über Erfahrungen an 96 Kranken berichtete, unterschied drei verschiedene Knoblauchwirkungen: »eine eigenartige, darmberuhigende, diarrhoestillende ... eine, die Darmflora von pathologischen oder wenigstens abnormen Beimengungen reinigende und eine antidyseptische Wirkung.« Zu den experimentell beobachteten Einflüssen auf Sekretorik und Motorik des Darmes kommen fäulnis- und gärungswidrige, antibakterielle Fähigkeiten, gegen vielerlei pathogene Keime. Die wirksame Substanz bekam den Namen Allicin.

Die gelegentlich behauptete »Resistenzsteigerung« gegenüber Infektionskrankheiten durch *Paprika* ist bisher nicht überzeugend nachgewiesen worden. Es wird berichtet, der Farmer *White* im Staate Louisiana habe beim Ausbruch einer Choleraepidemie Mitte des letzten Jahrhunderts seine Sklaven nur stark mit hot pepper – Cayennepfeffer, Chillies – gewürztes Essen vorgesetzt, mit dem Erfolg, daß auf dieser Farm, im Gegensatz zu allen anderen Farmen, kein einziger Sklave erkrankte. In diesem Zusammenhang ist es vielleicht interessant zu wissen, daß bei paprikareicher Ernährung die Faeces nach Paprika riechen und bei der Defäkation ein starkes Brennen der Analschleimhaut auftritt.

Als fäulnis-, blähungs- und entzündungswidrig gelten *Pfefferminzöl* und *Pfefferminztee*. Der Hauptwirkstoff, offenbar das ätherische Öl Menthol, besitzt in vitro ausgeprägte bakterizide Wirkung.

Bakterizid wirksam in gleichem Sinne sind *Fenchel* (Fenchelöl), *Thymian* (Thymol) und *Salbei*. Alle drei Gewürze werden als Mund- und Gurgelwässer und gegen allerlei Magen- Darmstörungen verordnet. Gegen Blähungen gibt man gerne Fenchel, Kümmel und Anis in verschiedenen Apothekerzubereitungen.

Die antibakteriell, oft auch antioxydativ wirksamen Inhaltsstoffe von Nahrungsmitteln und Gewürzen werden unter der Bezeichnung *Phytonzide* zusammengefaßt. Auf ihre Existenz wird aus den spezifischen Wirkungen geschlossen. Von ihrer Struktur ist kaum etwas bekannt. Als phytonzidhaltige Gewürze gelten vor allem Knoblauch, Curcuma, Senf, Nelken, Pfeffer und Zwiebeln (*Strübing* 1967 u.a.).

Im Zusammenhang mit der Tatsache, daß es im Dickdarm Bakterienstämme gibt, die Thiamin bilden können, ist man der Frage nachgegangen, ob diese *Thiaminsynthese* durch Gewürze intensiviert werden kann. Aufgrund tierexperimenteller Beobachtungen glauben mehrere Untersucher, diese Frage für Knoblauch, Senf, Meerrettich und Zwiebeln bejahen zu können. Entgegen der gesicherten Tatsache, daß im Kolon gebildetes Thiamin im Kolon nicht resorbiert werden kann, glaubt *Sato* (1958), eine solche Resorption beim Menschen nachgewiesen zu haben. Von anderer Seite sind diese Befunde aber nicht bestätigt worden. Solange eine solche Bestätigung fehlt, wird man dabei bleiben, daß der Nutzen der normalen, mit der Kostform in ihrer Zusammensetzung schwankenden Darmflora darin besteht, den Organismus zur Bildung von Abwehrstoffen zu veranlassen, die den Schutz vor Infektionen verstärken.

Gegen *Eingeweidewürmer* – Askariden, Oxyuren, sind Knoblauch und Thymian, einstmals als Wurmmittel geschätzt, nur wenig wirkungsvoll.

3.5.4 Leber- und Gallenwege

Nahrungsmittel und Medikamente können cholagog und choleretisch wirksam sein. »Stoffe, die die *Austreibung* der Galle stimulieren, werden *Cholagoga* oder Cholaezystagoga genannt im Gegensatz zu den *Choleretika*, die die *Bildung* von Galle stimulieren. Diese alte Unterscheidung hat sich pharmakologisch und klinisch bewährt.

Das choleretiv wirksame Lebermittel der alten Medizin ist die *Curcuma*, die Gelbwurz. In zweiter Linie rangieren als Choleretika *Pfefferminze, Dost, Zwiebel, schwarzer* Rettich und *Wermut,* als Cholagoga *Senf* und *Enzian*.

Mit modernen Methoden sind vor allen Dingen die Leberwirkungen der Curcuma klinisch untersucht worden. Ihre choleretischen Fähigkeiten haben sich bewährt »gegen Cholelithiasis, Cholezystitis und Stauungsblase«. Sie ist ein Mittel, »um Schmerzen im Oberbauch, die nach Koliken bestehen bleiben, sehr wohltuend zu lindern« und sie »wirkt auch wohltätig bei Dyspepsien mit Durchfällen oder ohne solche« (*Koch* 1927). Die abfließende Gallenmenge nimmt unter Curcuma-Einfluß »ganz erheblich« zu. Man findet »eine gewaltige Steigerung des Gallenflusses« (*Frenquelo* 1933). Gebunden sind diese choleretischen Effekte hauptsächlich an den Farbstoff Curcumin. Eine cholagoge Wirkung kommt der Curcuma offensichtlich nicht zu.

Daß beim *Hund* choleretische Effekte verschiedener Gewürze nachgewiesen werden konnten – von Anis, Kümmel, Salbei, Rosmarin, Beifuß – besagt noch nicht, daß gleichartige, therapeutisch nutzbare Effekte beim kranken und gesunden *Menschen* zustandekommen.

*Tabelle VII: Binding of sodium taurocholate by spices and condiments**

Material	% Bound ± SEM
Curry powder	38.9 ± 0.6 a
Cloves	29.5 ± 1.1 a
Oregano	25.8 ± 0.3 a
Chili Powder	21.7 ± 1.1 c
Thyme	17.9 ± 0.3 c
Paprika	17.8 ± 0.6 c
Red Pepper	16.3 ± 0.9 b
Cinnamon	14.6 ± 1.1 b
Sage	7.3 ± 1.5 a
Ginger	5.9 ± 0.6 a
Nutmeg	5.8 ± 0.8 a
Rosemary	4.8 ± 0.9 a

* 100 mg of test substance and 100 µM sodium [^{3}H(G)] taurocholate incubated in saline for 1 hour at 37° C.
Compared to alfalfa (19.8 ± 0.8 % bound) : a, $p < 0.001$; b, $p < 0.01$; c, not significant.

(aus Kritchersky 1980)

Erwiesenermaßen choleretisch und cholagog wirkt beim gesunden Menschen der schwarze Rettich.

Galletreibend und damit nutzbringend bei Kranken mit Gallenblasenentzündung und Gallensteinen, als Gallen- und Magenmittel »uralt und bestens bewährt«, wie ein moderner Phytotherapeut schreibt (*Weiss* 1974), ist der *Wermut.* Die vorliegenden Berichte über Heilwirkungen beim Kranken klingen ermunternd; sie sind aber nach Anlage und Bewertung der Ergebnisse nicht überzeugend.

Ähnlich wie unverdauliche Nahrungsfaserstoffe Gallensäuren und Gallensalze absorbieren können, kann Taurocholsäure in beträchtlichen Mengen durch Gewürze gebunden werden.

3.5.5. Pankreas

Von Gewürzwirkungen auf die Pankreasfunktionen kennt man allein die Effekte von *Wermut* beim gesunden Menschen (*Baumann* 1975). Die Intensität dieser Wirkung ist überraschend. Nach intraduodenalen Gaben von Wermutextrakt steigt beim gesunden Menschen neben der Saftmenge die Konzentration von Lipase und Amylase gleichzeitig mit dem Anstieg von Cholesterin und Bilirubin um das Vielhundertfache höher als nach Wasser. Nach thujonfreier Wermutdroge liegen die Werte (mit Ausnahme des Bilirubin) noch höher als nach thujonhaltigem Wermutextrakt. In klinischen Untersuchungen bleibt zu prüfen, wieweit sich die beim Gesunden nachgewiesenen Wermuteffekte therapeutisch nutzbar machen lassen. Dabei ist wichtig, daß sie nicht an das toxische Thujon gebunden sind.

3.5.6 Kreislauforgane

Magen- und darmwirksam sind viele Gewürze, herzwirksam nur wenige. Die Tatsache, daß Enzian und andere Bittermittel am isolierten *Froschherzen* die Reizbildung und Reizleitung und die Kontraktionsfähigkeit beeinflussen, besagt noch nicht, daß sie die Tätigkeit des *menschlichen Herzens* in gleicher Weise beeinflussen können.

In vergleichenden Untersuchungen an gesunden Menschen haben wir gefunden: Nach bitteren Gewürzen wie *Enzian, Pomeranzen* und *Wermut* nimmt das *Herzschlagvolumen* ab, vor allen Dingen, wenn man den »Magenbitter« nicht gleich wegschluckt, sondern 15 bis 30 Sek. lang im Munde behält. Die Schlagvolumensenkung ist nach 10 Minuten noch nicht abgeklungen. Schlagfrequenz und Blutdruck bleiben unbeeinflußt.

Den gleichen Effekt wie Bittermittel sieht man nach Senf. Entscheidend für den Effekt ist also anscheinend der intensive Sinnesreiz auf die Mundschleimhaut. Senkung des Schlagvolumens bedeutet geringere Beanspruchung der Herzleistung: Schonung.

Anders *Paprika und Chillies*, die Capsicumgewürze. Von einem Ungarn stammt der Satz: »Die Urmagyaren haben die Heilkräfte des ungarischen Gewürzpaprikas entdeckt, und nur so kann man verstehen, daß es in Ungarn so wenig Herzkranke, Schlaganfälle und Arterienverkalkungen gibt (*Molnár* 1967). Im Hinblick darauf ist interessant, daß Chilliezusatz unter bestimmten Voraussetzungen das *Schlagvolumen* nach anfänglich kurzfristiger Senkung für die Dauer von einigen Stunden erhöhen kann. Gleichzeitig steigt die *Durchblutungsintensität peripherer Gefäßbereiche* (Gesicht, Hals, Nacken, Brust; Tränenfluß, intensive Nasenschleimhautsekretion,« gustatory sweating). Größere Herzleistung bedeutet größere Leistungsfähigkeit, bessere periphere Durchblutung bedeutet höhere Widerstandsfähigkeit gegen Hitze (erleichterte Schweißsekretion). In der Kälte wird die intensiv durchblutete Haut besonders angenehm empfunden. Ob durch die intensivere Durchblutung die Entwicklung atherosklerotischer Krankheitsprozesse gehemmt wird, steht dahin.

Blair (1965) berichtete über 50 Fälle von *Hypertonie* bei »excessive users« von *scharfen Gewürzen* (Senf, Pfeffer, Ingwer) und meinte, der exzessive Konsum dieser Würzmittel sei eine Ursache essentieller Hypertonie. Es gelang ihm, bei Ratten durch Verfütterung dieser Gewürze eine Hypertonie zu erzeugen, die monatelang nach Absetzen der Gewürze bestehen blieb. Am wirkungsstärksten von den drei Gewürzen schien *Blair* der Senf zu sein; in ergänzenden Versuchen kam es bei allen Versuchstieren nach Zufütterung von Allylisothiocyanat (zu 0,06 % im Senf enthalten) zu Hypertonie. »Der Autor ist der Meinung, Allylisothiocynnat sei die grundlegende Ursache der meisten Fälle von atheromatöser Sklerose, es könne thrombosierend wirken und sogar beim Auslösen einiger Fälle koronarer Thrombose mitspielen. Einschränkung im Verbrauch scharfer Gewürze ist ein Mittel, um die Mehrzahl aller Fälle von sog. essentieller Hypertension und Koronarkrankheit zu verhüten«. Nachprüfungen der Beobachtungen sind nicht bekannt geworden. Nachprüfungen am Menschen wären sinnvoll, denn die Gewürzmengen, mit denen *Blair* experimentiert hat, liegen nicht weit von den landesüblichen entfernt.

Am isolierten Säugetierherzen bewirken *Knoblauch und Zwiebel* eine Zunahme der *Koronardurchblutung*. Offen ist die Frage, ob die beiden Gewürze beim Menschen im gleichen Sinne wirksam sein können.

Knoblauch steht in dem Ruf, vor *Atherosklerose und Hypertonie* zu schützen. Sein Ruf steht aber auf schwachen Füßen. Was dazu an klinischen Beobachtungen veröffentlicht worden ist, hält jedenfalls einer kritischen Betrachtung nicht stand. Für den *»allgemein tonisierenden Effekt«*, der sich »bei den verschiedensten Krankheitszuständen günstig bemerkbar« macht (*Weiß* 1974), gilt dasselbe. *Weiß* (1974) sieht einen Beweis darin, »daß sich die Kranken schon sehr schnell nach der Einnahme des Knoblauchs wohler fühlen, ehe noch die besonderen anderen Wirkungen eingesetzt haben.« Er meint auch, ohne spezielle Untersuchungen zu nennen, *Rosmarin* sei »ein gutes Mittel, bei allen chronischen Schwächezuständen des Kreislaufs mit Einschluß der Hypertonie.

Die Behauptung, Knoblauch sei prophylaktisch gegen *Bleivergiftung* wirksam, hat keine Bestätigung von anderer Seite gefunden.

Menthol, der Wirkstoff der *Pfefferminze,* hat beim Einnehmen eine kräftige *Vasodilatation* zur Folge, die sich viele Präparate zur Bekämpfung von Schleimhautkrankheiten der Luftwege zunutze machen. Aber: »Die Auffassungen über die allgemeine Gefäß- und Kreislaufwirksamkeit des Menthols sind nicht einheitlich« (*Leiber* 1967).

Blutstillende Fähigkeiten hat die alte Medizin dem *Zimt* zugeschrieben. Neuere Beobachtungen mit einwandfreier Methodik gibt es offensichtlich nicht.

Zwiebel sollen der nach fettreicher Mahlzeit erhöhten *Gerinnungsbereitschaft* entgegenwirken (*Demling* 1969, *Jain* 1971, *Molnár* 1967, *Varsala* 1980), *Paprika und Pfeffer,* im Gegensatz zur Zwiebel, bei verminderter Gerinnungsbereitschaft die Gerinnungsfähigkeit erhöhen.

In eigenen Untersuchungen fanden wir eine Senkung der *Thrombozytenzahlen* nach *Senf* und, noch deutlicher, nach *Chillies.* Der Befund könnte zu der verminderten Gerinnungsbereitschaft nach Paprika passen, die andere Autoren gefunden haben.

3.5.7 Atmungsorgane

Aus der alten Medizin stammt der Begriff *Expectorantia.* Zu diesen Auswurf fördernden Drogen gehören *Anis, Dost, Fenchel, Knoblauch, Pfefferminze* und *Thymian.* Der Heileffekt im Sinne einer Verflüssigung des Bronchialsekretes hat sich in röntgenologischen Untersuchungen nachweisen lassen. Die Expektorantien »verstärken die physiologische Expektoration, sei es durch Beeinflussung des Sekretes ... oder aber, indem sie das Sekret herausbefördern ... Wenn die Expektorantien beim Arzt nicht in gutem Rufe stehen, so ist es nur deswegen, weil sie in manchen Fällen nicht richtig angewendet werden ... Es hat ja schließlich keinen Sinn, bei einem trockenen Katarrh Substanzen zu verabreichen, die den katarrhalischen Zustand nicht beeinflussen, die Sekrete aber herauszubefördern suchen, oder aber hätte es auch keinen Sinn, bei einem schon an sich dünnflüssigen Sekret noch mehr verdünnende Agaentien zuzuführen.« Wie die Wirksamkeit der Flimmerbewegung, nimmt auch die Wirksamkeit der forcierten Expektoration in Gestalt des Hustens mit der Verzweigung des Bronchialbaumes immer mehr ab. »Wenn man in Betracht zieht, daß gerade diese kleinsten Bronchien kein Flimmerepithel besitzen, so muß man sagen, daß in den Alveolen und in den allerkleinsten Bronchien die Expektoration als solche gar nicht vonstatten gehen kann« (*Gordonoff* 1933).

Thymian scheint nicht nur expektorierend, sondern auch desinfizierend wirksam zu sein.

Als Mittel zur Bekämpfung von *Erkältungskrankheiten* in Form von Einreibemitteln, Inhalierlösungen, Nasensalben und Nasentropfen ist seit langem *Pfefferminzöl* geschätzt. Oleum menthae piperitae enthält 50 bis 80 % Menthol. Die Wirkung des Menthol auf die Atemwege wird bestimmt durch Hyperämisierung der Schleimhaut, Dämpfung des Hustenreizes und bakterizide Fähigkeiten. Die Nasenschleimhaut reagiert auf Menthol zunächst mit Schwellung, im Anschluß daran mit Abschwellung und besserer Luftdurchströmung. Die Deutsche Arzneimittelkommission hat im Jahre 1964 auf die »Gefahren bei der Anwendung von Menthol bei Säuglingen und Kleinkindern« aufmerksam gemacht. Die Warnung gab den Anstoß, die vorliegende Literatur und die neueren Untersuchungsergebnisse kritisch zu prüfen mit dem Ergebnis: »Die mit Menthol in Zusammenhang gebrachten »Zwischenfälle« sind auf Anwendungsfehler, Dosierungsfehler und Allergien zurückzuführen. Menthol hat infolgedessen in der Nase, bzw. in der Nasenschleimhaut von Säuglingen und Kleinkindern ebensowenig zu suchen wie andere ätherische Öle und stark riechende Stoffe. Menthol ist so wenig toxisch, daß außergewöhnlich hohe Dosen, die zur Erzielung einer Vergiftung notwendig wären, praktisch überhaupt nicht beigebracht werden können. Mentholeinreibungen sind unbeschadet extrem seltener Überempfindlichkeitsreaktionen der Haut für Kinder aller Altersgruppen sichere Behandlungsmaßnahmen. Menthol ist unentbehrlich und unersetzlich, weil keine andere Substanz den spezifisch kühlenden Erfrischungseffekt erzielt und weil es unter den pharmakologisch verwandten Substanzen offenbar am wenigsten allergene Eigenschaften und Nebenwirkungen hat und infolgedessen besser verträglich ist. Menthol hat in Kombination mit anderen ätherischen Substanzen therapeutisch objektivierbare Effekte, die sich allein oder als unterstützende Behandlung sowohl in der Klinik, in der ärztlichen Praxis als auch in der Laienbehandlung, vorzugsweise bei Erkältungskrankheiten von Kindern und Erwachsenen, seit vielen Jahrzehnten bewährt haben« (*Dost* 1967).

Zu den atemwegswirksamen Gewürzen gehört der *Salbei*. Seit Anfang des 18. Jahrhunderts wurde er auch zur Bekämpfung der *Nachtschweiße* von Tuberkulosen empfohlen und noch in der 1. Hälfte des 20. Jahrhunderts in dieser Indikation verordnet. Die schweißhemmenden Effekte ließen sich zwar damals durch klinische Beobachtungen nicht beweisen, sind aber dem Eindruck nach oft bestätigt worden. Ob Salbei auch gegen lästige Schweiße anderer Krankheiten hilft, ist anscheinend nicht geprüft worden.

3.5.8 Harnorgane

Als *harntreibend* gelten nach den Lehren der Kräuterheilkunde vor allen Dingen *Wacholder* und *Zwiebel*, aber auch *Liebstöckel*, *Petersilie* und *Sellerie*. In Untersuchungen mit modernen Methoden an Hunden erhöhte Wacholder die Harnmenge um 100 bis 300 %. So kann Wacholder vielleicht helfen, wo es auf Intensivierung des Harnflusses ankommt: bei entzündlichen Krankheiten der ableitenden Harnwege und bei Konkrementbildungen. Liebstöckel und Petersilie erwiesen sich als weniger wirkungsvoll.

Mit der Wasserausscheidung steigt nach Wacholder auch die *Stickstoff- und Chloridausscheidung*.

3.5 Die Wirkungen auf den Gesunden und Kranken

Nach *Zwiebeln* hat *Kreitmair* (1937), wie er ausdrücklich betont, im Tierversuch *keine* diuretischen Wirkungen gesehen.

Gelegentlich wird behauptet, die »scharfen« Gewürze: *Pfeffer, Senf, Paprika* und *Chillies*, schädigten die *Nieren* und müßten deshalb Nierenkranken verboten werden. Demgegenüber hat ein erfahrener Nephrologe wie *Volhard* (1952) schon vor vielen Jahren unmißverständlich erklärt, daß »der noch viel verbreiteten Volksmeinung von dem nierenschädigenden Einfluß aller Gewürze, insbesondere von Pfeffer, Paprika und Senf, auf Grund der klinischen Erfahrung mit aller Bestimmtheit entgegengetreten werden kann.«

Anhaltspunkte für Nierenschädigung, speziell durch Paprika, haben auch *andere* beim Menschen nicht feststellen können. Bei Hunden und anderen Versuchstieren kann es nach langdauernder Verabreichung des Wirkstoffes Capsaicin vielleicht zu interstitiellen Blutungen und Epithelabstoßungen in den Tubulis kommen.

Aloe, gelegentlich als *Bittermittel* gebraucht, bewirkt beim Kaninchen Nierenveränderungen in Gestalt von *Nekrosen* der Tubulusepithelien, interstitiellen *Blutungen* und, in späten Stadien auch von *Epithelabstoßungen* in den Glomeruluskapseln und Kapselexsudate. Der Harn enthält Eiweiß, Blut und Zylinder. Schon am dritten Tag nach 0,16 bis 0,20 g Aloin subkutan sinken bei Kaninchen die Harnmenge und die Kochsalzkonzentration des Harns. Die Unfähigkeit, Kochsalz zu konzentrieren, geht dem Grad der Tubulusschädigung parallel. Die Kaliumjodid-Ausscheidung ist verzögert. Die Untersucher sprechen von typischer *Tubulonephritis*. Ähnliche Zustandsbilder wurden nach großen Dosen Aloin auch bei Hunden und Tauben beobachtet.

Aus alten Zeiten stammt die Empfehlung von *Basilikum, Petersilie* und *Wacholder* gegen Zystitis und andere entzündliche Krankheiten (*Madaus* 1938). Die guten Wirkungen von Petersilie und Wacholder dürften auf der diuretischen Wirkung der beiden Gewürze beruhen und der heilungsfördernden Wirkung intensiven Harnflusses bei entzündlichen Harnwegskrankheiten. Möglicherweise sind überhaupt die den Gewürzen zugeschriebenen Heilwirkungen bei entzündlichen Harnwegskrankheiten großenteils Folgen der intensivierten Diurese. *Spezifische* entzündungswidrige Wirkungen, wie sie etwa die Bärentraubenblätter besitzen, sind den Gewürzen anscheinend nicht zu eigen.

Klagen über *Brennen und Schmerzen beim Wasserlassen* liegen den üblichen ärztlichen Verboten von *Pfeffer, Senf, Meerrettich* und *Capsicumgewürzen* zugrunde. Wenn nach diesen Gewürzen tatsächlich Beschwerden auftreten, oder sich verstärken – als Folge der Ausscheidung von Piperidin, Senföl oder Capsaicin –, dann ist ein Verbot wohl berechtigt. Wo das nicht der Fall ist, ist das Verbot eine überflüssige Belästigung für den Kranken.

78 3. Die Gewürze – Stiefkinder moderner Ernährungsforschung

3.5.9 Sexualorgane

Liebestränke und Verjüngungselixiere hat es immer gegeben. Die Steigerung vor allen Dingen der Potentia coeundi war zu allen Zeiten ein erstrebenswertes Ziel. Unter der Bezeichnung *Aphrodisiaca* dienten diesem Zwecke in vergangenen Jahrhunderten Gemische von pflanzlichen Ingredienzien und tierischen Organen, hergestellt nach geheimen Rezepten. Heute sind Hormon- und Vitaminpräparate, die, vielleicht mit Zusätzen von Canthariden und Yohimbin, als »Aufbau- und Belebungsstoffe«, »Verjüngungsmittel« und »Männerkraftspender« angeboten werden. Wie weit sie diesen Zweck erfüllen, ist schwer zu sagen. Man hat den Eindruck, als ob die alten Ärzte und die Ärzte und Medizinmänner fremder Kulturkreise wirkungskräftigere Rezepte besessen hätten als die modernen Mediziner.

Libido und Potentia coeundi lassen sich auf verschiedene Weise stimulieren: durch Hyperämie der Sexualorgane, durch Steigerung der Reizempfindlichkeit und durch Erhöhung der Reflexerregbarkeit. Prototypen solcher Mittel sind neben Canthariden und Yohimbin *Aloe* und *Sellerie*. Vielleicht intensiviert Sellerie auch die Blutfüllung der Abdominal und Sexualorgane. In der alten europäischen Medizin standen Sellerie und Basilikum als Aphrodisiaka in gutem Rufe. In Indien und Ostasien gelten *Ingwer* und *Chillies,* in Ungarn *Paprika* als Aphrodisiakum. Präzise Vorstellungen von den Wirkungseffekten und Wirkungsmechanismen dieser Drogen haben wir nicht.

Als *Anti-Aphrodisiaca* wurden in Deutschland jahrhundertelang *Dill, Dost* und *Wermut* benutzt.

Drogen, die eine Hyperämisierung der Sexualorgane bewirken, können als *Emmenagoga* und in höheren Dosen als *Abortiva* benutzt werden. Als Emmenagoga verwendet werden und wurden *Beifuß, Dill, Kümmel, Liebstöckel, Muskatnuß, Nelken, Petersilie, Rosmarin, Safran, Senf, Wacholder* und *Wermut.* Weder klinisch noch pharmakologisch ist jedoch, soviel wir sehen, die emmenagoge Wirksamkeit dieser Gewürze mit modernen Mitteln nachgeprüft worden.

Vom *Senf* wird berichtet, größere Mengen hätten *Hyperämie* und *Hypermotorik des Uterus,* vor allen Dingen des schwangeren Uterus zur Folge und könnten dadurch Abort herbeiführen. Dasselbe wird dem *Wacholder* nachgesagt. Nach *Safran* in hohen Dosen kommt es nicht nur zu Uterusblutungen und Abort, sondern auch zu Brechdurchfall mit blutigen Stuhlgängen, Koliken und Delirien.

Ähnliche Erscheinungen können nach *Rosmarin, Wermut, Muskatnuß* und *Petersilie* auftreten, wenn sie in großen Dosen als Abortiva dienen sollen. Das wirksame Prinzip der Petersilie ist das Apiol, das wirksame Prinzip des Wermuts das Thujon. In Reinsubstanz genommen führt Oleum petroselini in der Regel ein bis zwei Tage nach Einnahme zum Abort.

Als Abortiva benutzt werden auch *Ingwer, Kümmel, Nelken* und *Zimt.* Geringfügig erregend auf die Uterusmuskulatur wirkt die *Zwiebel.*

Bei Trichomonadeninfektion der Vagina soll lokale Anwendung eines Breis aus frischen Knollen von *Meerrettich, Zwiebeln* und *Rettich* nützlich sein.

Oft hat man versucht, die *Milchsekretion der Wöchnerin* in Gang zu bringen oder zu verstärken – u.a. auch mit Gewürzen wie *Anis, Basilikum, Fenchel, Kümmel* und *Majoran*. Methodisch einwandfreie Untersuchungen über den Einfluß dieser Laktagoga gibt es offensichtlich nicht.

3.5.10 Endokrine Drüsen

Von Gewürzeinflüssen auf die endokrinen Drüsen ist so gut wie nichts bekannt.

Wieweit *Capsicum*gewürze die *Nebennierenrindenaktivität* intensivieren, läßt sich nicht genau angeben.

Die Wirkung von *Adrenalin* auf isolierte *Warmblüterorgane* (Darm, Uterus) und auf das isolierte *Froschherz* soll durch *Enzian* und andere *Bittermittel* verstärkt werden (*Junkmann* 1929, *Weyer* 1929).

Wahrscheinlich ist die Wirkung der Bitterstoffe »auf den *Blutdruck* sowie die Wirkung großer Gaben auf den Katzenuterus in der Richtung zu deuten, daß auch nach großen Dosen keine direkte Erregung des Sympathikus vorliegt . . ., sondern daß der Angriffspunkt dieser erregenden Wirkungen in die glatte Muskulatur selbst verlegt werden muß . . . Es ist gar nicht unwahrscheinlich, daß der ja gleichfalls durch Adrenalin erregbare menschliche *Uterus* durch Bitterstoffe teils direkt erregt werden kann, teils eine Steigerung seiner Erregbarkeit gegenüber den ihm vom Sympathikus zugeführten Kontraktionsimpulsen erfährt« (*Junkmann* 1929). Dazu *Schmid* (1960): »Der Folgerung, daß die Bittermittel am Menschen den Sympathikustonus erhöhen, sollte man meines Erachtens trotzdem mit einiger Skepsis gegenüberstehen. Erstens handelt es sich hier ja nicht um Reinsubstanzen, die zur Untersuchung verwendet wurden, sondern um glykosidhaltige Konzentrate, bei denen auch andere Stoffe, z.B. Gerbstoffe, für die Wirkung verantwortlich sein könnten. Zweitens sind die am isolierten Organ wirksamen Amarakonzentrationen so hoch, daß sie bei der peroralen Applikation der Amara . . . keinesfalls erreicht werden könnten.«

»Dauernde Zufuhr von *Thymol* in Form thymolhaltiger Mundwässer, Zahnpasten usw. kann *Thyreotoxikosen* auslösen«. Bei jungen Meerschweinchen ließen sich nach Dauerverabreichung kleiner Thymolmengen histologisch Zeichen einer Aktivierung der Schilddrüsenfunktion »ohne Steigerung des Stoffverbrauchs« nachweisen (*Möller* 1939).

Wenn nach Injektion von *Pfeffer*extrakten Strukturveränderungen endokriner Drüsen auftreten, dann lassen sich daraus auf die Wirkung peroral aufgenommenen Pfeffers keine Schlüsse ziehen.

3.5.11 Nervensystem

In der »alten« Medizin waren die *Bittermittel* Calmus, Enzian und Wermut, aber auch *Dost* wesentliche Bestandteile der *Tonika*.

Tonikum bedeutet so viel wie Kräftigungs- und Stärkungsmittel, Mittel zur Anregung und Belebung. »Tonicas are drugs which brace the patient. They make a patient feel stronger, healthier and more energetic« (*Blumgarten* 1943). »Tonika werden sowohl bei körperlichen als auch geistigen Erschöpfungszuständen gebraucht. Hauptsächlich die Nerventonika spielen heute eine Rolle« (*Helwig* 1956). Die angelsächsische Pharmazie kennt auch *hair tonics* und *skin tonics*.

Viele moderne Pharmakologen benutzen den Begriff *Tonikum* nicht mehr. Im Sachregister der »Experimentellen Pharmakologie« von *Meyer* und *Gottlieb* (1922) und der »Pharmakologie« von *Hauschild* (1960) ebenso wie im Sachregister des Handbuchs der experimentellen Pharmakologie fehlt das Wort Tonikum. *Eichholtz* (1939) meint: »Der Begriff Tonikum wird auch in unserem Lande gebräuchlicher, was nicht zu begrüßen ist. Hinter unbestimmten Schwächezuständen können sich gefährliche Krankheiten verbergen: Blutkrankheiten, Avitaminosen, allgemeine und lokale Infektionen, gewerbliche Vergiftungen und vieles andere. Die leichtfertige Verordnung eines Tonikums würde dann einer besseren ätiologischen Therapie nur den Weg versperren.« Dazu wäre freilich zu sagen, daß die *Möglichkeit* nicht indizierter oder falscher Verwendung eines Medikaments kein Grund sein kann, auf das Medikament zu verzichten. Vielerlei Tonika werden denn auch nach wie vor von der pharmazeutischen Industrie angeboten. Gemeinsam ist ihnen allen, daß sie ein Bittermittel enthalten: Optonikum (Chininhydrochlorid), Toniazol (»Bitterextrakte und Geschmacksstoffe«), Tonicum Soledum (Extractum fluidum Aurantii).

Ein Mittel, das Anregung, Belebung, »Kräftigung« bewirkt, muß entweder auf die endokrinen Drüsen oder das Nervensystem gerichtet sein. Wenn es richtig ist, daß sie in kleinen Dosen die Reflexerregbarkeit steigern, dann liegt es nahe, anregende und belebende Wirkungen der Tonika mit einer (durch ihre Bittermittelkomponente bedingte) Steigerung der Reflexerregbarkeit in Zusammenhang zu bringen. Es steht dahin, ob sich die Wirkung der Amara darauf beschränkt.

Als *Sedativum,* als Pendants gewissermaßen zu den Tonika, galt und gilt die *Pfefferminze*. Ihre Wirkung ist aber gering.

Gegen »*Neuralgien*« sollen, innerlich und äußerlich, *Pomeranzen* und *Zwiebeln* helfen, gegen »*Krämpfe*« (Koliken) *Dost,* und *Majoran*, gegen Epilepsie *Beifuß*. Die Frage bleibt offen, wie weit diese Ratschläge sachlich begründbar sind. Auch Pfefferminze wird gegen Neuralgien und andere Schmerzzustände empfohlen.

3.5.12 Wärmeregulation

In der alten Medizin wurde den *Bittermitteln fiebersenkende Fähigkeiten* zugeschrieben. Die Kräuterbücher bezeichnen den *Enzian* als trocken und warm (*Olbricht* 1945). Amara, besonders Enzian, hat man gegen »gastritisches Fieber«, »Schleimfieber« und »Wechselfieber« empfohlen. Von der zweiten Hälfte des 19. Jahrhunderts an verschwindet jedoch die Fieberindikation für Amara aus den Lehrbüchern der Arzneimittelkunde. In Untersuchungen mit modernen Methoden ließ sich mit keinem der gebräuchlichen Bittermittel bei Mensch oder Tier eine Senkung normaler oder erhöhter Körpertemperatur nachweisen (*Olbricht* 1945).

Entfiebernde Effekte hat man (aufgrund klinischer Beobachtungen) auch dem *Meerrettich* zugeschrieben (*Boller* 1947).

Ein altes Mittel zur Bekämpfung lästigen Schweißes sind *Salbeiblätter*.

Die Möglichkeit einer Beeinflussung der Wärmeregulation durch *Capsikumgewürze* (Paprika, Chillies) interessiert vor allen Dingen wegen des hohen Paprika- bzw. Chilliekonsums in heißen Ländern und der dort herrschenden Meinung, mit Hilfe dieser Gewürze ließe sich die Hitze besser ertragen. Bereits erwähnt sind die Untersuchungen indischer Forscher, die zeigten, daß selbst bei Menschen, die an hohen Capsikumkonsum gewöhnt sind, das Kauen von Chillies Schweißausbrüche an Kopf, Hals und Körper zur Folge hat (»gustatory sweating«; *Lee* 1954). Die Tuaregs in der Sahara sollen Halbverdursteten als erstes eine fette, heiße Chilliesuppe geben. Die größere Widerstandsfähigkeit gegen hohe Umgebungstemperaturen könnte also vielleicht darauf beruhen, daß Chillies die *Überwärmung beseitigen*, indem sie starke Wasserabgabe erzwingen und dadurch die Körpertemperatur senken.

In Ungarn hat man früher Paprika als fieberdrückendes Mittel bei Malaria gegeben.

Durch Eingießen von Capsikol in den Magen läßt sich bei Hunden und Kaninchen die Körpertemperatur um 1° C senken, mit hohen Dosen bei Ratten, Mäusen und Menschen sogar auf unternormales Niveau. Die Temperatursenkung ist Folge einer intensiven Hautgefäßerweiterung und Atmungsbeschleunigung oder -vertiefung (*Jancsó* 1969).

Gleichzeitig mit dem Anstieg der Wärmeabgabe scheint die *Wärmeproduktion* abzunehmen. Die Wärmeproduktion steigt aber wieder an, bevor die Körpertemperatur ihr Minimum erreicht hat. Aus diesem Versuch wurde geschlossen, Capsaicin greife nicht an der Peripherie, sondern über die Wärmerezeptoren am Wärmezentrum selbst an (*Issekütz* 1950).

3.6 Gewürze – Nahrungsmittel und Arzneimittel

Die Gewürze sind Nahrungsbestandteile, *Nahrungsmittel,* und die Gewürze sind heilwirksame Pflanzenbestandteile, *Arzneimittel.* Zum Unterschied von vielen Arzneimitteln der pharmazeutischen Industrie sind sie keine chemisch definierten Reinsubstanzen mit spezifischen Wirkungskräften. Gewürze repräsentieren Mischungen einer Vielzahl verschiedenartiger Substanzen. Ihre Wirkungen im lebenden Organismus lassen sich daher sehr viel schwerer erfassen.

Heilwirkungen und *Giftwirkungen* können von den Gewürzen ebenso ausgehen wie von den Arzneimitteln. Hier wie dort entscheidet die Dosis. Wirkungseffekte und Wirkungsdosis lassen sich nur durch ärztliche Beobachtung am gesunden und kranken Menschen erkennen. Den Beweis seiner *Wirksamkeit als Heilmittel* im Sinne der Phytotherapie, muß ein Gewürz in gleicher Weise erbringen wie ein synthetisches Arzneimittel.

Den Beweis für die *Wirksamkeit* eines Gewürzes *als Mittel, das die Nahrung genießbarer und attraktiver macht,* das Genuß- und Freudenquellen schafft, das anregt und belebt – den Beweis dafür liefern Ernährungsbräuche in aller Welt und die tägliche Erfahrung.

4. Aufstieg und Niedergang der »essentiellen« Fettsäuren (EFS)

Lebensnotwendig, »essentiell«, sind die Polyensäuren der Linolsäuregruppe: die Linolsäure C 18:2, die Linolensäure C 18:3 und die Arachidonsäure C 20:4, lebensnotwendig für Tier und Mensch, für Säugling und Greis. Vor Hautkrankheiten schützen sie, vor den Folgen angeborener Hyperlipoproteinämien und vor ischämischen Herzkrankheiten (i.H. K., Koronarkrankheiten). In diesem Ruf standen die »essentiellen« Fettsäuren (EFS) in ihrer Glanzzeit. Heute ist dieser Glanz verblaßt. Experimentelle, epidemiologische und klinische Beobachtungen sachkundig – kritischer Untersucher in aller Welt zwingen zu der Erkenntnis, daß die Bedeutung der »essentiellen« Fettsäuren überschätzt worden ist. Fragwürdig ist es geworden, daß sie lebensnotwendige Nährstoffe sind. Die Behauptungen von prophylaktischen und therapeutischen Effekten der »essentiellen« Fettsäuren bei i.H.K. konnten kritischen Nachprüfungen nicht standhalten. Vielleicht können sie sogar pathogen wirksam werden.

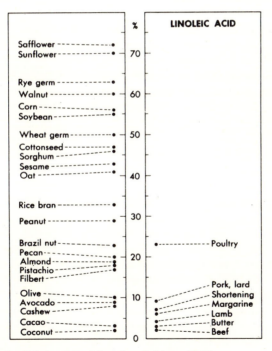

Abb. 6   Prozentualer Gehalt an Linolsäure (aus *Robinson* 1972)

In dieser Situation ist es angezeigt, den heutigen Stand des Wissens von diesen Stoffen *aus klinischer Sicht* überschauend zu betrachten. Zusammenfassende Darstellungen aus *biochemischer Sicht* haben Aas – Jörgensen (1977), *Kunau* 1976 und *Lang* 1979 vorgelegt. Die Ergebnisse biochemischer und pathologisch – anatomischer Forschung werden im folgenden nur genannt werden, soweit sie von unmittelbarer klinisch – ärztlicher Bedeutung zu sein scheinen.

Die Frage essentiell oder nicht essentiell zielt auf den *Bedarf:* Braucht der Mensch EFS, um optimal zu wachsen, optimal leistungsfähig, optimal gesund und fröhlich zu sein? Mit anderen Worten: Der *Bedarf orientiert sich an der Funktion.* Er bestimmt sich durch die optimale Leistungsfähigkeit der biologischen Funktion. Das bedeutet auf der anderen Seite, daß die bloße Änderung eines *biochemischen* oder *physikalischen Parameters* noch nichts darüber aussagt, ob der Bedarf gedeckt ist oder nicht. Parameter, die von den statistischen Mittelwerten des Kollektivs abweichen, können knappe Versorgung anzeigen. Die entscheidende Frage, ob die Versorgung *zu* knapp ist, kann allein die Prüfung nährstoffabhängiger Funktionen entscheiden. Man muß sich diese grundsätzliche Begrenztheit der Aussagekraft biochemischer Feststellungen klar vor Augen halten, wenn es um die Frage geht, ob ein Nährstoffmangel vorliegt. Wenn im folgenden von *Mangelerscheinungen* die Rede ist, dann sind damit in jedem Fall *spezifische Störungen biologischer Funktionen* gemeint und nicht Veränderungen biochemischer Parameter wie etwa des Gehaltes des Blutes an speziellen Stoffen oder spezifischen Enzymaktivitäten.

Der biochemische Parameter kann nur dann als Maßstab der Versorgung und des Bedarfs dienen, wenn eine hohe *Korrelation* besteht zwischen dem Wert des *Parameters* und einer auf unzureichender Versorgung beruhenden spezifischen *Funktionsstörung*. Kommt es beispielsweise immer dann zu spezifischer Funktionsstörung in Gestalt verminderter Fähigkeit zu Dunkeladaptation, wenn das Vitamin A-Niveau im Blut unter 50 I.E./100 ml absinkt, dann zeigt der Parameter 50 I.E./100 ml an, daß die Vitamin A-Versorgung ungenügend, der Vitamin A-Bedarf nicht gedeckt ist.

4.1 Tierexperimentelle Beobachtungen

Die Geschichte der essentiellen Fettsäuren (EFS) beginnt mit der Entdeckung von *Burr* und *Burr* im Jahre 1930: Bei *jungen Ratten*, die fettfrei, aber mit den nötigen Mengen fettlöslicher Vitamine und anderer Nährstoffe ausreichend ernährt werden, entwickelt sich im Laufe von einigen Monaten ein charakteristisches Zustandsbild. Auf der Haut bilden sich Schuppen, Eiterherde und Geschwüre. Die Schwanz-, Ohren-, Schnauze- und Gliedmaßenenden fallen ab. Die Wasserausscheidung durch die Niere sinkt, die Wasserausscheidung durch die Haut nimmt zu. Die Keimdrüsen atrophieren.

Das Wachstum verlangsamt sich. Die Tiere werden anfällig gegen Infektionen und Vergiftungen. Der ganze Zustand kann tödlich enden. Ursache des Geschehens ist der Mangel an den drei Polyensäuren: Linolsäure, Linolensäure und Arachidonsäure. Diese drei sind für die Ratte lebensnotwendig. *Sämtliche* Mangelerscheinungen kann jedoch *allein die Linolsäure* beseitigen.

Ähnliche Erscheinungen wie bei jungen Ratten hat man unter gleichen Ernährungsbedingungen bei *jungen Mäusen* und *jungen Meerschweinchen* beobachtet, wenn sie selbst oder die Muttertiere linolsäurearm gefüttert wurden. *Junge Hühner* brauchen anscheinend keine e.F., um voll lebensfähig zu sein; ob sie bei knapper Zufuhr langsamer wachsen, ist fraglich.

Tabelle VIII: EFA deficiency symptoms

Depressed weight gain	Reduced 20:4 n-6 levels in tissues
Dermal lesions	Capillary fragility
Depigmentation of skin	Kidney damage (hematuria)
Increased skin permeability	Impaired resistance to X-irradiation
Increased susceptibility to bacterial infection	Decreased visual acuity
	Notching in QRS complex of ECG
Increased water consumption	Decreased contractility of heart muscle
Sterility	Loss of muscle tone
Increased triglycerides and phospholipids in liver	Increased weight of several organs: decreased weight of others (e.g. thyroid)
Increased free fatty acids in serum	Depressed rate of ATP synthesis in liver and heart mitochondria
Decreased triglycerides and phospholipids in serum	Increased rate of mitochondrial swelling
Impaired cholesterol transport	Increased food consumption, but reduced nitrogen retention
Less stable lipoprotein membranes	Decreased PG biosynthesis
Changes in VLDL composition and level	
Elevated 20:3 n-9 levels in tissues	

(aus Vergroesen 1976)

Tabelle IX: Nährstoffgehalt der Nährgemische von Hansen u. a. 1963

Ge-misch	% Gesamtfett	% Linolsäure = Kalorien	% Proteine	% Kohlen-hydrate	Zahl der Probanden mit Beobachtungsdauer von	
					19½ Monaten	12 Monaten
1	3.0	2.8	2.5	7.4	116	113
2	3.0	7.3	2.6	7.3	112	112
3	3.0	1.3	2.3	7.5	103	99
4	0.1	0.04	2.4	13.5	32	16
5	3.0	0.07	2.5	7.0	65	38

Gleichzeitig mit der Linolsäurezufuhr steigt der Vitamin E-Bedarf u.U. so stark, daß sich schwere, ja tödliche Vitamin E-Mangelzustände entwickeln.

Bei *erwachsenen Tieren* entwickeln sich Mangelerscheinungen dieser Art nur dann, wenn sie nach Gewichtsverlusten infolge von Hunger oder Krankheit ohne die nötigen Mengen an EFS aufgefüttert werden. Anscheinend hat der Organismus einen Bedarf an EFS nur dann, wenn er Körpersubstanz aufbaut.

Die speziellen Befunde, die bei verschiedenen Tierarten im EFS-Mangelzustand erhoben wurden (und die in der Literatur weit verstreut sind), sollen im folgenden kurz zusammengefaßt werden. Eine Übersicht: »Frühe EFS-Mangelsymptome« hat kürzlich *Vergroesen* (1976) gegeben.

4.1.1 Ratte

Unregelmäßige Ovulation, Atrophie der *Uterusschleimhaut* bei trächtigen Tieren, Entzündungen und Blutungen in der Plazenta, meist Absterben der Feten und frühzeitiger Tod der Jungtiere sind Mangelsymptome, die bei der Ratte auftreten. Mit 50 bis 100 mg Linolsäure wird der Tod der Jungtiere verhindert. Bei Umstellung trächtiger Tiere auf Fettmangelkost vom 13. Tag ab kommt es zu »Schachtelhalmschwanz« der Jungtiere. Bei fünf Monate langer Mangeldiät Tod der Tiere.

Degeneration der *Testis*. Sterilität. Stärkerer Fettansatz in den Nebenhoden.

Im *Gehirn* vorübergehende Abnahme des Gehaltes an C 20:4. Ausgangswert nach 45 Tagen wieder erreicht. Verlangsamte Gehirnentwicklung. Intensive Fettsäurensynthese im jugendlichen und auch noch im erwachsenen Gehirn. Im Gehirn der Nachkommen von Ratten, die mit EFS-armem Futter ernährt wurden, verminderter Gehalt an Cerebrosiden nicht aber an EFS und anderen Lipiden. Geringfügige Veränderungen der Retina.

Epidermis: Veränderungen im Bereich des Stratum granulosum und der Hornschicht. Keine Bildung funktionsfähiger Membranen.

Magen-Darm: Bildung von Linolsäure im Dickdarm, Abnahme des Gehaltes der Darmschleimhaut an Linol- und Arachidonsäure, Zunahme des Gehaltes an Olein – Palmitolein – und Eicosatriensäure. Fragliche Veränderungen des histologischen Bildes der Darmschleimhaut.

Leber: Zelldegeneration, Läppchenverfettung. Nach zehn Wochen Mangelkost Erhöhung der Triglyceride und Phospholipide.

Nieren: Fettige Degeneration und Kalkablagerungen in den Tubuli.

Fettgewebe: Unter linolsäurearmer Fütterung stärkerer Fettansatz der Adipozyten als unter linolreicher Fütterung mit gleichen Mengen Sonnenblumenöl.

Blut: Lymphopenie, Eosinopenie mit relativer Neutrophilie und Vermehrung der Retikulozyten. Höhere Gerinnungsbereitschaft und Aggregationsneigung der Thrombozyten als bei linolsäurearm gefütterten Tieren (1 bis 7 % Linolsäure;). Gesättigte

Fettsäuren begünstigen die Bildung arterieller Thromben, Ölsäure und andere Monoensäuren verhalten sich indifferent, Linolsäure und Linolensäure wirken der Thrombenbildung entgegen. Die Zahl der Lymphozyten im Knochenmark sinkt unter Mangel an EFS ab, abnorme Zellformen treten auf; Abnahme des Volumens der Thymusrinde, der Lymphknoten, des periarteriellen Gewebes in der Milz und des peribronchialen Gewebes in den Lungen.
Energieumsatz erhöht. Verminderte Effizienz der Kalorienträger unter den Nahrungsmitteln, verstärkte Immunitätsreaktionen.
Änderung von Struktur und Funktion der *Mitochondrien* von Darmepitelien, Leber, Nieren und Hoden.
Unter linolsäurearmer Ernährung steigt der *Trien / Tetraensäurenquotient in den Geweben* bis auf das Vierfache des Wertes der Ernährung mit linolsäurehaltigem Futter. Bei Jungtieren auch bei Schafen, Meerschweinchen und Wachteln – steigt er auch als Folge linolsäurearmer Ernährung der Muttertiere. Abnahme des *Linolsäuregehaltes in Plasma, Fettgewebe, Leber und Muskulatur* von Jungtieren, welche selbst oder ihre Muttertiere linolsäurearm gefüttert werden. Mit sinkender Linolsäureaufnahme sinkt auch der Vitamin E-Bedarf.

4.1.2 Maus

Bei Mangel an EFS erhöhte Glucoseaufnahme in den Fettzellen und vermehrte Bildung von CO_2 und *Fettsynthese*.
Hautsymptome und hohe Sterblichkeit der Jungtiere wie bei der Ratte.
Mitochondrien in der Leber vergrößert, Zahl und Länge verändert Mitochondrienveränderungen als empfindlicher Nachweis für Mangel an EFS.

4.1.3 Andere Tiere

Kaninchen
Im Zustand des EFS-Mangels bei männlichen Tieren Wachstumshemmung und schlechte Futterverwertung, Haarausfall, Degeneration der Samenkanälchen, Störung der Spermatozytenentwicklung, verminderte Sekretion von Androgenen, verminderter Gehalt der Testes an Fettsäuren der Linolsäuregruppe.
Meerschweinchen
Änderungen der Fettsäurenzusammensetzung der Leber. Arachidonsäure erhöht die Frequenz und Kontraktilität des Herzens und die Amplitude via Prostaglandine.
Schwein
Hautsymptome wie bei Ratten, veränderte Fettzusammensetzung des Hodens.

Kalb
Wachstumshemmung, Haarausfall. Im Magensaft des Kalbes kann Linolsäure gebildet werden.
Hund
Im Zustand des Mangels an EFS generalisierte Hautschuppung.
Huhn
Bei Küken Ausfallserscheinungen und dunkles Gefieder, Schuppenbildung, Unterentwicklung der Keimdrüsen. Wachstumshemmung und erhöhte Sterblichkeit. Werden Hühnchen vom Ausschlüpfen bis zum Alter von 20 Wochen mit Linolsäuremangelfutter ernährt, dann ist im Muskelfett keine essentielle Fettsäure mehr nachweisbar; Eiproduktion und Fertilität sind gering. Erhöhte Empfindlichkeit gegen Lungeninfektionen. Schlüpffähigkeit empfindlicher Indikator für Mangel an EFS.

20 mg Linoleat / Tag normalisieren die Fertilität, 250 mg / Tag erhöhen die Schlüpffähigkeit der Hühner.

Die schützende Wirkung von Ölen steht aber nicht quantitativ in Korrelation zu ihrem Linolsäuregehalt. Bei Maisölfütterung fettfrei ernährter Hühner steigt der Linolsäuregehalt der Lipidfraktionen gleichzeitig mit einem Rückgang des Ölsäuregehaltes. Geringer Linolsäuregehalt der Eier von linolsäurearm gefütterten Hühnern. Ausgewachsene Hühner brauchen keine EFS, um voll lebensfähig zu sein.

4.2   Essentiell für den Säugling?

Die Ergebnisse langfristiger Beobachtungen an einer größeren Zahl von Säuglingen haben *Hansen* und seine Mitarbeiter in den Jahren 1947 bis 1963 veröffentlicht. Die Ergebnisse sind bemerkenswert, weil bis heute keine andere Forschergruppe gleichartige und gleich umfangreiche Untersuchungen durchgeführt hat.

Die Säuglinge, über die *Hansen* u.M. berichteten, wurden i.M. $9^1/_2$ Monate lang (bis zu zwölf Monaten) ambulant von ihren Müttern mit Nährstoffgemischen verschiedenen Linolsäuregehaltes gefüttert (Tab. IX). Sobald Symptome auftraten, die als Mangelerscheinungen gedeutet werden konnten, wurde der Proband auf linolsäurereichere Nahrung umgestellt.

»Das Vorkommen von trockener, schuppender Haut mit Verdickungen war die bei weitem eindrucksvollste und bezeichnendste Anomalie der Säuglinge, die linolsäurearme Gemische bekamen.« Im *ersten Lebensquartal* fanden sich Hautveränderungen dieser Art bei allen ausgetragenen Säuglingen mit dem linolsäureärmsten Gemisch 4 und bei 40 % derer mit Gemisch 5. Hautveränderung im *zweiten Quartal* bei allen Säuglingen mit Gemisch 4 und bei 55 % der Säuglinge mit Gemisch 5; Hautveränderungen im *ersten und zweiten Quartal* bei 4,2 % der Säuglinge mit Gemisch 1 bis 3. Im *dritten*

Quartal bildeten sich die krankhaften Hauterscheinungen unter Gemisch 4 und 5 gleichmäßig zurück. »Bei den Frühgeburten wurde trockene Haut unter Gemisch 1, 2 und 3 selten beobachtet, unter Gemisch 4 und 5 aber bei fast allen.« Im Alter von vier bis fünf Monaten war also bei allen Säuglingen die Häufigkeit von Hautanomalien am größten; mit zunehmendem Alter ging sie zurück. (Streubreiten der Häufigkeit und Signifikanzen geben *Hansen* u.a. nicht an).

Der *Gehalt des Blutserums an Diensäuren* lag bei geringem Linolsäuregehalt der Nahrung tief und stieg mit steigendem Gehalt der Nahrung. Der Triensäurengehalt veränderte sich jeweils gegensinnig. Die Gewichtszunahme war unter Gemisch 1, 2, und 3 besser als unter Gemisch 5, die *Energieaufnahme* unter Gemisch 1 und 2 geringer. *Infektionen* und *Verhaltensstörungen* waren in allen Gruppen gleich häufig, ungeformte und wässrige *Stühle* unter Gemisch 4 und 5 am häufigsten.

Unter linolsäureärmster Ernährung entwickeln sich also in den ersten Lebensmonaten *spezifische Hautveränderungen* umso intensiver und schneller, je linolsäureärmer die Nahrung ist. *Trotz* weiterhin linolsäureärmster Ernährung bilden sich die *Hautveränderungen* im dritten Lebensquartal aber *wieder zurück*. Gleichartige Hautveränderungen entwickeln sich in Einzelfällen auch unter linolsäure*reicher* Nahrung!

Horecny (1968) beobachtete, daß die Hautveränderungen junger Säuglinge umso häufiger und schwerer auftreten, je *linolsäureärmer* sie gefüttert werden.

Linolsäuremangel hat demnach bei jungen Säuglingen höhere Energieaufnahme, geringeren Substanzansatz und krankhafte Hauterscheinungen zur Folge – Hauterscheinungen, wie sie in Einzelfällen aus unbekannten Ursachen (infolge von Resorptionsstörungen?) auch bei *ausreichender* Nährstoffversorgung auftreten. Linolsäure ist also *für den jungen Säugling ein essentieller Nahrungsbestandteil*. Die Feststellung, daß sich die Hauterscheinungen trotz fortgesetzter linolsäureärmster Ernährung im dritten Lebensquartal zurückbilden, läßt erkennen, daß vom dritten Lebensquartal ab Linolsäure *kein essentieller Nährstoff mehr* ist. Oder haben die Mütter in dieser Zeit ohne Wissen der Versuchsleiter linolsäurehaltige Nahrungsmittel zugefüttert: Mais, Sojamehl, Hafer? Die Säuglinge lebten nicht in der Klinik, sondern bei ihren Müttern!

Tierexperimentelle Ergebnisse aus neuerer Zeit lassen daran denken, es könnte die Darmflora eine Rolle spielen: *Girard* und *Prabucki* (1975) haben keimfreie und nicht keimfreie Wachteln mit einem Futter aufgezogen, das frei war von Fetten der Linolsäuregruppe. Der Dien-Tetraensäuren-Quotient im Körperfett, um so größer je ärmer das Futter an Linolsäure war, lag bei den keimfrei aufgezogenen Tieren fast doppelt so hoch wie bei den nicht keimfreien.

Hautschäden und erhöhte Infektionsanfälligkeit können sich innerhalb kurzer Zeit auch bei *proteinunterernährten Säuglingen* entwickeln, wenn sie proteinreich und fettarm wieder aufgefüttert werden.

Aus Untersuchungen vieler Autoren weiß man, daß bei *fettfrei ernährten Säuglingen krankhafte Hauterscheinungen* auftreten, die sich durch Fettzufuhr beseitigen lassen.

Schon vor Jahrzehnten hat *Glanzmann* (1958) die Specktherapie zur Behandlung des *Säuglingsekzems* empfohlen.

Beispiele neuerer Beobachtungen: Von drei Säuglingen, die zwei bis sieben Tage lang fettfrei ernährt worden waren, bekam einer ein Ekzem, das nach Fettzulage verschwand (*Gröer* 1919). Bei einem wochenlang fettfrei parenteral ernährten Säugling kam es zu *Wachstumshemmung, Thrombozytopenie und Hautschäden;* nach Sojaemulsion verschwanden alle Symptome (*Caldwell* 1972). Ähnliche Beobachtungen haben auch andere Untersucher veröffentlicht.

Nach den Untersuchungen von *Hansen* u.M. ist *Linolsäure* lebensnotwendig, essentiell für die regelrechte Entwicklung von Säuglingen in den *ersten beiden Lebensquartalen*. Für die Mehrzahl der Säuglinge genügen dazu 0,07 % der Kalorien, bei einer Tageszufuhr von 700 Kalorien mithin 0,49 Kalorien = rund 0,05g. Alle übrigen Untersuchungen ergaben lediglich, daß für den Säugling *Fett* ein lebensnotweniger Nährstoff ist. Keine erweist, daß allein Linolsäure, Linolensäure oder Arachidonsäure die lebensnotwendigen Funktionen erfüllen. Daß Hautsymptome wie sie bei fettarm ernährten Säuglingen auftreten, durch *Fett*zugabe beseitigt werden können, ist den Kinderärzten längst vor Entdeckung der essentiellen Fettsäuren bekannt gewesen. *Daß der therapeutische Erfolg an spezielle Fettsäuren gebunden ist, wurde niemals bewiesen.* Offen bleibt die Frage, warum im Laufe von zwei Jahrzehnten niemand die Untersuchungsergebnisse von *Hansen* u.a. mit gleicher Versuchsanordnung nachgeprüft hat.

Die *Bestimmung des Linolsäureniveaus im Blut* und des Dien-Tetraensäuren-Quotienten führt hier nicht weiter. Sieben Säuglinge haben *Paulsrud* u.a. (1972) 17 Tage bis 4 $1/2$ Monate lang ausschließlich intravenös mit einem Glucose-Protein-Hydrolysat ernährt, zehn Säuglinge mit üblichem fetthaltigem Nährgemisch. In der ersten Gruppe sanken Linolsäure-, Triglycerid-, Cholesterin- und Phospholipidgehalt im Blut und Gewebe deutlich ab; die Energieaufnahme war größer als in der zweiten Gruppe. Nach Zugaben von Linolsäure (2 % der Gesamtenergie) änderte sich der Linolsäuregehalt des Blutes nur wenig. Er erreichte sein Normalniveau erst dann, wenn die Säuglinge ihre gewohnte Nahrung bekamen. Ob die niedrigen Lipidspiegel im Blut von Bedeutung sind in dem Sinne, daß irgendwelche physiologische Funktionen ihre Aufgaben nicht mehr erfüllen, steht dahin.

Die Feststellung, daß unter fettfreier Ernährung *Energieaufnahme und Energieumsatz* des Säuglings ansteigen, entspricht tierexperimentellen Beobachtungen.

Ein erfahrener deutscher Kinderarzt, der sich viele Jahre lang mit den »essentiellen« Fettsäuren befaßt hat, kam zu dem Schluß, es hätten die diätetisch ausgerichteten Versuche »zu *keinen allgemein akzeptierten Ergebnissen*« hinsichtlich der Unentbehrlichkeit dieser *Säuren* geführt (*Schreier* 1960, 1969). Und ein Engländer schrieb unlängst: »Wenn der Mindestbedarf an essentiellen Fettsäuren so hoch wäre wie man annimmt, (1 % der Kalorien), müßten Mangelerscheinungen viel häufiger sein als sie tatsächlich sind. Aus den genannten Gründen glaubt der Verfasser, daß der Mindestbedarf an essentiellen Fettsäuren viel zu hoch angesetzt ist und tatsächlich weniger als 0,5 % der Kalorien beträgt, so daß ein Tagesrichtwert von 65 mg bzw. 100 kcal (etwa 0,6 % der Kalorien) eine breite Sicherheitsspanne umfaßt« (*Cuthbertson* 1976).

Wenn unter linolsäurearmer Ernährung der *Linolsäuregehalt im Blut und in den Organen* abnimmt und sich im Zusammenhang damit *Enzymaktivitäten verändern,* besagt das noch nicht, daß Linolsäure lebenswichtig ist. Der Organismus kann sich, das ist lange bekannt, an *gegensätzliche Kostformen anpassen, ohne an Lebensfähigkeit einzubüßen.* Es trifft deshalb auch nicht zu, wenn von biochemischer Seite gesagt wird!

»Die ... Veränderungen des Fettstoffwechsels und der *Fettsäurenzusammensetzung der Gewebe* bei Mangel an essentiellen Fettsäuren erlauben, mit biochemischer Methodik Aussagen über den Bedarf des Organismus an essentiellen Fettsäuren zu machen. Dies ist von großer praktischer Bedeutung, weil es auf andere Weise bisher nicht möglich war, den Bedarf zu bestimmen.« (*Lang* 1979)

Die hin und wieder geäußerte Vermutung, Kuhmilch könne den Bedarf des Neugeborenen an EFS nicht decken und Hemmung der Gehirnentwicklung sei eine Folge dieses Mangels, läßt sich nicht überzeugend begründen. Sie stützt sich lediglich darauf, daß Kuhmilchfett zu nur 1 %, Frauenmilchfett aber zu 7 % der Fettsäuren aus Linolsäure besteht (bei einem Gesamtfettgehalt von rund 3,5 und 4,5 g/100 g).

4.3 Essentiell für den Erwachsenen?

Vor einigen Jahren wurde der Fall eines Kranken bekannt, dem große Teile seines Dünndarms entfernt worden waren. Er wurde *100 Tage lang fettfrei* intravenös ernährt. In dieser Zeit traten schuppende *Hautveränderungen* in Erscheinung. Nach intravenöser Infusion einer Sojaöl – Emulsion verschwanden die Hautveränderungen, um nach Absetzen der Infusion wieder aufzutreten. Aus dem Verhalten der Eicosatriensäure im Serum wurde geschlossen, »daß die Ursachen dieser Anomalie der Mangel an Linolsäure ist und nicht die fettfreie Diät.« Dieser Schluß ist nicht überzeugend. Sojaöl enthält neben rund 50 % der Fettsäuren als Linolsäure rund 13 % gesättigte Fettsäuren und 13 % einfach ungesättigte Fettsäuren. Mit der gleichen Logik wie den Mangel an Linolsäure könnte man den Mangel an einfach ungesättigten Fettsäuren für den Schaden verantwortlich machen. Daß es bei den Patienten anscheinend auf die Linolsäure ankam, wäre nur bewiesen, wenn die Hautanomalie sich durch reine Linolsäure hätte beseitigen lassen, nicht aber durch gesättigte und einfach ungesättigte Fettsäuren. (*Collins* 1970).

Acht gesunde Männer bekamen in einer Studie von *Wene* u.a. (1975) sieben Tage lang eine Kost mit 2 bis 3 % der Kalorien als Linolsäure, danach *2 mal 14 Tage lang fettfreie* (synthetische) Formula-Diät intravenös oder durch die Magensonde, ein gesunder Mann bekam zwei Monate lang Formula-Diät mit 2,6 % der Kalorien als Linolsäure, danach zehn Tage *fettfreie Formula Diät* durch die Magensonde. Bei allen Versuchspersonen ging als Auswirkung der knappen Zufuhr an Fettsäuren der Linolsäurengruppe der Linolsäuregehalt im Blutserum zurück, während der Gehalt an Diensäuren anstieg. Auffällige *Hauterscheinungen* oder andere Auffälligkeiten ließen sich *nicht feststellen*.

Brown u.a. (1938) haben einen gesunden Mann *sechs Monate lang fettfrei* ernährt. Erfolg: Gewichtsabnahme von 69 auf 62 kg, Senkung des erhöhten Blutdrucks, besseres Allgemeinbefinden, Verschwinden von Migräne, Anstieg des Dien-Tetraen-Quotienten im Serum, Abnahme des Gehaltes an essentiellen Fettsäuren im Plasma.

Helmkamp (1973) u.a. ernährten zwei Patienten mit enterokutaner Fistel *einen Monat lang fettfrei*. Nachteilige Folgen machten sich bei keinem bemerkbar.

Berg u.a. (1976) berichten von zwei Patienten, die sie elf bzw. acht Monate lang mit synthetischer Formula-Diät, »die nur geringe Mengen Fett enthält« ernährten. Bei beiden bildete sich an den Unterschenkeln eine schuppende Dermatose. »Nach Infusion einer Fettemulsion bildeten sich die Hauterscheinungen rasch zurück.« Die Zusammensetzung der Fettemulsion ist nicht angegeben.

Die bis heute vorliegenden Beobachtungen an erwachsenen Menschen haben demnach *keine Anhaltspunkte ergeben für die Vermutung, als Folge einer Ernährung ohne Fettsäuren der Linolsäuregruppe komme es zu Krankheitserscheinungen* im Bereich der Haut und zu anderen Krankheitssymptomen. Mit anderen Worten: Es gibt keinen Anhalt dafür, daß der Ablauf biologisch relevanter Funktionen beim erwachsenen Menschen durch eine von essentiellen Fettsäuren freie Ernährung beeinträchtigt wird.

Man hat versucht, die fehlenden Mangelsymptome mit der Annahme zu erklären, der erwachsene Mensch besitze einen so großen Vorrat an EFS, daß er viele Monate lang auf EFS in der Nahrung verzichten könne. Auf der Grundlage des heutigen Wissens läßt sich diese Vermutung weder als richtig noch als unrichtig erweisen. Die Beobachtungen an Säuglingen, die von Anfang an linolsäureärmst ernährt worden sind und deshalb gewiß keine Linolsäurespeicher anlegen konnten, die aber trotzdem die anfangs aufgetretenen Hautsymptome wieder verloren, sprechen für die zweite Annahme: Trotz Fortsetzung der an EFS armen Ernährung entstehen im weiteren Verlauf keine weiteren Mangelsymptome in Gestalt spezifischer Hautveränderungen.

Wenn es offensichtlich *nicht* erwiesen ist, daß der erwachsene Mensch Linolsäure, Linolensäure und Arachidonsäure in seiner Nahrung braucht, wenn es also offensichtlich *nicht* erwiesen ist, daß diese Polyensäuren »essentiell« sind, dann ist es *wenig sinnvoll, von einem Bedarf des erwachsenen Menschen an essentiellen Fettsäuren zu reden*. Dazu *Aas – Jörgensen* (1977): »Der mögliche Bedarf des Erwachsenen muß noch geklärt werden ... Vom diätetischen Standpunkt aus kommen die EFS in abundanter Menge in den meisten Pflanzenölen vor und, in geringen Mengen in den meisten tierischen Fetten. Es besteht deshalb die allgemeine Auffassung, daß eine vernünftige Abwechslung in der Kost unter normalen Bedingungen den Menschen mit den nötigen Mengen von EFS versorgt.« *Lundberg* stellte 1979 fest, es müßten »wegen der begrenzten Kenntnis über die endgültige Funktion der essentiellen Fettsäuren ... die Versuche zur Quantifizierung des Bedarfs an EFS zu unrichtigen Ergebnissen führen.« Und selbst ein Experte wie *Vergroesen* (1977), der von der Lebensnotwendigkeit der Polyensäuren überzeugt ist, erklärt, es gäbe »keine einfache und allgemein anwendbare Antwort ... auf die Frage, was die frühen Zeichen eines Mangels an Polyensäuren sind.«

Höchst merkwürdig in diesem Zusammenhang ist eine Beobachtung, über die zwei

Forschergruppen (*Böhles* 1979, *Press* 1974) unabhängig voneinander berichtet haben. Schon nach dem *Einreiben von Sonnenblumenöl in die Haut* des Unterarms sinkt der Dien-Tetraen-Quotient im Blut. Auf dieser Basis ergibt sich dann ein Bedarf an Linolsäure für den 70 kg schweren Mann nicht von 3 bis 5 g / Tag, wie vielfach angenommen, sondern nur noch von 0,1 bis 0,2 g. Diese Untersuchungsergebnisse findet man in der einschlägigen Literatur nur so gut wie nie erwähnt. Sie sind auch anscheinend niemals nachgeprüft worden.

Der *Food and Nutrition Board der USA* (1974) bezieht sich lediglich auf die Beobachtungen von *Collins, Paulsrud* und *Alfinslater* wenn er sagt: »Untersuchungen an menschlichen Versuchspersonen sowohl wie an Tieren zeigen, daß die Aufnahme von *essentiellen Fettsäuren, die notwendig ist, um einen Mangel zu verhüten,* in der Größenordnung von 1 bis 2 % der Gesamtkalorien liegt. Diese Menge läßt sich in der Kost leicht erreichen«.

Ein Beispiel: Der Gehalt der niederländischen Kost an EFS in den Jahren 1938 bis 1968 ergibt sich aus einer Zusammenstellung von *den Hartog* (1975). Es waren 1947 rund 5 g, 1963 rund 12 g und 1968 rund 20 g. Bei 3000 Tageskalorien entsprechen 5 g EFS 1,6 % der Gesamtkalorien. Ein Bedarf von 1 bis 2 % der Gesamtkalorien wäre also leicht gedeckt, ohne daß man spezielle diätetische Nahrungsmittel, Nährpräparate und Arzneimittel nötig hätte.

4.4 Essentielle Fettsäuren und Cholesterinniveau im Blut

Die Normalhöhe, die statistische Norm des Plasma-Gesamt-Cholesterins eines Kollektivs, ist ein *statistisch ermittelter Durchschnitt* für das Kollektiv, in dem sie und für die Bedingungen unter denen sie ermittelt worden ist. Sie hängt ab vom Alter und Geschlecht der Probanden, von ihrer gewohnten Kost und ihren Lebensformen. Als Normalwert eines Kollektivs mit mitteleuropäischer Kost nennt *Lang* (1979) für 25 bis 29 Jahre alte Männer 125 – 213 – 305, für 40 bis 59 Jahre alte Männer 148 – 242 – 336 mg/100 ml, für 40 bis 59 Jahre alte Männer bei fettarmer Ernährung 125 – 209 – 293 mg/100 ml. (Die mittleren Zahlen geben jeweils den Mittelwert des Normalbereichs, die beiden anderen den Bereich, der durch die zweifache Standardabweichung oder die 2,5 und 97,5 Perzentile bestimmt wird).

Die statistische Norm des Plasmacholesterins repräsentiert den *Ist-Wert* des Kollektivs. Die normative Form hingegen ist etwas ganz anderes: Sie ist ein *Soll-Wert.* Viel Verwirrung entsteht, wenn die beiden Begriffe nicht klar auseinander gehalten werden. Die *normative Norm* gibt nicht *Antwort auf die Frage: Wie hoch ist tatsächlich das Cholesterinniveau? Sie gibt vielmehr Antwort auf die Frage: Wie hoch soll* das Cholesterinniveau sein? Der Sollwert orientiert sich an einem Wertmaßstab. Als Wertmaßstab dient heute zumeist die Häufigkeit ischämischer Herzkrankheiten.

»Während das Blutcholesterin in Nordamerika mit 220 bis 275 mg/dl ein oberes Extrem repräsentiert, glaubt man, ein Cholesterinniveau von 150–160 mg/dl, wie man es in einigen mediterranen Bereichen findet, sei »ideal« für alle Populationen« (*Elliot* 1979).

Eine Gruppe von Sachverständigen der *American Health Foundation* kam im Jahre 1979 zu dem Ergebnis: »Die Epidemiologie zeigt, daß *das Niveau des Gesamtcholesterins im Blut einer Population,* das mit der geringsten Häufigkeit von Fett-Arterienkrankheit und Herzkrankheit einhergeht, im Bereich von i.M. 150 bis 160 mg/dl liegt mit einer Schwankungsbreite für die Population von 100 bis 200 mg/dl. Eine deutliche Reduzierung dieser Krankheiten findet man, gleichzeitig mit Anzeichen von bester Gesundheit, bei Populationen mit Durchschnittswerten von 180 bis 190 und einer Schwankungsbreite von 120 bis 240 mg/dl. Durchschnittswerte über diesen Niveaus sind nicht ideal für die Gesundheit der Population. Individuelle Niveaus über 200 sind nicht ideal für persönliche Gesundheit und persönliches Risiko. Niveaus um 130 bis 140 sind offenbar für Kinder notwendig und möglich, um bei den Erwachsenen-Populationen das erwünschte Niveau zu erzielen.« Eine klinisch-pathologische Arbeitsgruppe stellte bei gleicher Gelegenheit fest, es sei »eine mittlere Höhe des Plasmacholesterinniveaus einer Population von 160 ± 30 mg/dl wünschenswert im Hinblick auf Verhütung von koronarer Herzkrankheit.« Und die Arbeitsgruppe meint, das optimale Niveau sei 150 mg/dl.

Der Stellungnahme der American Health Foundation *fehlt jedoch die tragfähige Grundlage.* Sie stellt fest, in Populationen mit niederem Cholesterinniveau sei die Erkrankungswahrscheinlichkeit an Koronarkrankheiten geringer; man müsse also bestrebt sein, in Populationen mit hohem Cholesterinniveau das Niveau zu senken, um die Erkrankungswahrscheinlichkeit an koronaren Herzkrankheiten zu senken. Mit anderen Worten: Festgestellt wird eine *Korrelation,* behauptet wird eine *Kausalität.* Ein Vorgehen, das zu Ergebnissen führt, die für den Laien eindrucksvoll und überzeugend sein mögen. Es hat nur den Fehler, daß dabei ein Bild gezeichnet wird, das nicht der Wirklichkeit entspricht. *Elliott* (1979) zitiert in diesem Zusammenhang einen Satz von *Rifkind,* dem Leiter der Lipidstoffwechselabteilung am National Heart, Lung a Blood Institute: »Bis heute hat keine Studie tatsächlich gezeigt, daß Cholesterinsenkung von Nutzen ist zur Verhütung von Herzkrankheiten« (*Rifkind* 1975).

Im großen und ganzen liegt das *Cholesterinniveau um so höher,* je *höher der Verzehr* an (polyensäurearmen) *tierischen Fetten* ist (Tab. X u. XI), je höher der Verzehr an Proteinen und Zucker, je größer die Energiezufuhr im Verhältnis zu Muskelarbeit, je tiefer die Umwelttemperatur und, je intensiver die geistige und emotionale Beanspruchung. Vielleicht ist auch das Zigarettenrauchen von Bedeutung und der Ballastgehalt der Kost. »*Die Höhe des Plasmacholesterinspiegels ist die Resultante vieler Stoffwechselreaktionen* . . . Auch aus diesem Grunde haben Plasma-Cholesterinbestimmungen allein einen nur begrenzten Aussagewert . . . Daher ist auch große Vorsicht bei der Bewertung etwaiger diätetischer oder anderweitiger therapeutischer Maßnahmen vonnöten.« (*Lang* 1979).

Die metabolischen Vorgänge, die die Höhe des Plasma-Cholesterinniveaus bestim-

4.4 Essentielle Fettsäuren und Cholesterinniveau im Blut

Tabelle X: Den Blutcholesterinspiegel des Menschen senkende Öle

Öl	Jodzahl	Gesättigte Fettsäuren unter C_{12}	C_{12}-C_{14}	C_{16}-C_{22}	Ins-gesamt	Ungesättigte Fettsäuren Monoen-säuren	Polyen-säuren	Autoren
Maisöl	103–128	0	0	13	13	30	57	1, 2, 7, 9, 10, 19, 23, 24, 27
Safflower-Öl	135–150	0	0	13	13	8	79	1, 2, 3, 4, 5, 6, 7, 14, 20
Sonnen-blumen-Öl	125–140	0	0	10	10	28	62	8, 11, 13, 14, 15, 16, 17
Baumwoll-samen-Öl	102–115	0	0	22	22	35	42	2, 14, 16, 17
Sesam-Öl	103–118	0	0	15	15	38	47	12
Sojaöl	129–143	0	0	13	13	25	62	25
Erdnußöl	80–100	0	0	18	18	60	22	2, 6, 15
Olivenöl	79–90	0	0	19	19	66	15	2, 3, 9, 14, 15, 16, 22
Rapsöl	102	0	2	5	7	68	25	1

(aus Lang 1970)

Tabelle XI: Den Blutcholesterinspiegel des Menschen erhöhende Fette

Fett	Jodzahl	Gesättigte Fettsäuren unter C_{12}	C_{12}-C_{14}	C_{16}-C_{22}	Ins-gesamt	Ungesättigte Fettsäuren Monoen-säuren	Polyen-säuren	Autoren
Maisöl	26–45	7–13	10–15	32–40	58	20–34	3–6	1, 2, 3, 8, 9, 11, 12, 13, 15
Rinderfett	38–50	0	2–6	45–55	47–61	38–50	1–3	1, 8, 11, 20
Schmalz	50–90	0	1–3	25–40	26–43	42–55	6–15	1, 4, 8, 20
Cocosfett	7–10	14–16	62–70	9–13	91	5–8	1–3	1, 13, 20, 21
Kakaobutter	35–40	0	0	51–66	51–66	33–35	9–16	1, 20
Palmkernfett	49–57	6–10	66–70	22–24	85–90	10–18	1–3	1, 20
Hydriertes Cocosfett	1–3	14–16	62–70	12–15	97	3	0	3, 6, 10, 14, 20
Hydriertes Erdnußöl	55	0	0	29	29	70	1	11, 20
Hydriertes Maisöl	58–80	0	0	18–34	18–34	64–70	1–11	5, 15, 20

(aus Lang 1970)

men, liegen außerhalb des hier gegebenen Rahmens. Hier geht es allein um die Frage, wieweit sich *Nahrungscholesterin* und Art und Menge der *Nahrungsfette* auf das Cholesterinniveau des gesunden Menschen auswirken. Viele falschen Vorstellungen beruhen darauf, daß erstens *tierexperimentelle Ergebnisse* mit menschlichen Verhältnissen identifiziert worden sind und zweitens daß die Ergebnisse experimenteller Untersuchungen mit extremen, d.h. *unphysiologischen Nährstoffaufnahmen* auf das Verhalten unter landesüblicher Ernährung übertragen wurden.

Wenn Kaninchen mit 0,4 bis 5,0 mg/kcal Cholesterin gefüttert werden und ihr Plasmacholesterin dabei um 200 bis 3000 % zunimmt, dann ist das im hier gegebenen Rahmen ebensowenig interessant wie die Zunahme des Plasmacholesterins um 3 bis 5 % bei Menschen, die 16 mg/kcal Cholesterin bekommen (*Keys* 1955).

Bei landesüblicher Ernährung liegt in den USA die Cholesterinaufnahme zwischen 130 und 350 mg/1000 kcal, die Unterschiede im Plasmacholesterin betragen rund 9 %. Zu dieser unbestrittenen Tatsache meinte *Keys* schon im Jahre 1965: »Unless the effort is heroic, the change in the serum will be small«. Nach neuesten Untersuchungen unter Alltagsbedingungen ist die Auswirkung des Nahrungscholesterins noch geringer als *Keys* damals glaubte. *Howard* (1977) gab gesunden Männern und Frauen zwei Wochen lang täglich 4 Pint = 4mal 570 g Milch, die 4mal 150 mg Cholesterin und 4mal 21 g Butterfett enthielten. »Das Serumcholesterin sank in beiden Gruppen ... Milch bewirkt nicht die cholesterinsteigernde Wirkung, die die Nahrungsfetthypothese postuliert.« Zulagen von täglich zwei Eiern = 465 mg Cholesterin ändern das Serumcholesterin weder nach fünf Stunden noch nach 54 Tagen (*Kummerow* 1977).

In Experimenten an Tieren und Menschen hat sich gezeigt, daß das *Fettsäuremuster der Nahrungsfette* das Plasmacholesterin beeinflußt in dem Sinne, daß Fette, die vor allen Dingen gesättigte Fettsäuren enthalten, das Niveau heben, und Fette, die reich sind an Polyensäuren, es senken und die Cholesterinausscheidung steigern. (*Lang* 1979). Die Effekte von Rinderfett, Kakaobutter und hydriertem Kokosfett sind jedoch anders, als nach ihrem Fettsäuremuster zu erwarten wäre.

Ein Maß zur *Charakterisierung eines Nahrungsfettes* und seiner Auswirkungen auf das Cholesterinniveau ist der *Quotient P/S* (Polyensäuren / gesättigte Fettsäuren). Der P/S-Quotient beträgt in Butter 0,07, Frauenmilch 0,17, Schweinefett 0,14, Rinderfett 0,19, Hammelfett 0,08, Kokosöl 0,04, Palmöl 0,2, Rüböl 0,3, Olivenöl 0,4, Erdnußöl 1,1, Maisöl 3,9, Sojaöl 3,9, Safföröl 7,6 (nach Angaben von *Lang* 1979).

Keys u.a. haben im Jahre 1959 eine *Formel* angegeben, die es ermöglichen sollte, aus dem Gehalt des Nahrungsfettes an gesättigten, einfach ungesättigten und mehrfach ungesättigten Fettsäuren das Cholesterinniveau im Blut zu errechnen. In Experimenten mit extremen Unterschieden ausgewählten Fettsäuren hat die Formel ihre Aufgabe im allgemeinen erfüllt. Bei der Beurteilung der Auswirkungen von Kostformen außerhalb des Laboratoriums, in denen die Fettsäuren nicht in so extremen Ausmaßen geändert wurden wie in den Experimenten, die Veränderungen sich vielmehr im Rahmen der landesüblichen Kostformen bewegten, versagte die *Keys*sche Formel. Obwohl *Keys* seine Formel mehrfach abgeändert hat, ist sie in der Diätetik heute vergessen.

Die *Unterschiede des Polyensäuregehaltes in den landesüblichen Kostformen* verschiedener Kollektive, vor allen Dingen aber die Unterschiede des gewohnten *individuellen Verzehrs* innerhalb *eines* Kollektivs sind jedoch *sehr viel kleiner als die Unterschiede der experimentell verwendeten Kostformen.*

Die Ergebnisse der Untersuchungen an 4057 erwachsenen Einwohnern der Stadt *Tecumseh,* d.h. an einem größeren nordamerikanischen Kollektiv von Menschen, die unter gleichen äußeren Verhältnissen leben, besagten: »Serumcholesterin- und Triglyzeridwerte standen in *keiner positiven Korrelation zu den ausgewählten Nahrungsbestandteilen«,* d.h. zu Qualität, Quantität oder den Proportionen von Fetten, Kohlenhydraten und Proteinen *(Nichols* 1976). Eine geringe, statistisch signifikante Korrelation fand sich, ähnlich wie in Untersuchungen anderer Autoren, zwischen Fettleibigkeit einerseits, Cholesterin- und Triglyzerid-Niveau andererseits.

Zu den gleichen Ergebnissen wie die Erhebungen in Tecumseh führten ähnliche Erhebungen in *Framingham (Kannel* 1970), die Evans-County-Studie *(Stulb* 1965) und die Israel-Ischemic-Heart-Studie *(Kahn* 1969). »Das durchgehende Fehlen einer Korrelation zwischen der Zusammensetzung der individuellen Kost und dem Cholesterinniveau im Serum, die in allen umfangreichen Ernährungserhebungen mit verschiedenen Methoden in verschiedenen Populationen festgestellt worden ist, beweist, daß andere Faktoren als der Fettverzehr das Cholesterinniveau der Gesamtpopulation bestimmen.« Man hat gemeint, »der Grund für das Fehlen einer Korrelation zwischen Nährstoffverzehr und Serumcholesterin liege in der Homogenität der amerikanischen Kost. Diese Hypothese wird aber durch Tatsachen kaum gestützt. Die Unterschiede im Verzehr von Fett, Zucker und Stärke in der vorliegenden Erhebung waren also so groß, daß biologisch signifikante Beziehungen zum Serumcholesterin hätten erkannt werden müssen« *(Nichols* 1976).

Die Frage, ob gesetzmäßige Beziehungen bestehen zwischen dem Fettsäuregehalt der gewohnten, landesüblichen *Kost verschiedener Kollektive und dem Cholesterinveau im Blut,* ist in einer kaum mehr übersehbaren Fülle angegangen worden.

Man kann ohne Schwierigkeit eine Reihe von Kollektiven in aller Welt so auswählen – und man hat das auch des öfteren getan –, daß mit steigendem Verzehr an gesättigten Fettsäuren das Cholesterinniveau im Plasma ansteigt. Nimmt man aber *ohne* Auslese alle verfügbaren Fettverzehr – Cholesterin-Werte zusammen, dann ist eine hohe *Korrelation nicht mehr nachweisbar.* Bei verschiedenen afrikanischen Negerstämmen beispielsweise besteht eine direkte proportionale Beziehung weder zwischen der absoluten Menge der Linolsäure in der Nahrung und dem Serumcholesterin noch zwischen dem Serumcholesterin und der Menge der Nahrungsfette *(Roels* 1963). Die ostafrikanischen Nomaden leben ausschließlich von Fleisch und Milchprodukten; ihr Cholesterinniveau liegt i.M. bei nur 125 mg/100 ml. Kollektive mit hohem Verzehr von tierischen Fetten und niederem Cholesterinniveau im Blut sind Schweizer Bergbauern, finnische Skiläufer und Rekruten, jugoslawische und tschechische Kollektive. Jedenfalls: *Niederes* Cholesterinniveau findet man auch dort, wo *wenig* Polyensäuren verzehrt werden.

Bestehen bleibt im großen und ganzen eine positive Korrelation zwischen hohem Verzehr an pflanzlichen, d.h. polyensäurereichen Fetten und niederem Cholesterinniveau im Plasma. Die Frage, *wieweit der Korrelation kausale Beziehungen entsprechen,* bleibt dabei völlig offen. Chinesen und Nordamerikaner, Jemeniten und Bundesdeutsche, Philippinos und Massai unterscheiden sich in ihrer Lebensführung gewiß nicht nur dadurch, daß sie verschieden viel Polyensäuren verzehren. Man kommt nicht herum um die Annahme, die Umwelt beeinflusse das Cholesterinniveau nicht nur über Art und Höhe des Fettverzehrs.

Mit *gezielten Veränderungen von Art und Menge der Nahrungsfette* ist häufig die Frage geprüft worden, ob die *Häufigkeit ischämischer* (koronarer) *Herzkrankheiten* auf diese Weise diätetisch beeinflußbar ist. Von den klinischen Ergebnissen wird später die Rede sein. Zunächst geht es um die Frage, wieweit durch solche gezielten Kostveränderungen das Cholesterinniveau im Blut gesunder Menschen beeinflußt werden kann.

Die Frage läßt sich nur eindeutig beantworten, wenn sich die Kostformen vergleichbarer Kollektive *ausschließlich* durch ihren Gehalt an Fett voneinander unterscheiden, nicht auch durch ihren Gehalt an Kalorien, Kohlenhydraten und Proteinen. Auch in ihrer übrigen Lebensführung dürfen sich die verglichenen Kollektive nicht voneinander unterscheiden. Prüft man unter diesem Gesichtspunkt die vorliegenden 15 Berichte (*Glatzel* 1978), die nach Anlage und Durchführung als sachgerecht gelten können, dann zeigt sich: Nur drei Erhebungen erfüllen diese Voraussetzungen und berichten von Senkung des Cholesterinniveaus um etwa 10 % der Ausgangswerte bei langfristiger Umstellung auf fettarme Kost mit erhöhtem P/S-Quotienten. Die Unterschiede der Kostformen hinsichtlich ihres Fettgehaltes, d.h. die Unterschiede zwischen der polyensäurereichen Versuchskost und der landesüblichen Kost als Vergleichskost waren, dem Ziel der Untersuchungen entsprechend, sehr viel größer als die Unterschiede individueller Kostformen im Rahmen eines Kollektivs mit landesüblicher Kost. Der P/S-Quotient als Ausdruck für den relativen Gehalt einer Kost an Polyensäuren und gesättigten Fettsäuren lag in der landesüblichen Vergleichskost bei 0,3 bis 0,4, in den Versuchskostformen zwischen 1,3 und 2,0.

Bemerkenswert ist eine Feststellung von *Morrison* (1960) zur Los Angeles-Studie, in der sich je 50 Koronarkranke teils in landesüblicher Weise, teils cholesterin- und fettarm ernährten: »Eine beträchtliche Zahl von Patienten brauchte ein bis zwei Jahre fettarmer Kost, bevor eine Senkung des Serumcholesterin-Niveaus erkannt wurde. Eine Minderheit von Patienten zeigte *keine* Neigung zu signifikanter Abnahme des Serumcholesterin-Niveaus.«

Bemerkenswert auch, daß wiederholt ein *Wiederanstieg des Cholesterinniveaus nach anfänglichem Absinken* festgestellt wurde – trotz Beibehaltung der Versuchskost. Vielleicht sind die Versuchspersonen ohne Wissen des Versuchsleiters zu ihrer gewohnten fettreich – polyensäureärmeren Kost zurückgekehrt. Vielleicht manifestiert sich hier ein Adaptationsgeschehen im Sinne einer Tendenz zur Beibehaltung des Cholesterinniveaus vor Versuchsbeginn. Eine Adaptation mit umgekehrten Vorzeichen haben wir in eigenen Versuchen feststellen können: Bei Umstellung der Kost von 40 auf 60 % Fettkalorien stieg das Gesamtcholesterinniveau von rund 200 auf rund 300 mg/100 ml, um, langsam sinkend, im Laufe von drei Monaten trotz nachweislich gleichbleibend 60 % Fettkalorien das Ausgangsniveau von 200 mg/100 ml wieder zu erreichen. Man muß also damit rechnen, daß selbst massive Änderungen des Cholesterinniveaus infolge von Umstellungen im Fettgehalt der Kost nur *vorübergehender Natur* sind und sich nicht durchsetzen gegen eine Tendenz, das Niveau auf eine kostunabhängige Höhe einzustellen. Die Beobachtung lehrt aber auch, daß vermutlich manche Untersuchung zu kurzfristig war, d.h. abgebrochen worden ist, bevor diese »Adaptationstendenz« sich deutlich manifestieren konnte.

Im Plasma sind *Cholesterin und andere Lipide an verschiedene Proteine gebunden.* Die physikalischen und chemischen Eigenschaften der Blutlipoproteine sind bestimmt durch ihre spezifische Zusammensetzung. Die unterschiedliche Dichte ermöglicht die Gliederung in Chylomikronen, Very-Low-Density-Lipoproteins (VLDL), Low-Density-Lipoproteins (LDL) und High-Density-Lipoproteins (HDL). Sie enthalten 5 %, 15 %, 42 % und 20 % Cholesterin.

Bis heute liegen nicht genug methodisch einwandfreie Untersuchungen vor zur Frage der Zu- und Abnahme des *Cholesteringehalts der speziellen Lipoproteinfraktionen unter dem Einfluß der Ernährung,* um etwas Abschließendes sagen zu können.

Zwei gleichwertige Gruppen von je 23 Männern, die *Hjerman* u.a. (1979) untersuchten, unterschieden sich im Gehalt ihrer Kost an Gesamtfetten, gesättigtem Fett, Verhältnis Polyensäuren zu gesättigten Fettsäuren, Kohlenhydraten und Zucker (69,7–114,2 g, 20,4–47,3 g, 1,01–0,39, 292,2–226,2 g, 47,1–37,1 g), hinsichtlich Zigarettenrauchen und körperlicher Aktivität waren keine Unterschiede. Nach vier Jahren polyensäurereicher Versuchskost lag das HDL-Cholesterin *höher,* Gesamtcholesterin, LDL-Cholesterin, Triglyzeride, Harnsäure und Körpergewicht lagen tiefer. »Obwohl man angenommen hat, hohes HDL-Cholesterin schütze gegen koronare Herzkrankheit, wissen wir nicht, ob ein Anstieg des HDL-Cholesterins das Risiko koronarer Herzkrankheit vermindert. Kostbedingte Veränderungen des HDL-Cholesterins sollte man heute als Kovariable in einer Reihe biologischer Veränderungen ansehen, die vor sich gehen, wenn auf eine lipidsenkende Kost umgestellt wird.«

Huelley u.a. (1979) haben bei 1084 Männern zwei Jahre lang die Cholesterinaufnahme auf weniger als 300 mg/ Tag reduziert. Das Gesamtfett machte 30 bis 35 % der Kalorien aus, davon waren 10 % gesättigte und 10 % hochungesättigte Fette. Bei hoher Standardabweichung war das HDL-Plasmacholesterin *nicht* angestiegen. Schließlich haben *Falko* u.a. (1979) 13 Patienten mit Hyperproteinämie Typ III cholesterinarm und mit einem P/S-Verhältnis von 2/1 mindestens zwei bis drei Monate lang ernährt. Plasmacholesterin und -Triglyzeride nahmen ab, die HDL-Lipoproteine *nahmen zu.* Untersuchungen der Beziehungen zwischen den Fraktionen der Lipoproteine im Plasma und dem Fettverzehr haben auch *Stange* (1975) und *Shepherd* (1978) unternommen.

Die American Health Foundation (1979) meint, das LDL-Cholesterin sei der Wert, der am besten das Risiko einer Population für Herzkrankheit widerspiegele, während in Überflußgesellschaften die Werte von LDL und HDL oder ihr Verhältnis zueinander am besten das *individuelle Risiko* angeben.« »Die Summe von VLDL + LDL + HDL sollte am besten unter 100 mg/DL liegen.«

Bei der Beurteilung aller Kostformen, die mit Veränderungen von Art und Menge der Fette einhergehen, darf man nicht außer acht lassen, daß mögliche Effekte auf Kostveränderung beruhen, die mit den Fettveränderungen *verbunden,* nicht aber durch diese *verursacht* sind.

Das *Cholesterinniveau sinkt* z.B. auch schon bei Übergang auf faserreiche Kost. Blutcholesterinsenkend, jedenfalls kurzfristig blutcholesterinsenkend, sind z.B. Hülsenfrüchte, Sojaproteine, Grünalgen u.a.m. Kurzfristig erhöhend wirkt Saccharose. Auch die Intensität körperlicher und psychischer Belastung spielt dabei mit.

4.5 Risikofaktor Hypercholesterinämie
Kausale und symptomatische Therapie

Ein *Risikofaktor* ist ein biochemischer, biologischer oder verhaltensphysiologischer Parameter, der überdurchschnittlich hohe Gefährdung anzeigt. Risikofaktor kann ein Umweltfaktor sein, ein körpereigenes Symptom oder ein Verhaltensmuster. Beispiele: Die Umwelttemperatur ist ein Risikofaktor für die Entstehung von Erfrierungen, hoher arterieller Druck ein Risikofaktor für Hirnblutung, Zigarettenrauchen ein Risikofaktor für Bronchialkarzinom, hohes Cholesterinniveau im Blutplasma ein Risikofaktor für die Entstehung ischämischer Herzkrankheiten.

»*Der Begriff des Risikofaktors ist aber nur sinnvoll verwendbar bei Langzeitbeobachtungen.* Er meint in diesem Falle das kalkulierbare Risiko einer Person mit einem bestimmten Charakteristikum (z.B. Zigarettenrauchen, erhöhter Blutdruck), in einem definierten Zeitraum von einer bestimmten Krankheit befallen zu werden. Besteht zwischen diesem Risiko und dem Risiko einer Person ohne Charakteristikum ein statistisch signifikanter Unterschied, so bezeichnet man das Charakteristikum als Risikofaktor« (*Pflanz* 1973).

Mit der Beseitigung des Risikofaktors – Kälte, Zigarettenrauchen, Vielessen, Hypertonie – sinkt das Erkrankungsrisiko, wenn der Risikofaktor *als solcher pathogen* ist. Mit der Beseitigung des hohen Cholesterinniveaus, so könnte man schließen, sinkt das Erkrankungsrisiko an ischämischer Herzkrankheit. Die Erfahrung hat jedoch gezeigt: Die Beseitigung eines hohen Cholesterinniveaus hat keineswegs eine Senkung des Erkrankungsrisikos an ischämischer Herzkrankheit zur Folge.

Übereinstimmende Ergebnisse amerikanischer Forschungsgruppen (Coronary Drug Res. Project 1973; 18341 Männer im Alter von 30 bis 64, i.M. von 52 Jahren) erweisen, daß man mit Hilfe von Medikamenten ein hohes Cholesterinniveau wohl senken, die *Überlebensaussichten* von Männern, die einen Herzinfarkt überstanden haben, dadurch aber *nicht* erhöhen kann. Die Beseitigung des Risikofaktors Hypercholesterinämie beseitigt demnach ein *Symptom, das kausalpathogenetisch irrelevant ist.* Der Risikofaktor Hypercholesterinämie ist lediglich ein *Indikator* eines pathogenetischen, zu ischämischer Herzkrankheit führenden Geschehens, das wir zunächst nicht kennen, das durch Beseitigung eben dieses Indikators aber nicht beeinflußt, geschweige denn beseitigt wird. Die Hypohypercholesterinämie als solche ist ein subjektiv und objektiv offensichtlich belangloses Symptom. Die Konsequenz für die Therapie: Maßnahmen, die sich lediglich auf Beseitigung des Symptoms Hypercholesterinämie richten und darin das Kriterium ihres Erfolges sehen, sind nutzlos.

Nicht immer aber ist symptomatische Therapie gleichbedeutend mit überflüssiger Therapie. *Symptomatische Therapie ist angezeigt, wenn die Bekämpfung des Symptoms als solches erstrebenswert* ist, weil es Beschwerden oder Gefährdung bedeutet. So ist die Bekämpfung des hohen Blutdruckniveaus bei essentieller Hypertonie angezeigt, weil eine Niveausenkung Beseitigung von Beschwerden und Minderung der Gefährdung zur Folge hat, Bekämpfung der Kopfschmerzen bei Hirntumoren ist angezeigt, weil sie dem Kranken seinen Zustand erleichtert, Bekämpfung des Fiebers beim Typhuskranken ist angezeigt, weil der fieberfreie Kranke besser durchatmet. In keinem Fall wird dadurch die Krankheits*ursache* beeinflußt: weder die zentrale Fehlsteuerung der Blutdruckregulation noch das Wachstum des Tumors noch die Typhusinfektion. Kausal wäre in diesen Fällen die Regulierung der unbekannten Fehlsteuerung, die chirurgische Entfernung des Hirntumors und die Behandlung der Typhusinfektion mit Chloromyzetin. Angezeigt ist symptomatische Therapie in Gestalt einer Senkung der Hypercholesterinämie durch Reduzierung der Cholesterinzufuhr und hohen Anteil der Polyensäuren an den Nahrungsfetten auch bei endogener Hyperlipoproteinämie Typ II und III, weil gleichzeitig mit der Reduzierung des Cholesterinniveaus zwar nicht die unbekannten Stoffwechselstörungen, aber unerwünschte Krankheitserscheinungen: Xanthome, Atheromathose von Aorta und großen Gefäßen *beseitigt werden*. Eine kausale Therapie – die ideale Form einer Therapie – dieser Hyperlipoproteinämie ist nicht möglich, weil wir die metabolischen Entgleisungen, die dem Krankheitszustand zugrunde liegen, nicht kennen, geschweige denn die Möglichkeit haben, sie zu normalisieren.

4.6 EFS und ischämische Herzkrankheiten (IHK)

Hohes Cholesterinniveau im Blut läßt sich durch höhere Aufnahme von Polyensäuren und geringere Aufnahme von gesättigten Fettsäuren vorübergehend senken (s.o.). *Senkung des Cholesterinniveaus* als solches ist aber *nicht* gleichbedeutend mit Senkung der Häufigkeit von IHK. Von größter Tragweite ist daher die Frage, ob der Fettgehalt der Kost, insbesondere der Polyensäuregehalt, für die *Häufigkeit von IHK* bestimmend ist.

Zuvor einige Worte zu oft gebrauchten *Begriffen*, weil so viele Mißverständnisse auf unklarer und falscher Verwendung definierter Begriffe beruhen. *Herzinfarkt:* Klinisches Zustandsbild, dem morphologisch ein Bereich unzureichender Blutversorgung des Herzmuskels entspricht. *Koronarkrankheit:* Klinisches Krankheitsbild, das als Ausdruck krankhafter Veränderungen der Koronargefäße aufgefaßt wird; den Beweis für die Existenz koronarer Veränderungen können allein Arteriographie und Autopsie liefern. Die Begriffe *Angina pectoris* und *Stenokardie* bezeichnen einen Beschwerdenkomplex, ein subjektives Syndrom, auf der Basis unzureichender Blutversorgung des Herzmuskels. Die klinische Erfahrung hat gezeigt, daß die Blutversorgung des Herzens unzureichend sein und stenokardische Beschwerden verursachen kann, *ohne* daß die Koronargefäße überdurchschnittlich stark verändert und eingeengt sind und *ohne* daß es zum Infarkt kommt. Die klinische Erfahrung hat auch gezeigt, daß ein Herzinfarkt ohne die charakteristischen Beschwerden verlaufen kann, als »stummer« Infarkt. Wenn man mit der klinischen Bezeichnung nichts Unbewiesenes vorweg nehmen will, spricht man heute von *ischämischer Herzkrankheit* (IHK).

Die Frage lautet also: *Bestehen pathogenetische Beziehungen zwischen der Häufigkeit von IHK und dem Polyensäuregehalt der Kost?* Die Antwort geben epidemiologische und klinische Beobachtungen.

4.6.1 Epidemiologische Beobachtungen (*Glatzel* 1976, 1978)

Die Epidemiologie kann grundsätzlich nur *Korrelationen, aber* keine *kausalen Beziehungen* aufzeigen. Eine unerschöpfliche Quelle von Mißverständnissen und Fehldeutungen sind Verwechslungen von Korrelation und Kausalität.

Schwierigkeiten und Fehlerquellen epidemiologischer Erhebungen liegen in der *Diagnostik,* in der *Erfassung* aller Probanden eines Kollektivs und in der *Ermittlung des Nahrungsverzehrs.* Die sachgerechte Auswertung wird bestimmt durch die Qualität des *statistischen Zahlenmaterials* (Häufigkeit und Häufigkeitsunterschiede, Korrelationen). Danach ist es nicht verwunderlich, daß die Ergebnisse der vorliegenden epidemiologischen Erhebungen in ihrem Erkenntniswert sehr unterschiedlich sind.

Die epidemiologische Erhebung vergleicht das Verhalten verschiedener Kollektive im gleichen Zeitraum und das Verhalten gleicher Kollektive zu verschiedenen Zeiten.

Im großen und ganzen kann man sagen, daß die *Mortalität* und *Morbidität* an IHK um so höher liegt, je größer der Verzehr einer Population an tierischen Fetten, Proteinen und Zucker ist, je größer die Energiezufuhr im Verhältnis zu Muskelarbeit, je tiefer die Umwelttemperatur und je stärker die äußeren Lebensformen durch die westliche Kultur geprägt sind. Ob die Zahl der täglichen Mahlzeiten und der Fasergehalt der Kost eine Rolle spielt, ist fraglich. Die pathogene Bedeutung der Einzelfaktoren läßt sich auf der Grundlage der epidemiologischen Erhebungen nicht beurteilen. Selbst Regeln ohne Ausnahme und höchstmögliche Korrelationen sind keine Beweise für kausale Beziehungen.

Ein anschauliches *Beispiel* dafür, *welche Irrtümer entstehen wenn Korrelation und*

Kausalität verwechselt werden, ist eine 1977 erschienene Veröffentlichung belgischer Autoren (*Joossens*). Aufgrund ihrer Erhebungen stellten sie fest: Im nördlichen Belgien hat der Margarineverzehr zugenommen, der Butterverzehr abgenommen. Abgenommen haben dort in den letzten zehn Jahren auch Serumcholesterinniveau, Koronarmorbidität und -mortalität. »Es wird der Schluß gezogen, die Nahrungsgewohnheiten einer Population könnten mit großem Nutzen geändert werden ... Unsere Befunde lassen die Berechtigung von Kampagnen zur Förderung des Butterverzehrs bezweifeln.« Soviel sich den Daten entnehmen läßt sind die Untersuchungen sachgerecht angelegt und durchgeführt worden: Bei den Ergebnissen fällt auf, daß in Limburg (Norden) und in Luxemburg (Süden) die Mortalität gleich hoch liegt, obwohl der Butterverzehr in Luxemburg etwa 4 mal so hoch ist wie in Limburg. Über diese Tatsache, die ihrer Theorie widerspricht, gehen die Autoren stillschweigend hinweg.

Wenn die Schlußfolgerungen nicht überzeugen, dann liegt das nicht an der *Methodik*, sondern an der *Logik*. Der Schluß: Hoher Butterverzehr, hohe Prävalenz von IHK, folglich ist die Butter Ursache von IHK, ist von gleicher Qualität wie der Schluß: Abnehmende Storchenzahl, abnehmende Prävalenz der Geburten, folglich sind die Störche die Ursache der Geburten. »Man denke daran, sagt *Koller* (1973), daß alle im Zeitverlauf ansteigenden oder abfallenden statistischen Größen (z.B. Einkommen, Preise, Urlaubsreisen, Herzinfarkte, Flugzeugverkehr, Streckenlänge der Autobahnen, Zigaretten- und Alkoholverbrauch, Selbstbedienungsgeschäfte, Lungentuberkulose, Fettverzehr) eine hohe Korrelation untereinander aufweisen, ohne daß daraus auf kausale Zusammenhänge geschlossen werden darf.« Das »Man denke daran« für die belgischen Autoren besagt: Flamen und Wallonen sind ethnisch verschieden und verschieden in ihrer Einkommenshöhe (und im Altersaufbau?); der flämische Norden ist vorwiegend landwirtschaftlich genutzt, der wallonische Süden dicht besiedeltes Bergbau- und Industriegebiet. Die Kohleförderung in diesem Gebiet »sank um 90 %, die Zahl der Kumpel um 91 %, das Pro-Kopf-Einkommen 1955 noch 5 mal so hoch wie das eines Süditalieners, erreicht nur noch knapp das Doppelte. Belgiens Südregion Wallonien, einst Quelle von Reichtum und Macht, ist ein Notstandsgebiet geworden, das verfällt (*Besser* dem Erdboden ... 1978). Ist den belgischen Autoren tatsächlich unbekannt geblieben, daß soziale Situation und IHK in enger Beziehung zueinander stehen?.

Alle epidemiologischen Erhebungen sind mit *spezifischen Fehlermöglichkeiten* behaftet.

Die Angaben über die Zahl der IHK stützen sich zumeist auf die *Totenscheindiagnosen*. Die Totenscheindiagnosen sind indes mit großen Unsicherheitsfaktoren behaftet, selbst in den westlichen Industrieländern mit hoher Arztdichte.

Mit Unsicherheitsfaktoren behaftet sind auch die Angaben über die *Höhe des Fettverzehrs*. In *Haushaltsaufzeichnungen* läßt sich der Verzehr von Kollektiven begrenzten Umfangs bestenfalls einigermaßen verläßlich ermitteln. Die Angaben über den *Verzehr großer Kollektive*, ganzer Völker, beruhen auf Mittelwerten, die aus Produktion und Import – Export berechnet werden. Niemand weiß genau, wieviel Nahrungsmittel verdorben sind, wie groß die Küchen- und Tellerabfälle waren.

»Einer der häufigsten Interpretationsfehler in der Epidemiologie ist der sogenannte *ökologische Trugschluß* (ecological fallacy). Darunter versteht man die Interpretation von ökologischen Korrelationen in der Weise, als sei die Korrelation bei Individuen festgestellt worden. Fast alle globalen Interpretationen von Krankheiten (Herstellung von Zusammenhängen mit Zivilisation, mit moderner Ernährung, mit sexueller Repression, mit kapitalistischer Wirtschaftsordnung usw.) beruhen auf diesem ökologischen Trugschluß ... Das Wesentliche läßt sich so zusammenfassen, daß *ökologische Korrelationen im allgemeinen nicht individuelle Korrelationen widerspiegeln*« (*Pflanz* 1973).

Im Fall der IHK fällt epidemiologisch noch ein anderer Gesichtspunkt ins Gewicht. »Sehr wahrscheinlich ist es, daß auch die zunehmende statistische, vielleicht aber nicht reale Häufigkeit der diagnostizierten und behandelten Herz- und Kreislaufkranken mit der zunehmenden Zahl der Ärzte und der Krankenhausbetten zusammenhängt. Der bekannte amerikanische Kardiologe *Master* (1960) glaubt, daß in den amerikanischen Großstädten mit zunehmender Arztdichte auch die Zahl der statistisch erfaßten Koronarinfarkte zunimmt. Obwohl diese Zusammenhänge zwar statistisch überzeugend, aber doch im ganzen sehr kompliziert sind, mag *Master* durchaus etwas Richtiges gesehen haben« (*Pflanz* 1975).

Von der regelhaften Zuordnung von IHK und tierfettreicher Ernährung gibt es viele gut dokumentierte Ausnahmen. Kollektive mit hohem Verzehr von tierischen Fetten und niederer Mortalität und Morbidität an IHK und Kollektive mit niedrigem Verzehr von tierischen Fetten und hoher Mortalität und Morbidität an IHK. Zu der ersten Gruppe gehören die primitiv lebenden Eskimos, jemenitische Juden, ostafrikanische Nomaden, US-Neger usw., zu der zweiten Gruppe Benediktiner und Trappisten, Iren in Irland und USA, Einwohner der Bundesrepublik Deutschland vor und nach dem Kriege u.v.a. (*Glatzel* 1978). In den USA hat sich der Verzehr von EFS in den letzten 30 Jahren verdreifacht – die Mortalität an IHK aber hat in diesen 30 Jahren nicht abgenommen (*Pinkney* 1973).

Auf einer frühen Stufe epidemiologischer Argumentation werden zur Interpretation von Individualdaten Angaben herangezogen, die sich auf größere räumliche oder zeitliche Einheiten beziehen oder Individualdaten, die durch andere Untersuchungen gewonnen wurden. »Auf dieser Stufe befindet sich bisher noch die Hypothese, daß der Herzinfarkt mit der Ernährung zu tun habe. *Aus solchen Daten und Interpretationsbeweisen dürfen keine kausalen Schlüsse abgeleitet werden*« (*Pflanz* 1973).

In neuester Zeit hat die in Edinburgh, Stockholm, Prag und Budapest durchgeführte Clofibrat-Studie die Diskussionen wieder angeregt: Serumcholesterinwerte wie HDL-Cholesterin liegen in Edinburgh und Stockholm bei den 40 Jahre alten Männern etwa gleich tief, die Mortalität an IHK ist aber in Edinburgh dreimal so groß wie in Stockholm (*Oliver* 1978).

Eine Sammlung von Umfrageergebnissen bei 211 Wissenschaftlern (Epidemiologen, Ernährungsphysiologen, Genetikern) hat *Norum* (1978) zusammengestellt.

4.6.2 Klinische Beobachtungen

Die methodischen Voraussetzungen vergleichender Untersuchungen von Krankheitshäufigkeit und Ernährung beziehen sich auf die Diagnostik, die lückenlose Erfassung der Kollektive, die Gleichwertigkeit von Versuchskollektiv und Kontrollkollektiv (matched groups), die Berücksichtigung der Ausfälle (drop outs), die Feststellung des Verzehrs, die Einhaltung der Versuchsbedingungen, die Anlage der Erhebungen als Blindversuch und die sachgerechte statistische Auswertung der Ergebnisse.

Die *klinischen Beobachtungen,* über die in der Literatur berichtet worden ist, sind in ihrer Fragestellung teils *prospektiv* teils *retrospektiv*. Die einen gehen vom Gesunden aus, die anderen vom ischämisch Herzkranken. Ich habe an anderer Stelle die Ergebnisse aller nennenswerten Untersuchungen dieser Art, die bis heute veröffentlicht worden sind, zusammengestellt und kritisch betrachtet (*Glatzel* 1978). Kurz zusammengefaßt ergibt sich folgendes:

Von den 15 Arbeitsgruppen, die sich mit der *Frage prophylaktischer Effekte fettarm - polyensäurereicher Kostformen* bei IHK befaßten, kamen neun zu dem Ergebnis, solche Kostformen seien *wirkungslos*. Die Schlußfolgerungen, die die übrigen sechs Gruppen aus ihren Beobachtungen zogen, wonach eine Prophylaxe möglich sei, sind wegen wesentlicher Mängel in Versuchsanordnung und -auswertung nicht überzeugend.

Von den 13 Arbeitsgruppen, die sich mit der Frage *therapeutischer Effekte fettarm-polyensäurereicher Kostformen* bei IHK befaßten, kamen neun zu dem Ergebnis, solche Kostformen seien *wirkungslos*. Die Schlußfolgerungen, die die übrigen vier Gruppen aus ihren Beobachtungen zogen, wonach eine wirkungsvolle Therapie möglich sei, sind wegen wesentlicher Mängel von Versuchsanordnung und -auswertung nicht überzeugend. Zu den Untersuchungen dieser Arbeitsgruppe kommen noch die im Jahre 1979 veröffentlichten Untersuchungsergebnisse von *Woodhill* u.a. Sie ergaben: Die Überlebensrate ist bei freier Kost signifikant besser als bei polyensäurereicher Kost.

Bei kritischer Durchsicht der bis heute vorliegenden Untersuchungsergebnisse stellt sich somit heraus: *Weder für prophylaktische noch für therapeutische Effekte einer polyensäurereichen Kost gibt es überzeugende Beweise.* Viele englische und amerikanische Ärzte und Forscher vertreten heute ganz entschieden diese Auffassung. Eine der neuesten Äußerung stammt von dem englischen Kardiologen *Mc Michael* und ist Ende 1979 erschienen: »Es ist nicht notwendig, daß die Leute die Art ihres Nahrungsfettes ändern und zugunsten der Margarine verschieben. Verschiedene Faktoren, die mit Pflanzenölen verbunden sind, können bestimmt mehr Schaden anrichten als die natürlichen tierischen Fette und das Milchfett, die im Übermaß nachweislich viel mehr harmlose Ablagerungen in den Blutgefäßen entstehen lassen. Die Zeit ist gekommen, jede nennenswerte Veränderung zugunsten der Polyensäure-Fette in der Kost zu *vermeiden*, weil eine solche Veränderung Koronarkrankheiten nicht verhüten wird, möglicherweise aber andere schädliche Auswirkungen auf Herz und Kreislauf haben kann«.

4.6.3 Hypercholesterinämie und ischämische Herzkrankheiten (IHK) als psychosomatische Phänomene

Hypercholesterinämie ist ein *Risikofaktor* für IHK. Medikamentös erzielte Senkungen des erhöhten Cholesterinniveaus mindern aber nicht das Erkrankungsrisiko. Das hohe Cholesterinniveau ist demnach als solches nicht pathogen. Es ist ein *Indikator für* einen pathogenen Prozeß. Dieser pathogene Prozeß könnte eine Folge polyensäurearmer Ernährung sein. Experimentelle und klinische Erfahrungen haben indessen erwiesen, daß bei Umstellung der Ernährung von polyensäurearm auf polyensäurereich die Erkrankungswahrscheinlichkeit nicht abnimmt.

Als *Risikofaktor* gilt auch starkes Zigarettenrauchen. Neuerdings haben das *Puska* u.a. (1979) für Nordkarelien wiederum bestätigt. Als Folge einer Aufklärungsaktion ging von 1972 bis 1977 bei den Männern der »amount of smoking« um 9,8 % signifikant zurück. Das Cholesterinniveau im Plasma fiel bei den Männern signifikant um 11,1, bei den Frauen nicht signifikant um 3,0 mg/100 ml. Die Senkung des Blutdrucks – auch *Hypertonie* ist ein Risikofaktor – betrug bei den Männern signifikant 5,3, bei den Frauen signifikant 7,2 mg Hg. Erhöhte Blutdruckwerte sanken um 43,5 und 48,5 %, das *Erkrankungsrisiko an IHK sank bei den Männern* signifikant um 17,4 bei den Frauen signifikant um 11,5 %. Ob sich gleichzeitig auch die Eßgewohnheiten veränderten, ist nicht bekannt. Die Ergebnisse der Erhebung sind »not yet available«. So unstreitig Zigarettenrauchen und Hypertonie Risikofaktoren von IHK sind, so unstreitig ist es, daß sie *nicht das Wesen des pathogenen Geschehens* ausmachen.

Unter diesem Aspekt gewinnen Beobachtungen an Bedeutung, die *Friedmann, Rosenman* und *Carroll* im Jahre 1958 veröffentlicht haben. Die Autoren bestimmten bei 40 Buchhaltern zweimal wöchentlich das Cholesterin im Plasma und einmal monatlich die Blutgerinnungszeit, um die *Auswirkungen von »sozioökonomischem Streß«* zu erfassen. Buchhalter wurden ausgesucht »wegen der plötzlichen und ausgeprägten phasischen Schwankungen in ihrer Arbeitsbelastung, denen sie infolge verschiedener Termine des Steuerkalenders ausgesetzt sind.« Es zeigte sich: »starke Arbeitsbelastung oder anderweitige ungewöhnliche emotionale Spannungen gehen mit plötzlichem, oft beträchtlichem Anstieg des Serumcholesterins und deutlicher Beschleunigung der Blutgerinnungszeit einher.« Ähnlich verhielten sich, unabhängig von ihrer gewohnten Ernährungsweise, Studenten vor und nach dem Examen, fliegendes und bodenständiges Luftwaffenpersonal. Im Anschluß an diese Feststellungen entwickelten *Friedman* u.a. 1960 einen psychophysiologischen Test, um ein spezifisches Verhaltensmuster zu erfassen, das mit hoher Inzidenz von IHK einhergeht und von dem sie glaubten, daß er bei Reihenuntersuchungen dazu beitragen könne, Persönlichkeiten herauszufinden »die disponiert sind zu hohem Cholesterinniveau, verkürzter Gerinnungszeit, Arcus senilis und koronarer Herzkrankheit.«

In den vergangenen 20 Jahren ist auf diesem Gebiet viel Forschungsarbeit geleistet worden. Eine Zusammenfassung des Standes der Dinge gibt das von *Dembrowski* u.a. 1978 herausgegebene Werk: »Coronary-Prone Behavior« (s. a. *Siegrist* 1980).

4.6 EFS und ischämische Herzkrankheiten (i.H.)

Der *Persönlichkeitstypus, der den Kranken mit IHK kennzeichnet* und *Typus A* genannt worden ist, wird geschildert als energisch und konkurrenzbewußt, zielstrebig, ehrgeizig, auf Macht und Prestige bedacht. Es stellte sich heraus, »daß die meisten von unseren Koronarkranken unter 60 Jahren eine spezifische Kombination von Verhaltensmerkmalen aufwiesen.« Häufig besteht sein Konflikt im Widerstreit seiner Bestrebungen, innerhalb kurzer Zeit möglichst viel zu erreichen und dem Widerstand anderer Menschen und Dinge. Der Typus A-Mensch will ebensoviel oder mehr leisten als andere und in immer kürzerer Zeit. »*Die heutige Umweltsituation, die eng verbunden ist mit der Inzidenz von koronaren Herzkrankheiten, begünstigt ganz allgemein das Typus A-Verhalten*, weil sie allen denjenigen spezielle Vorteile bietet, die schnell und aggressiv leistungsfähig sind.«

Man findet den Persönlichkeitstyp A vor allen Dingen bei *männlichen Angestellten im Alter zwischen 25 und 65 Jahren* mit mindestens achtjähriger Ausbildung, weniger häufig bei Hausfrauen, Studenten, Pensionären und kleinen Selbständigen mit tieferem Bildungsniveau. Der Persönlichkeitstypus wird, wie *Brand* (1978) aus einer kritischen Literaturübersicht schließt, »wirksam vor allen Dingen auf nicht traditionellen Wegen über die bekannten Risikofaktoren und hat zur Folge, daß das Koronarkrankheitsrisiko auf etwa das 1,97 fache ansteigt«. (Der 95 % Vertrauensbereich dieses Multiplikationsfaktors liegt zwischen 1,49 und 2,62;).

Der Typus A kommt in etwa gleicher Häufigkeit in Belgien und in den USA vor, seltener in Japan und auf Hawaii. Er ist ein »*internationaler Risikofaktor*« (*Zyzanski* 1978). Systematische Untersuchungen gibt es aber noch so gut wie gar nicht.

Der Typus ist nicht mit höherem Sterblichkeitsrisiko an anderen Krankheiten gekoppelt. Eine hohe Korrelation besteht jeweils zwischen einigen Typus A-Maßen und der Schwere der *Atherosklerose*. »Ein Weg, über den der Typus A das Risiko von Koronarkrankheit erhöht, kann seine Verknüpfung mit überdurchschnittlich häufiger Bildung atherosklerotischer Plaques sein«.

Seltener als der Typus A ist der *Typus B*. Und noch seltener sind Menschen, die Züge beider Typen erkennen lassen. Dem Typus B eigen sind Wesenszüge, die man stärker ausgeprägt und häufiger bei Typus A auch findet. »Stellt man sich unter einem Typus B-Menschen einen mit normaler Körpertemperatur vor, dann ist der Typus A-Mensch ein Mensch, der Fieber hat«. »Der Typus B-Mensch steht nicht im ständigen Kampf gegen die Zeit, obwohl auch er gelegentlich einen Zeitdruck empfindet; er ist nicht übermäßig konkurrenzbewußt und während er sich bestimmte Ambitionen zueigen macht, verfolgt er seine Ziele auf relativ wenig aggressive Weise« (*Rosenman* 1978).

Im Rahmen des gegebenen Themas interessieren die *Beziehungen zwischen den spezifischen Verhaltensweisen und den physiologischen Funktionen* (*Williams* 1978). Zu den physiologischen Funktionen gehören *kardiovaskuläre Erscheinungen:* Erhöhtes Schlagvolumen, aktive Gefäßerweiterung der Muskulatur bei Abwehrverhalten auf der einen Seite, erhöhter peripherer Widerstand und aktive Muskelkontraktion bei angespannter Beobachtung der Umwelt auf der anderen. Psychomotorisch reagieren Typus A und B verschieden. »*Spezifische Verhaltensformen*, die bei bestimmten Individuen extreme Ausprägungen erreichen, *gehen einher mit neuroendokrinen, metabolischen und kardiovaskulären Erscheinungen.* Diese spielen möglicherweise eine Rolle in der Atherogenese 1. Endothelschaden infolge hämodynamischer Störungen, zirkulierender Lipidsubstanzen und Plättchenaggregation, 2. Vermehrung der glatten Muskulatur und fortschreitender Schädigung durch ständige Endothelverletzung, Anhäufung von Lipidsubstanzen und lokale Effekte hormonaler und humoraler Faktoren und 3. Komplikationen durch Endothelruptur und Thrombose infolge hämodynamischer Störungen, Plättchenaggregation und Thrombose. Durchblutungsstörungen durch Arterienkrankheiten vermindern die Versorgung des Myokards mit O_2 und anderen Substanzen in einer Situation erhöhten Bedarfs die Herzarbeit. Kurzfristige Beanspruchungen der Herzarbeit werden intensiviert durch Erhöhung von Blutdruck, Schlagvolumen und Schlagfrequenz, der keine Erhöhung der Koronardurchblutung entspricht. Die unmittelbare Folge können Myokardinfarkt, Herzarrhythmien und möglicherweise plötzlicher Tod sein« (*Williams* 1978).

Alles in allem: *Die Auffassung, die Pathogenese der IHK sei dadurch gekennzeichnet, daß Menschen bestimmter Wesensart in bestimmte Umweltsituationen geraten und dann in spezifischer Weise psychosomatisch reagieren,* ist heute weithin anerkannt. Sie trifft sich mit den Auffassungen der Ärzte des 19. Jahrhunderts, die in der Angina pectoris eine psychogene Krankheit sahen. Die ärztlichen Erfahrungen haben die Überzeugung von der Psychogenese der IHK auch in Zeiten einer rein naturwissenschaftlich orientierten Medizin nicht ganz in Vergessenheit geraten lassen. *In diesem pathogenetischen Modell hat die Ernährung keinen Platz.* Die Hypercholesterinämie dieser Menschen ist kein Ausdruck fettreich-polyensäurearmer Ernährung, sondern spezifischer psychischer Belastungssituationen. Prophylaxe und Therapie der IHK müssen deshalb andere Wege gehen als die der Diätetik (*Gentry* 1978).

Aus der Sicht der Persönlichkeitsstruktur ist vielleicht bemerkenswert, daß bei Kranken mit IHK nicht selten *Hyperurikämie* gefunden wird (*Aronow* 1973). Von den Korrelationen zwischen Hyperurikämie und Persönlichkeitsstruktur war schon auf Seite 51 die Rede.

Den Stand des gesicherten Wissens von den Beziehungen zwischen IHK und Ernährung hat in neuester Zeit *Werkö* (1979) klar und überzeugend dargestellt.

Der Rückgang der *Mortalität* an Herz- und Gefäßkrankheiten in den mageren Kriegsjahren ging in Schweden nicht nur mit geringerem Eiweiß- und *Butterverzehr* einher, sondern auch mit Rationierung von Zigaretten und Benzin. In den 40er Jahren wurden außerdem die Totenscheine in rund 20 % der Fälle nicht von Ärzten ausgestellt. Der gesamte Fettverzehr schwankte in den USA zwischen 1935 und 1947 um 30 kg / Kopf / Jahr bei steigender Sterblichkeit an Atherosklerose von 60 auf 120/100000 Einwohner. In Schweden schwankte der Fettverzehr in den selben Jahren zwischen nur 17 und 21 kg, die Sterblichkeit an Atherosklerose aber zwischen 120 und 160/100000 Einwohnern.

Die fehlende lineare Beziehung zwischen *Erkrankungsrisiko* und *Serumcholesterinniveau* ist ganz eindeutig. Der Schlußbericht der *Pooling Project Research Group* von 1978 »zeigt keinerlei Nutzen eines Serumcholesterins unter 240 mg/dl.« Die epidemiologischen Untersuchungen sind mit großen methodischen Fehlern behaftet und deshalb nur mit Vorbehalt zu verwerten. Die Ergebnisse der *Framingham*-Studie werden »fast jeden Monat in irgendeiner wissenschaftlichen Zeitschrift publiziert.« »Wiederholte Berichterstattung – Macht der Überredung?«»Die Behauptung, Kostveränderungen könnten den plötzlichen Tod hinausschieben, hat keine Grundlage, nicht einmal in den besten und am häufigsten zitierten amerikanischen Studien.« Die Ergebnisse von mehreren Vergleichsstudien sind wegen verschiedenartiger methodischer Mängel nicht verwertbar. So haben z.B. in der NHLBJ-Studie von *Feinleib* u.a. nur 52 % der ausgesuchten Zwillinge teilgenommen – nur die besser situierten und die besser erzogenen?

»Es wird nicht genügend beachtet, daß *dieselben Autoren immer und immer wieder die selben Daten wiederholen* und auf diese Weise den Eindruck erwecken, als sei in den letzten Jahrzehnten eine ungeheure Fülle von Informationen gewonnen worden. Dieselben Autoren betonen auch nachdrücklich, die meisten Veröffentlichungen stützten die Kost – Fett – Herzinfarkt – Theorie. Wiederholte Behauptungen, die nur teilweise wahr sind, werden allein durch Wiederholungen nicht wahrer oder wissenschaftlicher.«

Im Endbericht des NPP (National Preventing Project) hat »das vollständige *Fehlen einer Korrelation zwischen plötzlichem Tod und Serumcholesterinniveau* im *vorläufigen* Bericht die Autoren veranlaßt, die Analyse im *Endbericht* wegzulassen!« Im Zusammenhang mit den unerwünschten Nebenwirkungen von Clofibrat stellte ein Editorial des British Medical Journal 1978 fest: »Es gibt viele unbeantwortete Fragen. Die lipidsenkenden Kostformen, die empfohlen worden sind zur allgemeinen Verwendung, sind möglicherweise mit denselben Problemen und Kostformen verbunden – vielleicht einschließlich der Kostveränderungen mit hochungesättigten Fettsäuren – und fordern in Zukunft sorgsame Beachtung, wenn wir hilfreich sein wollen, ohne gleichzeitig mehr Schaden anzurichten, als eine unterlassene Behandlung zur Folge hat.« »Die *Behauptung, Kostveränderungen könnten den plötzlichen Tod hinausschieben,* findet selbst in den besten und am häufigsten zitierten amerikanischen Studien *keine Stütze.*«

»Den meisten, wenn nicht allen Untersuchungen in Laboratorien und Populationen *fehlt es* unglücklicherweise an exakter Definition, für die Endpunkte der Krankheit wie auch für die Bedeutung der vielen Faktoren, die erforscht wurden. Die Ergebnisse dieser Studien sind nicht überzeugend und lassen die Untersucher am Ende unbefriedigt und frustriert werden.« Deshalb stellte man mehr und mehr die *Meinung* in den Vordergrund. »Wir können nicht warten, bis wir wissenschaftliche Beweise in der Hand haben.« Wir müssen uns klar darüber sein, daß wir heute »nur nach dem Glauben der Wissenschaftler in diesem Bereich handeln.« Kommissionsberichte aus verschiedenen Ländern und Fragebogenantworten sind heute der Hauptbestandteil des Materials, das dazu benutzt wird, um Politiker von der »soundness in this approach« zu überzeugen. *Wissenschaftliche Ergebnisse aber kann man nicht ersetzen durch Kommissionsberichte und Fragebogenantworten.«*

Gegen diese kritischen, sachlich fundierten Ausführungen von *Werkö* (1979) hat sich *J. Stamler* (1980) gewendet. *Stamler* vertritt seit Jahrzehnten die Fett-Herzinfarkt-

Hypothese. In seiner Antwort – 13 Seiten gegen vier Seiten von *Werkö* – wiederholt *Stamler* die altbekannten Behauptungen und schließt mit den Worten: Der Aufsatz von *Werkö* »ist äußerst mangelhaft in seiner Vernachlässigung ganzer Bereiche sehr relevanter Forschungsergebnisse. Er ist von Grund aus verfehlt.«

Daß der Aufsatz von *Werkö* tatsächlich verfehlt ist – davon kann *Stamler* den Leser freilich nicht überzeugen. Bestätigen kann er nur die Auffassung, die meint, eine irrige Theorie werde nicht durch sachliche Argumente aus der Welt geschafft, sondern nur durch den Tod derer, die ihr anhängen.

In voller Übereinstimmung mit *Werkö* stellte der *Food and Nutrition Board des National Research Council* der USA im Mai 1980 fest: 1. Es gibt keinen überzeugenden Beweis dafür, daß eine Senkung des Blutcholesterinniveaus durch Änderung der Ernährung die Entstehung koronarer Herzkrankheiten verhindern kann. 2. Änderungen des Fett- und Cholesterinverzehrs, wie sie empfohlen wurden, sind möglicherweise nicht ohne Risiko. 3. Es gibt keinen Grund, warum der durchschnittliche gesunde Amerikaner seinen Cholesterinverzehr reduzieren sollte. Der Fettverzehr braucht nur dann eingeschränkt zu werden, wenn es darum geht, Fettleibigkeit zu verhüten oder zu bekämpfen.

In der Bundesrepublik Deutschland ist das anders. Die altbekannten, unermüdlich wiederholten Meinungen vom gefährlichen Fett und Cholesterin hat unlängst eine Gruppe von Forschern im Deutschen Ärzteblatt (1980 S. 2673) ein weiteres Mal wiederholt. Ihre Forderungen sind, so meinen sie »auch aufgrund ... theoretischer Annahmen gerechtfertigt«. An die Stelle sachlicher Auseinandersetzung tritt hier das Prinzip der unablässigen Wiederholung nach dem bewährten Muster: Die Leute glauben alles, man muß es ihnen nur oft und lang genug sagen. Erklärt ist damit auch, daß die »theoretischen Annahmen« nicht in einer Fachzeitschrift veröffentlicht worden sind, sondern in einer standespolitischen Zeitschrift, die jedem Arzt ohne eigenes Zutun in die Hände kommt.

4.7 Essentielle Fettsäuren und Atherosklerose

Für die Beziehungen zwischen essentiellen Fettsäuren und Atherosklerose sind zwei Gesichtspunkte maßgebend: 1. Menschliche Atherosklerose und tierexperimentelle Fütterungsatheromathose sind verschiedene pathologische Zustände und 2. Ischämische Herzkrankheit (IH) ist nicht gleichbedeutend mit Koronaratherosklerose.

4.7.1 Die menschliche Atherosklerose

Die menschliche Atherosklerose ist ein *morphologisch definiertes Krankheitsbild*, das schon in der Spanne zwischen dem 20. und 30. Jahr klinische Erscheinungen machen und zum Tode führen kann, jenseits des 50. Lebensjahres aber an Häufigkeit zunimmt und in seiner Entwicklung durch andere krankhafte Störungen (Diabetes mellitus, endogene Hyperlipoproteinämie) begünstigt wird. Im Mittelpunkt der Forschung stand lange Jahrzehnte die atherosklerotische *Lipidose*, die im *Atherom*, dem gelben lipidhaltigen Herd, ihren massiven Ausdruck findet. Am Beginn der atherosklerotischen Herdbildung steht jedoch nicht die Lipidose, sondern das *akute fettfreie Intimaödem*. Das Ödem wird hyalinisiert, auf seiner Oberfläche entstehen *Mikro- und Makrothromben*. Im Hyalin differenzieren sich für Fibrillen und lassen das Bild der Sklerose entstehen. In anderen Fällen werden in den inneren Schichten der Intima *Lipidsubstanzen* erkennbar, in denen sich Cholesterinester anhäufen. Aus dem Lipidherd kann dann ein atherosklerotisches Geschwür entstehen. »Die arteriosklerotische *Lipoidose* ist also in der Regel eine Abwandlungsform der arteriosklerotischen Hyalinose, *nicht das Frühstadium* der gesamten Arteriosklerose-Erkrankung« (*Büchner* 1965). Es gibt aber »Arteriengebiete, wo die stärkste Intimawucherung ohne Verfettung . . . das Bild der Arteriosklerose beherrscht« (*Aschoff* 1930).

Die Erfahrungen der letzten Jahrzehnte haben bestätigt, daß am Beginn des Krankheitsgeschehens ein *initiales fettfreies Ödem* steht« (*Sinapius* 1978). »Die initiale Reaktion bei der Entwicklung der Atherosklerose besteht in Ruptur und Fragmentation der Elastica interna, Ablagerungen vermehrter Mengen von sauren Mukopolysacchariden und Proliferation der subendothelialen Fibroblasten und Endothelzellen. In der zweiten Phase regeneriert die Elastica interna, Kollagenfasern werden in die mukoproteide Grundsubstanz abgelagert, die Fibroblasten in Fibrozyten umgewandelt. In der dritten Phase degenerieren die bindegewebigen Elemente, Lipide und Calcium erscheinen« (*Moon* 1959).

Das Cholesterin ist nicht die »*materia peccans der Atherosklerose.*« Das Wesentliche der atherosklerotischen Herdbildung wird also gar nicht erkannt, wenn sie unter dem Gesichtspunkt des Lipidstoffwechsels gesehen wird« (*Büchner* 1950) und in der großen Mehrzahl der Fälle lassen sich bei Atherosklerose weder Hypercholesterinämie noch allgemeine Störungen des Lipidstoffwechsels nachweisen.

Die menschliche Atherosklerose ist also primär kein Problem des Lipid-, insbesondere kein Problem des Cholesterinstoffwechsels. Die Pathogenese wird entscheidend bestimmt durch die vorangehende Hypertonie (*Büchner* 1965). In einer Studie aus neuerer Zeit wird die Frage gestellt, »inwiefern die bisher bekannten Risikokriterien (Alter, Geschlecht, Rauchen, Diabetes mellitus, Hypertonie, Serumfettwerte einschließlich Harnsäure) mit den morphologischen Befunden korrelieren und dies zu erklären vermögen«. Die Antwort: »Die Ergebnisse zeigen, daß . . . zusätzliche Faktoren für die Pathogenese der Arteriosklerose gefordert werden müssen« (*Kaunitz* 1975). Die Frage, welche Faktoren das sind, ist bis heute ungelöst. Ausdehnungen schwerer atherosklerotischer Prozesse können *mit Sicherheit nur arteriographisch oder autoptisch festgestellt werden.* Untersuchungen, in denen die Diagnose lediglich klinisch gestellt wurde, sind mit großen Unsicherheitsfaktoren behaftet.

Berichte über autoptische Gefäßbefunde mit gleichzeitig bestimmten Plasmacholesterinwerten gibt es nur wenige. Sie stimmen überein in der Feststellung, daß zwischen Schwere und Ausdehnung von Aorten- und Koronaratherosklerose und Höhe des Plasmacholesterins keine positive Korrelation besteht. »Trotz zahlreicher Untersuchungen hat sich nicht nachweisen lassen, daß die Hypercholesterinämie eine wesentliche Voraussetzung für die Entwicklung der menschlichen Atherosklerose ist« (*Duff u.a. Mc Millan* 1951).

4.7.2 Die Fütterungsatheromatose (*Kaunitz* 1977)

Tierexperimentelle Untersuchungen haben der pathogenetischen und therapeutischen Forschung große Dienste geleistet. Auch in der Erforschung des *Lipidstoffwechsels* spielen Tierversuche eine Rolle seit *Anitschkow* (1913/14) vor bald 80 Jahren seine Beobachtungen von »Cholesteatose« bei Kaninchen veröffentlichte. Bei dieser experimentellen »Fütterungsatheromatose« handelt es sich, wie schon *Anitschkow* feststellte, primär »um eine *Infiltration der Aortenwandungen mit fettähnlichen Substanzen*, keineswegs aber um eine primär fettige Degeneration etwaiger Bestandteile der Wandungen.« Der Prozeß ist ein »primär infiltrativer Prozeß« und »als eine Teilerscheinung einer allgemeinen Cholesteatose zu betrachten.«

»Bei Kaninchen führte die monatelange Fütterung von Cholesterinester in öliger Lösung zu charakteristischen *Lipoidflecken* mit der typischen Lokalisation nahe dem *Abgang der Interkostal- und Abdominalarterien.* Karnivoren, z.B. Hunde und Katzen, blieben gegenüber auch hoch getriebener Cholesterinesterfütterung refraktär, ebenso Affen. Auf der anderen Seite entstanden bei den Kaninchen zusätzliche ausgedehnte Ablagerungen von Cholesterinestern in den *Zellen des retikuloendothelialen Systems*. Diese Speicherung führte z.T. zur Entwicklung einer sekundären Leberzirrhose infolge Blockade der *Kupffer*schen Sternzellen durch Lipoidablagerungen. Derartige Speicherungen und ihre Folgen an der Leber sind aber in der menschlichen Pathologie der Arteriosklerose gänzlich unbekannt« (*Büchner* 1965).

Alle Pathologen sind sich darin einig, daß bei der Fütterungsatherosklerose »die *primäre Schädigung . . . das Schaumzellenkissen der Intima*« ist (*Duff u. a. Mc Millan* 1951, *Page* 1952).

Bei der Fütterungsatheromatose treten in den Koronarien *lipiderfüllte Schaumzellen* auf – bei der Atherosklerose niemals. Bei der Fütterungsatheromatose des Kaninchens sind zuerst *Aorta thoracica* und Pulmonalarterien befallen, die *Hirnarterien* fast nie – die menschliche Atherosklerose befällt am stärksten die Aorta abdominalis, die Hirnarterien häufig, die Pulmonalarterien selten. Daß es auch bei Fütterungsatheromatose mit gleichzeitiger Verfütterung anderer differenter Stoffe wie Thiouracil, Cholsäure u.a. zu Koronarthrombosen und Myokardinfarkten kommen kann, besagt nichts gegen die *prinzipielle Unterschiedlichkeit von Fütterungsatheromatose und menschlicher Atherosklerose.*

In Rattenversuchen fand neuerdings *Kaunitz* (1977): »Fortgeschrittene degenerative Herzschäden kamen am häufigsten bei Fütterung mit Maisöl und Baumwollsamenöl vor, am seltensten bei Butter, Hühnerfett und Speck. Es wird der Schluß gezogen, diese Unterschiede beruhten auf Stoffen, die in kleinen Mengen in der Nicht-Triglyzerid-Komponente des Fettes enthalten sind und nicht auf der Fettsäurenzusammensetzung.« Affen, die bis zu 52 Monate lang mit Milch und Zusätzen von Sahne, Kokosöl, Sojaöl und mittelkettigen Fettsäuren gefüttert wurden (80 bis 90 % der Kalorienaufnahme), gediehen gleichermaßen und ganz unabhängig von der Fettart.

Aus alledem zogen *Duff* und *Mc Millan* (1951) den vorsichtigen Schluß, man solle »große Vorsicht walten lassen bei der Übertragung von Schlußfolgerungen aus Untersuchungen experimenteller Cholesterin atheromatose auf Begriffe, die auf die menschliche Krankheit anwendbar sind.« Deutlicher spricht es *Schallock* (1959) aus, wenn er erklärt, daß die »Fütterungscholesteatosen gar nichts mit Atherosklerose zu tun haben. Das ist etwas ganz anderes. Das ist eine reine Ablagerung von Fettstoffen. Ich stehe nicht allein mit dieser Meinung, sondern die gesamten deutschen Pathologen ... stehen auf dem Standpunkt, daß diese Fütterungscholesteatosen in Wirklichkeit nichts mit der Atherosklerose zu tun haben.«

Die *Situation ist demnach klar.* Wenn ungeachtet dessen immer neue Fütterungsuntersuchungen an Tieren durchgeführt und aus den Ergebnissen Schlüsse auf die menschliche Atherosklerose gezogen werden, dann liegt die Erklärung wohl darin, daß die biochemischen Forscher nicht ausreichend orientiert sind über Tatsachen, die den Pathologen längst bekannt sind. Vielleicht wollen sie diese Tatsachen auch nicht gerne sehen, weil sie sonst an der Bedeutung ihrer Untersuchungsergebnisse für das Verständnis der Pathogenese der menschlichen Atherosklerose zweifeln müßten.

4.7.3 Ischämische Herzkrankheit (IHK) und Koronaratherosklerose

Bei seinen epidemiologischen Erhebungen hat der Physiologe *Keys* plötzlichen *Herztod gleichgesetzt mit Koronaratherosklerose.* Diese Identifizierung hat viele Mißverständnisse nach sich gezogen.

Zur Klärung der Begriffe: *Koronarinsuffizienz* oder ischämische Herzkrankheit (IHK) ist der Zustand des Mißverhältnisses zwischen Blutangebot und Blutbedarf des Herzmuskels. Der Zustand kann Stenose-, Oligämie-Hypoxie-bedingt sein. Eine spezielle Form der IHK ist der *Myokardinfarkt.* Er kann entstehen durch atherosklerotischer Stenosierung einer Koronararterie, aber auch ohne eine solche. *Koronaratherosklerose* ist die autoptisch nachweisbare Atherosklerose in den Koronarien.

4. Aufstieg und Niedergang der »essentiellen« Fettsäuren (EFS)

Die Kliniker sind sich seit langem einig: »Aus dem Schmerz kann man nicht auf den Sitz und auch nicht auf die Schwere der Erkrankung schließen« (*Hallermann* 1939). In den vergangenen Jahrzehnten ist wohl die Häufigkeit des Todes unter den klinischen Zeichen der *Koronarinsuffizienz* angestiegen, nicht aber die Häufigkeit der *koronaren Atherosklerose*. So hat sich etwa in Hamburg von 1945 bis 1953 die Zahl der klinisch diagnostizierten *Herzinfarkte* verzwölffacht, während die Zahl der autoptisch festgestellten *stenosierenden Koronarsklerosen* etwa gleich geblieben ist (*Neth* u. *Schwarting* 1955). In London haben die *Todesfälle* unter den klinischen Erscheinungen der Koronarinsuffizienz von 1907 bis 1949 um das Fünf- bis Sechsfache zugenommen, die Fälle von autoptisch nachgewiesener *Koronaratherosklerose* aber abgenommen – bei den Männern um 34 %, bei den Frauen um 28 % (*Morris* 1952).

Klinische Symptome von IHK können also auch dann auftreten, wenn koronaratherosklerotische Veränderungen fehlen. Entscheidend für die Gestaltung des klinischen Zustandsbildes ist weniger der morphologische Zustand der Koronararterien als ein funktionelles Geschehen.

Koronaratherosklerotische Veränderungen findet man nicht selten bei klinisch gesunden und leistungsfähigen Menschen. »Es sind Fälle von *tödlich verlaufender Koronarinsuffizienz* (plötzlichem Herztod) bei klinisch gesunden Männern beschrieben worden, bei denen morphologische Veränderungen i.S. einer Koronarsklerose *nicht* nachgewiesen werden konnten« (*Meesen*). Im Kriege 1870/71 und in den beiden Weltkriegen haben viele Pathologen auf beiden Seiten koronaratherosklerotische Veränderungen bei 30 bis 77 % der *gefallenen* jungen, klinisch gesunden und voll leistungsfähigen *Soldaten* gefunden. Bei 77 % der in Korea gefallenen amerikanischen Soldaten fanden *Enos* u.a. (1955) koronaratherosklerotische Veränderungen und sie fanden gleichartige Veränderungen bei 65 % japanischer Zivilisten. Die Sterblichkeit der Amerikaner an IHK ist aber mehr als sechs Mal so groß wie die der Japaner.

Bei den *Negern in St. Louis* findet man autoptisch ebenso viele und ebenso schwere Koronaratherosklerosen wie bei den Weißen – der Herztod ist bei Negern aber sehr viel seltener (*Hartroft* 1958). Die jüdischen *Aschkenasim* erkranken häufiger an Myokardinfarkt als die Nicht-Aschkenasim; in ihren autoptisch feststellbaren Koronarveränderungen unterscheiden sie sich nicht voneinander (*Laufer* 1962). Bei den *Einwohnern Jamaikas* sind koronaratherosklerotische Prozesse ebenso häufig und ebenso stark ausgeprägt wie bei den Einwohnern von New Orleans – die Häufigkeit von Herzinfarkt beträgt 2,4 gegen 16,1 % (*Robertson* 1959).

»Der Versuch, die anatomischen Veränderungen, die sich im Verlauf eines Koronarverschlusses am Herzen abspielen, mit den klinischen Symptomen in Einklang zu bringen, ergibt oft erhebliche Differenzen« (*Hochrein* 1956). Erfahrene Kliniker haben seit Jahrzehnten darauf hingewiesen, daß man autoptisch nicht selten *schwere Koronaratherosklerose findet bei Menschen, die niemals im Leben Zeichen von IHK hatten erkennen lassen.* Manche gehen noch weiter und meinen, es seien überhaupt nur wenige Menschen mit autoptisch nachgewiesener schwerer Koronaratherosklerose klinisch herzkrank gewesen.

Dazu kommt noch ein weiterer Gesichtspunkt: *Atherosklerotischer Koronarver-*

schluß ist nicht gleichbedeutend mit Myokardinfarkt und umgekehrt. Pathologisch anatomische Untersuchungen (*Baroldi* 1971) haben gezeigt: Myokardinfarkte können bei normalen oder minimalen, funktionell bedeutungslosen Koronarveränderungen auftreten. Man nimmt dann bekanntermaßen an, ein Koronarspasmus oder ein akuter Schwellungszustand sei die Ursache des Infarkts. Solche Spasmen haben sich aber in physiologischen Untersuchungen niemals nachweisen lassen (*Joyce* 1967, *Khouri* 1968). Klinisch und experimentell hat sich hingegen gezeigt, daß die »sklerotischen Veränderungen im allgemeinen *sekundär* sind zu der myokardialen Koagulationsnekrose«. In diesem Sinne sprechen auch Beobachtungen bei thrombozytopenischer Purpura, Sichelzellenanämie und anderen Krankheiten. »Der morphologische Befund obstruktiver Koronarläsionen genügt als solcher nicht, um eine Ischämie festzustellen . . . Der menschliche Herzinfarkt kommt gewöhnlich bei schwerer Koronar-Arterio-Atherosklerose vor (in unserem Material bei 90 % der akuten Infarktfälle); man muß aber beachten, daß die meisten Fälle mit schwerer stenosierender Koronarkrankheit (88 %) und viele Fälle mit Koronarverschluß (44 %) *nicht* notwendig mit Infarkt einhergehen« (*Baroldi* 1971). Die Erklärung liegt in den Anastomosen, die die fehlende Blutzufuhr kompensieren. Warum es trotz anscheinend ausreichender Anastomosen in vielen Fällen zum Infarkt kommt, bleibt eine offene Frage. In diesem Sinne hat sich in neuester Zeit aufgrund sehr ausgedehnter Untersuchungen auch der Pathologe *Höpker* (1977) ausgesprochen. »Es scheint, daß zusätzlich morphologische Argumente zur Erklärung des Herzinfarkts gefordert werden müssen, welche nicht die epikardialen Aufzweigungen des Koronargefäßsystems betreffen«.

Nach alledem läßt sich nicht daran zweifeln, daß es *unmöglich* ist, *aus der klinischen Symptomatologie Schlüsse zu ziehen auf Lokalisation und Intensität koronaratherosklerotischer Veränderungen.* Es ist *ebenso wenig möglich, aus dem morphologischen Koronarbefund Schlüsse zu ziehen auf die klinische Symptomatik.* Obwohl zwischen IHK und Koronaratherosklerose nur eine geringe positive Korrelation besteht, bleibt die Koronaratherosklerose ein bedrohlicher Krankheitszustand und es erhebt sich die Frage, wieweit Häufigkeit und Intensität der Atherosklerose durch die Ernährungsweise beeinflußt werden können.

4.7.4 Atherosklerose und Ernährung

Ausdehnung und Intensität atherosklerotischer Prozesse lassen sich, um es noch einmal zu wiederholen, nur *arteriographisch* und *autoptisch* mit hinreichender Zuverlässigkeit feststellen. Aus der *klinischen* Symptomatologie lassen sich keine Schlußfolgerungen ziehen auf Ausdehnung und Schweregrad der Atherosklerose. Diese Grundtatsachen bleiben oft unberücksichtigt, wenn es um die Frage ursächlicher Zusammenhänge zwischen Ernährung und Atherosklerose geht – und beeinträchtigen dann den Erkenntniswert mühevoller Untersuchungen.

4. Aufstieg und Niedergang der »essentiellen« Fettsäuren (EFS)

Im hier gegebenen Zusammenhang geht es nicht darum, die *biochemischen* Effekte spezieller Nährstoffe im einzelnen aufzuzeigen. Es geht vielmehr zunächst darum, *Korrelationen nachzuweisen* zwischen der peroralen *Aufnahme spezieller Nährstoffe* auf der einen Seite, dem *atherosklerotischen Status* auf der anderen.

Das Wissen um solche Korrelationen ist bescheiden. Es beschränkt sich fast ausschließlich auf die *Nahrungsfette*. Beziehungen anderer Nährstoffe zum atherosklerotischen Geschehen – der Kohlenhydrate, Proteine, Elementarstoffe und Vitamine – sind zwar gelegentlich vermutet, niemals aber hinreichend wahrscheinlich gemacht worden.

Nicht in der Pathogenese, wohl aber im Verlauf des atherosklerotischen Geschehens spielen *Gerinnungs- und Thrombosierungsprozesse* eine Rolle. In diesem Zusammenhang ist es von Bedeutung, daß Nahrungsfette die Blutgerinnung und spezielle Gerinnungsfaktoren im Sinne einer Gerinnungsbeschleunigung aktivieren sollen. Die Befunde sind jedoch zumeist an Tieren gewonnen worden, widersprüchlich und methodisch nicht immer einwandfrei. Zu den Empfehlungen, man solle den gesamten Fettverzehr auf 35 % der Kalorien reduzieren, 10 % der Kalorien als gesättigte und 10 % als einfach und mehrfach ungesättigte Fette verzehren meint deshalb *Kaunitz* (1977): »Natürlich gibt es *keinen Beweis* dafür, daß eine deutliche Änderung in der Zusammensetzung des Nahrungsfettes die Arteriosklerose beeinflussen könnte.«

Im Hinblick auf die *Lipidtheorie der Atherosklerose*, d.h. der Theorie, die im Nahrungsfett den entscheidenden pathogenen Faktor der Atherosklerose erblickt, hat *Kaunitz* (1977), seit vielen Jahren in diesem Forschungsbereich tätig, unlängst aus klinisch-pathologischer Sicht den Stand der Dinge zusammenfassend festgestellt: 1. Die ersten Veränderungen, die mit der Atherosklerose in Zusammenhang stehen, findet man beim Säugling; vielleicht beginnen sie schon in utero. 2. Das Atherom enthält im Frühzustand nicht mehr Cholesterin als das gesunde umgebende Gewebe. 3. Die Lipidtheorie kann die generalisierten Stoffwechselstörungen nicht erklären. 4. Körperliche Anstrengung bewirkt Anstieg des Serumcholesterins, wirkt aber der Entstehung von Koronarkrankheiten entgegen. 5. Muttermilch ist cholesterinreich; man kann kaum annehmen »daß das Kind vom ersten Tag an durch die zugeführte Nahrung geschädigt werden solle.« Eine überschauende Betrachtung der tierexperimentellen Ergebnisse läßt erkennen, »daß wahrscheinlich kein Tiermodell zum Verständnis der Ätiologie der menschlichen Atherosklerose einen wesentlichen Beitrag leisten kann.« Daß Veränderungen des Serumcholesterins das Fortschreiten der Atherosklerose begünstigen, ist unwahrscheinlich, weil diese »die Folge und nicht die Ursache der Erkrankung sein dürften.« Cholesterinsenkende Medikamente haben »keinerlei Einfluß auf den Ablauf der Erkrankung.« »Die Vertreter der Lipidtheorie glauben, daß die Ausscheidung des angeblich atherogenen Cholesterins einen Vorteil darstellt. Der Wert der verschiedenen Fette in der Ernährung kann aber nicht durch theoretische Überlegungen belegt werden, sondern nur durch Langzeitstudien an Menschen und Tieren.«

Langzeitstudien dieser Art, die neue Gesichtspunkte eröffnen könnten, sind aber auch beim letzten internationalen Symposium Atherosklerose (*Schettler* 1977) nicht zur Sprache gekommen, vermutlich also nicht durchgeführt worden.

4.8 Therapeutische Effekte der EFS

4.8.1 Arterielle Hypertonie

Im Jahre 1975 berichteten *Jacono* u.a. (Tab. XII) über Blutdrucksenkungen bei 10 normotonischen Männern und 11 normotonischen Frauen unter Kostformen mit *hohem Gehalt an Polyensäuren* (P/S = 1) und 25 % bzw. 35 % Fettkalorien (1. und 2. Periode, Periodendauer jeweils 40 Tage). Anfangs- und Endwerte des Blutdrucks ergeben sich aus der Tabelle XII. Signifikant sind demnach nur die *durchschnittliche* Senkung des systolischen Druckes bei Männern mit 25 % und die durchschnittliche Senkung des systolischen und diastolischen Druckes bei Männern und Frauen mit 25 % Fettkalorien. Die Frage bleibt offen, ob die Reduzierung der Fettkalorien insgesamt oder die gleichzeitige Erhöhung des P/S-Quotienten für diese Senkungen verantwortlich war oder ob die Senkung lediglich ein Placeboeffekt ist. Die Versuche sind nicht als Blindversuche durchgeführt worden. Bei jeder Prüfung eines Medikaments hinsichtlich seiner Wirkung auf ein psychogen so stark beeinflußbares Symptom wie den Blutdruck ist das heute eine Selbstverständlichkeit. Aus der Veröffentlichung geht auch nicht hervor, wieviele von den 21 Versuchspersonen *nicht* reagierten. Angegeben sind nur Mittelwerte! Wenn die Autoren also meinen, die Blutdrucksenkung sei eine Folge des reduzierten Fett- und Cholesteringehaltes der Kost und des erhöhten P/S-Quotienten, dann lassen sie außer acht, daß sie eine *durchgehende Blutdrucksenkung*, gar *nicht nachgewiesen* haben.

An acht Versuchspersonen mit leicht *erhöhtem Blutdruck* prüften *Comberg* u.a. (1978) die Effekte von linolsäurereicher Kost im Laufe von vier Wochen. Dieselben Untersuchungsergebnisse haben dieselben Autoren (in anderer Reihenfolge der Namen) in demselben Jahr auch an anderer Stelle veröffentlicht (*Vergroesen* 1978). Die Versuchspersonen bekamen »eine Margarine auf Sonnenblumenbasis (54 % Linolsäure) oder Sonnenblumenöl (65 % Linolsäure) oder eine cholesterinarme Mayonnaise

Tabelle XII: The Effect of Low Fat Diets on Blood Pressure

Period	Males[a]	Females[b]	All subjects
Initial	145/85 ± 6/4[c]	129/76 ± 6/3	136/80 ± 4/3
End 25 % fat calories	125[d]/75 ± 4/4	121/71 ± 5/2	123[e]/73[e] ± 3/2
End 35 % fat calories	125/79 ± 4/4	123/73 ± 4/3	124/76 ± 3/2
Follow-up	133/86 ± 5/4	126/80 ± 4/3	129/83 ± 3/2

[a] 10 males.
[b] 11 females.
[c] Mean ± SEM.
[d] Systolic pressure significantly different from initial value. $P < 0.025$.
[e] Systolic and diastolic pressures significantly different from initial values, $P < 0.05$.

(aus Jacono 1975)

auf Sojaölbasis und Plätzchen, die mit Fett gebacken waren, das 43 % Linolsäure enthielt.« Es wurde nicht versucht, die normalen Eßgewohnheiten der Versuchspersonen zu ändern. Die Ergebnisse sind in der Tabelle XIII zusammengestellt.

Der Durchschnittswert des diastolischen Druckes vor Versuchsbeginn wird mit 92,4 ± 9,2 mm Hg angegeben. Als essentielle Hypertonie gelten nach allgemeiner Übereinkunft aber erst Werte von *95 mm Hg* aufwärts. Die Mittelwerte der acht Patienten liegen mithin *unter diesem Niveau.* Auf die Angabe der individuellen Blutdruckwerte haben die Untersucher verzichtet. Die Standardabweichungen des diastolischen Wertes vor Versuchsbeginn von 9.2 mm Hg erweist, daß mindestens *ein* Patient mit seinem diastolischen Wert unter 92,4 mm Hg gelegen hat. Es kann jedenfalls *keine Rede davon* sein, *daß es sich um acht Patienten mit »essentieller Hypertonie gehandelt hat.*

Da nur die Mittelwerte angegeben sind, bleibt weiterhin verborgen, *wie viele* von den acht Patienten auf die linolsäurereiche Kost überhaupt *mit Blutdrucksenkung reagiert* haben. Waren es nur sechs oder nur fünf?

Und ein Drittes: Gegenüber den Werten vor Versuchsbeginn änderte sich im Laufe von vier Wochen signifikant nur der mittlere *diastolische,* nicht aber der *systolische* Druck. Der Mittelwert des diastolischen Blutdruckes liegt in *der dritten Woche signifikant am tiefsten*; in der 4. Woche liegt er höher als in der 3. Woche! Diese Tatsache lassen die Verfasser unerwähnt. Sie erscheint aber bedeutsam im Hinblick auf die Beobachtungen anderer Autoren. Englische und amerikanische Kliniker sahen bei langfristiger Umstellung von ischämisch Herzkranken auf fettarm – polyensäurereiche Kost zunächst ein Absinken, dann aber einen *Wiederanstieg* des Cholesterinniveaus (s. S. 105). Südafrikanische Autoren stellten fest, bei solchen Umstellungen ändert sich das Triglyceridniveau nur *vorübergehend.* Und in eigenen Versuchen sahen wir bei Umstellung von 40 % Fettkalorien auf 60 % Fettkalorien zunächst einen Anstieg des Cholesterinniveaus von rund 200 auf rund 300 mg/100 ml. Danach *sank das Cholesterinniveau langsam wieder* ab und erreichte drei Monate nach Beginn der Umstellung

Tabelle XIII: Blood pressure changes on a linoleic acid enriched diet

Time	Systolic Blood Pressure (mmHg)	Diastolic Blood Pressure (mmHg)
6 months prior	139 ± 2*	97.5 ± 4.9
Pre-experimental	134.9 ± 10.0	92.4 ± 9.2
Week 1	133.1 ± 7.8	90.8 ± 2.5
Week 2	130.5 ± 7.5	88.3 ± 4.7
Week 3	133.5 ± 9.5	82.5 ± 9.6***
Week 4	127.0 ± 6.5	84.6 ± 7.4**
Three months off diet	136.1 ± 12.7	90.7 ± 6.8

* Mean ± standard deviation
** p < 0.05 compared to pre-experimental value
*** p < 0.01 compared to pre-experimental value

(aus Comberg u. a. 1978)

trotz gleichbleibend 60 % Fettkalorien wieder das 200 mg/100 ml-Niveau, auf dem es vor Beginn der fettreichen Periode gelegen war. Eine alte »Weisheit« besagt: Wer eindrucksvolle Ergebnisse erzielen will, muß seine Versuche rechtzeitig abbrechen.

Im hier gegebenen Zusammenhang ist nicht die Situation nach drei Wochen dauernder Umstellung auf polyensäurereiche Kost interessant. *Klinisch-therapeutisch interessant ist allein die Situation des diätetisch umgestellten Hypertonikers nach drei Monaten und drei Jahren.*

An 29 Studenten einer Versuchsgruppe und 18 Studenten einer Vergleichsgruppe mit Blutdruckwerten von diastolisch über 90 mm Hg prüften *Heyden* u.a. (1980) den Einfluß einer Umstellung auf polyensäurereiche Kost mit dem Ergebnis: »Nur bei der normalgewichtigen Gruppe von Adoleszenten mit erhöhtem Blutdruck konnten wir statistisch signifikante Abnahmen des Blutdruckniveaus feststellen im Vergleich mit einer Kontrollgruppe, die die übliche fettreiche Kost verzehrte. Da die beiden Gruppen leider klein waren, kann man auf diese Befunde *nicht viel Wert legen.«*

Die Feststellung, daß bei *Ratten* mit kochsalzinduzierter Hypertonie ein Futter mit 14 Prozent der Kalorien Linolsäure den Blutdruck normalisiert (*Ten Hoor* 1978, *Triebe* 1976), erlaubt keine Rückschlüsse auf das Verhalten von Menschen mit *essentieller* Hypertonie.

Bei 650 Männern im Alter von 20 bis 40 Jahren, ausgewählt aus einem größeren Kollektiv (nach welchen Gesichtspunkten?) bestimmen *Oster* u.a. (1979, 1980) die Fettsäuren im paraumbilicalen *Fettgewebe* und den *Blutdruck*. Das Fettsäuremuster des Fettgewebes soll langfristig das Muster des Nahrungsfettes widerspiegeln. Signifikant *negative Korrelationen* ergaben sich zwischen Linolsäuregehalt im Fettgewebe auf der einen Seite systolischem und diastolischem Blutdruck (-0,12–0,16), Körpergewicht (-0,15), Alter (-0,15), Serumcholesterin (-0,11) und Kalorien aus tierischem Fett (-0,15) auf der anderen. Die Autoren ziehen den Schluß, »daß die negative Korrelation zwischen Linolsäure im Fettgewebe und Blutdruck kausal sein kann« –, aber *keineswegs kausal* sein muß.

4.8.2   Blutgerinnung

Wiederholt sind die therapeutischen Möglichkeiten für eine Beeinflussung der Blutgerinnung durch Nahrungsfette am Menschen geprüft worden. Die Resultate der ersten Versuche waren widersprüchlich.

Tompkins u.a. (1964) verglichen dann die Blutgerinnungszeiten von zwei Gruppen älterer Männer, die drei Jahre lang reichlich *gesättigte oder ungesättigte Fettsäuren* gegessen hatten (25 und 22 Versuchspersonen, 41 und 39 % Fettkalorien, 53 und 101 Jodzahl, 2400 und 2425 Kalorien). Bei den Versuchspersonen, die viel ungesättigte Fette aßen, lag das Niveau von Cholesterin, Gesamtlipiden und gesättigten Fettsäuren im Blutserum tiefer, die Konzentration von unveresterter Linolsäure höher, die Konzentration der freien Fettsäuren in beiden Versuchsgruppen gleich hoch. »Die Mittelwerte der Vollblut*gerinnungszeiten* . . . der beiden Gruppen waren praktisch *identisch*; zwischen Serumcholesterin oder Konzentration der freien gesättigten Fettsäuren und der Vollblutgerinnungszeit bestand keine Korrelation.«

Mangel an EFS soll nach älteren Untersuchungen die *Klebrigkeit der Erythrozyten (Sludge)* verstärken und die Fibrinolyse hemmen. In Übereinstimmung damit war in Untersuchungen von *Hornstra* (1976) die *Klebrigkeit* der *Plättchen* der Patienten, die *reichlich Linolsäure* bekamen (12 % der Kalorien), *geringer* als bei Patienten mit nur 4 % Linolsäure in der Kost. Im gleichen Sinne eines *antithrombotischen Effektes der Linolsäure* sprechen Beobachtungen an Ratten, in denen bei Steigerung des Sonnenblumenölverzehrs von 2,5 auf 60 % der Kalorien die Verschlußzeit (»Obstruction time«) signifikant von 96 auf 200 Std. anstieg. Kokosnußöl und Butterfett hatten diesen Effekt nicht.

Bei Fütterung mit 60 % der Kalorien in Gestalt von Sonnenblumenöl anstatt von, wie üblich, mit nur 2,5 % der Kalorien, steigt bei Ratten die obstruction time von 96 auf 200 Sek. (*Hornstra* 1976). Danach könnte man von einem die Gerinnungszeit *verlängernden, antithrombotischen Effekt der Linolsäure* sprechen. Nach reichlicher Fettaufnahme ist i.A. die Gerinnungszeit *verkürzt* (*Buzina* 1956, *O'Brien* 1976, *Fullerton* 1953), nach gesättigten Fetten stärker als nach ungesättigten (*Korsan-Bengtsen* 1962).

Die *Aggregation der Blutplättchen* soll durch polyensäurereiche Kost verzögert werden (*Renaud* 1980, *ten Hoor* 1980).

Bei acht Patienten mit »primärer Hypercholesterinämie« sahen *Peyman* u.M. (1960) *keinen* Einfluß von Zulagen »essentieller Fettsäuren« auf *Gerinnung und Fibrinolyse.*

Die fünffach ungesättigte Eicosapentaensäure, die im Plasma von Eskimos vorkommt, wird als Ursache angesehen für die hohe *Blutungsneigung* der Eskimos und die geringe Prävalenz von Koronarkrankheiten (Nutrit. Rev. 1979).

In einer Studie von *O'Brien* u.a. (1976) wurden gesunde Männer von 2 % auf 7 % der Kalorien als *Linolsäure* umgestellt. Dabei nahm die (mit verschiedenen Tests ermittelte) *Aktivität* der *Plättchen* deutlich ab. Ähnliche Resultate erzielten *Fleischman* u.a. (1975).

Bei 21 *Grönland-Eskimos* – sie sterben selten an Herzkrankheiten – war in Untersuchungen von *Dyerberg* (1979) die *Plättchenklebrigkeit* weniger stark, die *Blutungszeit* länger als bei 21 alters- und geschlechtsgleichen Dänen. Die Erklärung des Autors: Eskimokost ist reich an hochungesättigten tierischen Fettsäuren und die Plättchen enthalten vor allem fünffach ungesättigte Eicosapentaensäure.

Im *Gegensatz* dazu scheinen die Befunde von *Geill* u.a. (1969) an sechs 64- bis 96-jährigen Frauen zu stehen, die abwechselnd acht bis zehn Wochen lang Zulagen von täglich 7,5 g *Linolsäure* und keine Zulagen bekamen: In den linolsäurereichen Perioden schien die Plättchenklebrigkeit zu-, das Plasmafibrin abzunehmen.

Interessant in diesem Zusammenhang ist vielleicht die tierexperimentelle Beobachtung, daß Plättchenaggregation und Plättchenthrombosierung nach Infusion von *Arachidonsäure* zunehmen (*Silver* 1973, *Willis* 1974). *Linolsäure*zufuhr geht aber nicht regelmäßig mit Erhöhung des Arachidonsäuregehaltes der Gewebe einher und extreme Linolsäuremengen (13 % der Kalorien) senken ihn sogar (*Rahm* 1971).

Wenn es sich in klinischen Beobachtungen bestätigen sollte, daß *Linolsäure* bei thrombosegefährdeten Menschen *antithrombotisch* wirksam ist, und wenn man die Prophylaxe nicht auf reine Linolsäure und linolsäurereiche Pflanzenfette beschränken will, können Versuche interessant sein, die darauf zielen, den Linolsäuregehalt von linolsäurearmen tierischen Nahrungsmitteln zu erhöhen. Der Linolsäuregehalt der Milch und des Fleisches läßt sich dadurch erhöhen, daß man den Milchkühen eingekapseltes Saffloweröl verfüttert, das vor den Pansenbakterien geschützt und nicht hydriert wird. (*Polyunsaturated beef eaters* 1975, Mc Donald 1977).

4.8.3   Verschiedenartige Effekte

Als therapeutischen Effekt von EFS sind bei *lebergeschädigten* Kranken »funktionssteigernde Effekte« beschrieben worden (*Fürsalz* 1961, *Watanabe* 1962). Bei *Pankreasinsuffizienz* soll Verabreichung polyensäurereicher Kost eine bessere Ausnutzung der Nahrung bewirken, bei Zöliakie und Obstipation die Resorption verbessern (*Demling* 1960, *Tickert* 1963).

Ulcus cruris, Ekzeme, Psoriasis und *Furunkulose* sollen durch Polyensäuregaben therapeutisch beeinflußt werden (*Hansen* 1936, *Bürger* 1944).

Bei *zystischer Fibrose* von Kindern sind tiefe Linolsäureniveaus in der Serumcholesterinfraktion gefunden worden (*Böhles* 1979).

Die *Retina* unterliegt einem ständigen Erneuerungsprozeß. Bei polyensäurearmer Ernährung soll sich dieser Prozeß verlangsamen, Polyensäurezugaben sollen ihn aktivieren. Auf welche Weise das geschieht, bleibt ungeklärt (*Essential fatty acid restriction* 1977).

Seine *Laudatio für die Linolsäure* schließt *Vergroesen* (1978) mit der Feststellung, nur eine Kost mit 30 bis 40 % Fett und mindestens einem Drittel Linolsäure sei in der Lage, die folgenden Effekte zu bewirken: 1. Vermindertes Cholesterin- und Triglyceridniveau im Blut, 2. Verminderte Thrombosierungstendenz der Blutplättchen, 3. Prophylaktische und therapeutische Effekte bei natriuminduzierter Hypertonie, 4. Verbesserung der physiologischen Funktionen des Herzens und 5. Normalisierung der biochemischen Anomalien bei Fettleibigkeit und Erwachsenendiabetes. Laudationen pflegen die Realitäten zu verklären. In diesem Falle ist: 1. Cholesterin- und Triglyceridniveau als solches bedeutungslos, 2. Die klinische Bedeutung der experimentell festgestellten antithrombotischen Wirkungen unbewiesen, 3. Die Existenz einer natriuminduzierten Hypertonie des normalen Menschen unbewiesen, 4. Die »Funktionsverbesserung« des Herzens eine vieldeutige Bezeichnung und 5. die Normalisierung biochemischer Anomalien als solche bedeutungslos.

»Essentielle Fettsäuren sind nicht so sehr Medizin als Nahrungsmittel.« Der Satz, von *R. T. Holman,* vor 20 Jahren niedergeschrieben, gilt immer noch.

4.9. Pathogene Effekte der EFS

4.9.1 Karzinogenese

Wenn von pathogenen Effekten der EFS die Rede ist, wiegt am schwersten der Verdacht, sie könnten die Entstehung und das Wachstum von Karzinomen begünstigen.

Zunächst die *tierexperimentellen Beobachtungen.* Bei Mäusen mit *Ehrlich* Aszites-Karzinom und Sarkom 180 ist die Generalisationszeit und die Transplantationsfähigkeit bei mehr als 30 % essentieller Fettsäuren im Futter nicht signifikant größer als bei nur 2 %; der Gehalt der Tumoren an EFS sinkt mit dem EFS-Gehalt des Futters (*Bailey* 1971).

Von 100 Ratten bekamen je 25 0,2 ml Linolensäure, 0,2 ml Linolsäure, 0,2 ml Ölsäure oder 0,4 ml Sonnenblumenöl im Futter. Unter 2 Azetylaminfluoren entwickelten sich in der Gruppe der Linolensäuretiere vier Tumoren (Mammakarzinome), bei den Linolsäuretieren drei (Mammakarzinome, Hautkarzinome), bei den Öltieren fünf (zwei Mammakarzinome, drei Hautkarzinome), bei den Sonnenblumenöltieren sieben (drei Mammakarzinome, drei Hautkarzinome, ein Leberkarzinom). Mit anderen Worten: *Die Tiere ohne Zulagen von EFS,* die Ölsäuretiere, hatten *nicht weniger Karzinome* als die Tiere mit EFS (*Vysheslavova* 1972).

An Mäusen experimentierte *Harman* (1971) mit dem Ergebnis, »Die mittlere *Lebensdauer* von weiblichen C3H-Mäusen wurde signifikant *verkürzt,* teilweise durch erhöhte Inzidenz von Mammatumoren, durch Steigerung der Menge und/oder des Grades der Ungesättigtheit der Nahrungsfette. Ähnliche Effekte ließen sich hervorrufen bei Ratten und Mäusen, aber diese Effekte waren statistisch nicht signifikant.«

Aus neuerer Zeit stammen die Tierversuche von *Hopkins* u.a. (1977). Nach dem Absetzen fütterten sie ihre Ratten zunächst fettarm (4,5 % Fett), vom 60. bis 70. Lebenstag ab dann fettreich (18,6 %), wobei die Fette entweder Sonnenblumenöl oder Talg waren. Nach vier Wochen fettreicher Ernährung wurde jede Ratte mit Mammaadenokarzinom infiziert. Die Häufigkeit der Tiere, bei denen sich *Tumore* entwickelten, war unter *Sonnenblumenöl*fütterung bei Männchen und Weibchen signifikant größer als unter Fütterung mit gesättigten Fetten. Bei den polyensäurereich gefütterten Tieren dauerte es außerdem weniger lang, bis Tumoren festgestellt werden konnten. Also doch karzinogene Aktivität von Polyensäuren? Die Frage muß offen bleiben.

Bei weiteren Untersuchungen von *Cawoll* u. *Hopkins* (1979) ergab sich, daß die Tumorgenese in gleicher Weise begünstigt wird durch 3 % Sonnenblumenöl, 17 % Talg oder 17 % Kokosöl mit 20 % Sonnenblumenöl. Tiere, die mit Talg, Kokosöl oder Sonnenblumenöl auf diese Weise gefüttert waren, bekamen mindestens zweimal so viele Tumoren als Tiere mit nur 3 % Sonnenblumenöl oder 20 % gesättigten Fettsäuren. »Diese Ergebnisse stimmen überein mit Daten der menschlichen Epidemiologie, die zeigen, daß die *Mortalität an Mammakarzinomen* in verschiedenen Ländern positiv korreliert ist mit dem gesamten *Fettverzehr,* nicht aber mit dem Verzehr von Polyensäure-Fett.« »Der gesamte Fettverzehr schwankt in verschiedenen Ländern ganz erheblich. Wahrscheinlich enthalten aber die meisten menschlichen Kostformen Mengen von Polyensäuren, die mindestens äquivalent sind, zu 3 % Sonnenblumenöl.«

Und nun die Beobachtungen an *Menschen*. *Pearce* und *Dayton* (1971) haben an 422 Insassen eines Veteranenheims und 424 Insassen des Heimes, die als Kontrollgruppe dienten, in einer Beobachtungsdauer bis zu 8 $^1/_3$ Jahren die Frage *prophylaktischer Effekte von EF* im Hinblick auf IHK geprüft. Dabei stellte sich heraus, daß in der Versuchsgruppe 31, in der Kontrollgruppe 17 Probanden an Karzinomen gestorben waren. Von den Versuchspersonen mit 20 bis 100 % adherence starben somit in der Versuchsgruppe 19, und in der Kontrollgruppe 14. Fälle von Karzinomen der Verdauungsorgane und des Peritoneums fanden sich insgesamt sechs in der Versuchsgruppe und fünf in der Kontrollgruppe, in den zwei Jahren nach Absetzen der Diät drei in der Versuchsgruppe und zwei in der Kontrollgruppe. »Viele von den Karzinomtodesfällen in der Versuchsgruppe gehörten zu denen, die sich nicht streng an die Diät hielten. Das *vermindert die Wahrscheinlichkeit*, daß der Verzehr von *Polyensäuren-Ölen verantwortlich war für die höhere Mortalität* in der Versuchsgruppe.«

In einer retrospektiven Untersuchung an 340 Kranken mit *Kolon- und Rektumkarzinom* und 1020 Kontrollen suchte *Higginson* 1966 durch Befragen eine Vorstellung zu gewinnen von der Art ihrer gewohnten Nahrungsfette. Danach aßen Butter 55,6 % der Kranken und 56,6 % der Kontrollen, Margarine 77,4 % der Karzinomkranken und 75,4 % der Kontrollen, Speck 19,7 % der Karzinomkranken und 18,6 % der Kontrollen, pflanzliche Kochfette 81,8 % der Karzinomkranken und 80,5 % der Kontrollen, Pflanzenöl beide Gruppen 50,9 %. Mithin *kein Unterschied.*

Die Erhebungen an den Mitgliedern des Anti-Coronary-Clubs (*Singman* 1973) ergaben »eine Bestätigung für die angebliche Beziehung zwischen hoher Karzinomsterblichkeit und polyensäurereicher Kost.« Sie bezogen sich auf drei Kollektive: Eine Kontrollgruppe von 533 Männern, eine »aktive« Gruppe von 378 Männern mit polyensäurereicher Kost und eine »inaktive« Gruppe von 853 Männern, die früher »aktiv« waren, nunmehr aber nur noch einmal im Jahr zur Untersuchung kamen. An Karzinomen starben in der Kontrollgruppe zehn = 1,88 %, in der aktiven Gruppe sechs = 1,59 % und in der inaktiven Gruppe 15 = 1,75 %. Die Unterschiede sind nicht signifikant. Die nach dem Sitz der Karzinome aufgeschlüsselten Zahlen sind viel zu klein, als daß daraus Schlußfolgerungen gezogen werden könnten (z.B. Kolonkarzinom in den drei Gruppen 1 – 1 – 3 Fälle). Der Mangel der Anti-Coronary-Club-Erhebung – darauf haben schon viele Autoren hingewiesen – liegt darin, daß eine gleichwertige (matched) Kontrollgruppe fehlt.

Rose u.a. (1974) stellten die *Kolonkarzinom-Fälle* von sechs Versuchsreihen zusammen, die sich mit Beziehungen zwischen IHK und Ernährung befaßten und in den vergangenen Jahren veröffentlicht worden sind. Es sind im ganzen 90 Fälle. Ergebnis: »Die initialen Blutcholesterinniveaus dieser Männer lagen überraschend tiefer als die erwarteten Werte. Die mediane Abweichung betrug -0,26 Standardabweichungs-Einheiten (entsprechend etwas mehr als 10 mg/100 ml), $p < 0,05$. Die Tendenz war weder signifikant korreliert mit dem Intervall zwischen Cholesterinbestimmung und Tod, noch galt sie für andere Karzinome des Verdauungstraktes.«

In einer Zusammenstellung der Beobachtungen der Oslo-, London-, Helsinki- und Faribault-Studien, die die Frage kausaler Beziehungen zwischen polyensäurereicher Kost und IHK-Inzidenz zum Gegenstand hatte, fanden *Ederer* u.a. (1971) 7,7 % Karzinome in den Versuchsgruppen und 10,9 % in den Kontrollgruppen. Anzahl der *Karzinomtodesfälle* unter den Probanden der Versuchsgruppe mit polyensäurereicher Kost und den Probanden der Kontrollgruppe: 3,4–2,4 / 0,5–4,1 / 1,2–1,6 / 0,6–1,8! In der Oslo-Studie war demnach die Karzinommortalität in der Versuchsgruppe höher, in den anderen Studien war sie niedriger als in den Kontrollgruppen. *Ederer* u.a. schließen daraus, die Ergebnisse seien »vereinbar mit der Hypothese, daß die cholesterinsenkenden Kostformen das Karzinomrisiko nicht beeinflussen ... eine lebenserhaltende Fähigkeit von Kostformen, die das Serumcholesterinniveau senken, ist nicht erwiesen.« Im Hinblick auf die Verschiedenartigkeit dieser Studie hinsichtlich klinischer Diagnostik wird man kaum geneigt sein, aus diesen Zahlen weittragende Schlüsse zu ziehen.

Aufgrund seiner Praxiseindrücke als Dermatologe meint *Mackie* (1975) »Ich habe weithin eine *höhere Inzidenz von malignen Melanomen* ... gesehen bei Menschen, die Polyensäuren aßen, als bei solchen, die das nicht taten, und der Trend ist an den Gliedmaßen sehr ausgeprägt.«

Shamberger (1976), der keine eigenen Beobachtungen bekannt gibt, meint, vielleicht könnten Antioxydantien einer karzinogenen Potenz der Polyensäuren entgegenwirken.

Wilson (1976) erwägt, ob *Selen* bestimmend sein könnte für die Effekte der Polyensäuren. Im Fernen Osten ist der Verzehr von Polyensäuren geringer als im Westen (7,5 bis 8,7 gegenüber 10 bis 30 g/Tag), der Verzehr von Selen zwei bis vier mal so groß. *Wilson* meint weiter, die Nahrungsfette kämen, bevor sie die Depots erreichten, in die Mamma. Werden sie dort nicht durch selenhaltige Glutathionperoxydase neutralisiert, dann könnten möglicherweise karzinogene Peroxyde und Radikale entstehen. Asiatische Frauen seien vielleicht deshalb besser vor Mammakarzinomen geschützt.

4.9.2 Anämie

Als therapeutisch erwünschte Folge polyensäurereicher Ernährung gilt vielfach die Senkung des Cholesterinniveaus im Blut. Eine Arbeitsgruppe der I. Medizinischen Universitätsklinik in Wien verglich anhand der Krankenblätter von 1975 bis 1977 bei 3958 Kranken hämatologisch auffällige Befunde mit dem »biochemischen Datensatz« (*Pok* 1978). Die »Ergebnisse zeigen, daß bei Männern wie auch bei Frauen ein deutlicher *Zusammenhang zwischen Hypocholesterinämie und Anämie* vorhanden ist ... Es wird postuliert, daß eine *Kausalbrücke* zwischen Hypocholesterinämie und Anämie besteht, die sich daraus erklärt, daß ein Cholesterinmangel zur Rigidifikation der Erythrozyten führt.« Hoher Cholesteringehalt der Erythrozyten geht mit hoher Verformbarkeit (Fluidität) des Erythrozyten einher. Das kritische Cholesterinniveau liegt bei 180 mg/100 ml. »Welche Membranveränderungen letztlich für die Zerstörung rigider Erythrozyten im Trabekelwerk der Milz verantwortlich sind, ist noch nicht genau bekannt.«

Auf Zusammenhänge zwischen chronischer Anämie und niedrigen Cholesterinwerten haben schon andere Beobachter hingewiesen, die Korrelation aber in *umgekehrtem* Sinne wie *Pok* u.a. als Kausalität gedeutet und die Hypocholesterinämie als *Folge der Anämie* angesehen (*Böttiger* 1972, *Bräuer* 1978).

Die Einwände von *Schlierf* (1978) zeigen, daß man *plausible* Einwände gegen die Vorstellungen von *Pok* u.a. offenbar *nicht erheben* kann. Der nicht weiter begründeten Behauptung, von Cholesterinmangel könne erst bei Cholesterinwerten unter 100 mg/ 100 ml die Rede sein, begegnete *Bräuer* (1978) mit den Worten: ». . . diese Patienten sind tot, denn sie haben keine Immuntoleranz mehr.«

4.9.3 Verschiedenes

Die Frage, ob polyensäurereiche Kost die Bildung von *Gallensteinen* begünstigt (*Stiurdevand* 1973), ist ebenso offen wie die Frage, ob hohe Linolsäuremengen bei Vitamin E-arm ernährten Hühnchen *Enzephalomalazie* hervorrufen (*Machein* 1960).

In vergleichenden autoptischen Untersuchungen – 108 Autopsien und 115 Kontrollautopsien – der *Los Angeles Veterans Administration* fanden sich bei denen, die langfristig viel ungesättigte und wenig gesättigte Fette gefressen hatten, häufiger *Gallensteine* als bei den Kontrollen (34 gegen 14 % p< 0,1). »Die Daten lassen erkennen, daß irgendeine Besonderheit der Kost (hoher Quotient von hochungesättigten zu gesättigten Fettsäuren und hoher Quotient von pflanzlichen Sterinen zu Cholesterin oder beides) die Entstehung von Gallensteinen begünstigt (*Sturdevand* 1973). In diesem Zusammenhang ist interessant, daß unter Clofibratbehandlung der Cholesteringehalt der Galle steigt und damit das Risiko einer Gallensteinbildung zunimmt (*Angelin* 1979).

Von einer *Überdosierung von Polyensäuren in Säuglingsnahrungen* – über den Linolsäuregehalt der Frauenmilch hinaus – hat *Tolckmitt* (1969) gewarnt im Hinblick auf die damit verbundene Belastung des Vitamin E-Haushaltes und der Gefahr von Cholesterin-Fettleber und Leberzirrhose. »Der Vorteil eines Zusatzes von Pflanzenölen zu den klassischen Milchmischungen einer ¹/₂- und ²/₃-Milch ist aber nicht so eklatant, wie man es aus theoretischen Überlegungen heraus erwarten sollte.«

4.10 Die Situation

Die EFS sind lebensnotwendig für junge Säugetiere und Hühner. Für ausgewachsene *Tiere* sind sie nur dann lebensnotwendig, wenn die Tiere nach Unterernährungsperioden in größerem Umfang Körpersubstanz aufbauen. Der Mangel an EFS manifestiert sich in speziellen funktionellen und strukturellen Erscheinungen. Die unterschiedlichen Erscheinungen bei verschiedenen Tierspezies mahnen zur Vorsicht bei der Übertragung tierexperimenteller Ergebnisse auf den Menschen.

Für den jungen *Säugling* ist Linolsäure essentiell, für den älteren Säugling (vom 3. Lebensquartal ab) anscheinend nicht mehr. Es gibt keinen überzeugenden Beweis für die Annahme, Linolsäure und Linolensäure seien essentielle Nahrungsbestandteile für den *erwachsenen Menschen*.

Die Höhe des *Cholesterinniveaus* im Blut wird durch vielerlei physische und psychische Faktoren bestimmt. Erhöhung des Gehaltes der Nahrung an EFS senkt (wahrscheinlich nur vorübergehend) das Cholesterinniveau. Der Vergleich des Cholesterinniveaus von Menschen, die sich gewohnheitsmäßig in verschiedener Weise ernähren, zeigt keine Korrelation zwischen Cholesterin- und Triglyceridniveau einerseits, speziellen Nahrungsbestandteilen wie hochungesättigten Fettsäuren andererseits. Hohes Cholesterinniveau im Blut ist ein *Indikator* (»Risikofaktor«) erhöhter Gefährdung durch ischämische Herzkrankheit, als solcher aber nicht pathogen. In hohem Cholesterinniveau, einem heterogenen Phänomen, finden verschiedenartige physische und psychische Geschehnisse ihren Ausdruck.

Klinische und epidemiologische Beobachtungen erweisen, daß die ischämischen Herzkrankheiten *keine Folgen fettreich polysäurearmer Ernährung* sind.

Die *menschliche Atherosklerose* ist primär kein Problem des Lipidstoffwechsels, insbesondere kein Problem des Cholesterinstoffwechsels. Intensität und Extensität atherosklerotischer Prozesse können mit hinreichender Sicherheit nur autoptisch festgestellt werden. Die *tierische Fütterungscholesteatose* stellt pathogenetisch und phänomenologisch ein ganz anderes Zustandsbild dar, als die menschliche Atherosklerose.

Die These, eine an EFS reiche Ernährung bewirke bei essentieller *Hypertonie* eine Senkung des erhöhten Blutdrucks, ist unbewiesen. Die Frage, ob Linolsäure bei *thrombose*gefährdeten Menschen antithrombotisch wirksam werden kann, läßt sich noch nicht abschließend beurteilen. Keine überzeugenden Beweise gibt es für die Annahme, polyensäurereiche Ernährung begünstige die Entstehung *maligner Neoplasmen*. Offen steht auch die Frage, ob polyensäurereiche Nahrung infolge Senkung des Blutcholesterinniveaus der Entstehung von *Anämien* förderlich sein kann.

5 Glaubenslehren

Vielerlei Aspekte bietet die Ernährung. Unter biologischen, biochemischen und medizinisch-ärztlichen Aspekten kann man sie betrachten, unter landwirtschaftlichen, industriellen und politischen, unter psychologischen und soziologischen, unter geografischen und historischen und schließlich auch unter philosophisch-religiös-magischen Aspekten. *Vielerlei Kräfte* wirken zusammen in der Gestaltung jener Vielzahl von Ernährungsformen, die weltweit realisiert worden sind und realisiert werden (*Glatzel* 1973).

Die Geschichte kennt viele Beispiele dafür, daß Glaubenslehren und magische Vorstellungen im Rahmen der materiellen Gegebenheiten die Ernährungsgewohnheiten von Kulturvölkern nicht anders gestalten als die von primitiven Kollektiven. Auch für die Art und Weise in der viele von unseren Zeitgenossen im *westlichen Kulturbereich* ihre Ernährung gestalten, sind *Glaubenslehren und magische Vorstellungen mitbestimmend*. In welchem Maße das geschieht, läßt sich nur vermuten, weil »man« heute nicht gerne zugibt, nach irrationalen Motiven zu handeln und stets bestrebt ist, rational nicht begründete Vorstellungen soweit irgend möglich mit wissenschaftlichen Erkenntnissen in Einklang zu bringen. Die Mehrzahl der Menschen läßt sich nicht gerne als Sektierer und Reformer, als unbelehrbare Glaubensapostel belächeln, bedauern, verspotten oder verachten.

Glaubenslehren und Wissenschaft sind verschieden*artige* Weisen, das Leben zu betrachten. Sie sind aber grundsätzlich nicht verschieden*wertig*. Der Gläubige steht nicht auf tieferer Stufe als der Wissenschaftler. Er soll sich dessen aber bewußt sein und sich darum nicht um *wissenschaftliche Begründungen* seiner Vorstellungen und Glaubensinhalte bemühen. Der Glauben bedarf solcher Begründungen nicht. Wo sie dennoch versucht werden, sind sie meist zum Scheitern verurteilt.

Wie aber der Gläubige das Recht hat, aus seiner Sicht zu wissenschaftlichen Fragen und Erkenntnissen *Stellung zu nehmen,* so hat auch der Wissenschaftler das Recht, aus wissenschaftlicher Sicht Glaubensinhalte zu beurteilen. In diesem Sinne wollen die folgenden Ausführungen verstanden sein.

5.1 Der Vegetarismus. Idee und Realität

5.1.1 Was ist Vegetarismus?

Vegetarismus ist eine Idee, eine *Lehre*. Vegetarismus ist *keine Konsequenz ernährungsphysiologischer Erkenntnisse*. Die Idee, Jahrtausende alt, war und ist in vielen Kulturkreisen lebendig und verpflichtend für ihre Anhänger. In England begann die vegetarische Bewegung als christlich begründete Lehre um das Jahr 1800, in Deutschland als Reformhausbewegung vor etwa 100 Jahren.

Der angelsächsische Terminus »*Vegan*« bezeichnet Vegetarier, die sich nicht nur rein vegetarisch ernähren, sondern aufgrund ihrer Philosophie auch einem spezifischen Lebensstil anhängen.

Aus der Grundidee der *Ehrfurcht vor dem Leben* ergibt sich ein System spezieller Gebote und Verbote für die Ernährung.

Das Wort *vegetabilis* bedeutet pflanzlich. Vegetare heißt beleben, wachsen, treiben. Es hat heute aber auch die Bedeutung von kümmerlich dahinleben, vegetieren. Vegetarismus als Kostform ist eine *Ernährungsweise, die sich auf pflanzliche Nahrungsmittel beschränkt*. Kostformen, in denen Nahrungsmittel tierischer Herkunft – Milch und Eier – erlaubt sind, tragen den Namen vegetarisch zu unrecht. Bezeichnungen wie »milder Vegetarismus«, »erweiterter Vegetarismus« für solche Kostformen verschleiern die Realität.

Eine Inkonsequenz liegt auch im strengen Vegetarismus, wenn er in der *Ehrfurcht vor dem Leben Nahrungsmittel tierischer Herkunft verbietet,* Nahrungsmittel pflanzlicher Herkunft jedoch erlaubt. Auch die Pflanze ist ein Lebewesen. Tierisches Leben ist nicht »höher« als pflanzliches Leben. Der Lippenblütler steht in seiner Organisation nicht »tiefer«, als die Amöbe. Warum also hat die Pflanze keinen Anspruch auf Ehrfurcht? Nur, weil menschliche Ernährung ohne Vernichtung pflanzlichen Lebens nicht möglich ist?

Aber selbst unter den Tieren kennt diese Ehrfurcht vor dem Leben eine *Wertskala*. Es gibt überzeugte Vegetarier, die die Ameisen in der Küche und die Stechmücken im Garten vernichten. Und in den Hungerzeiten, da die meisten Menschen an Eingeweidewürmern litten, haben wir Vegetarier behandelt, die von ihren Askariden befreit sein wollten. Der Buddhist ist konsequenter als der europäische Vegetarier. Er darf kein Geschöpf töten; nicht einmal einen Wurm oder eine Ameise. Er darf kein Wasser trinken, in dem tierisches Leben in irgendeiner Form enthalten sein könnte. Sehr viel weniger anspruchsvoll ist der Vegetarismus wie er heute zumeist in der westlichen Welt praktiziert wird: er verbietet lediglich Fleisch, gestattet aber Milch und Eier.

Eine Sonderform der vegetarischen Kost hat in der ersten Hälfte des 20. Jahrhunderts eine gewisse Rolle gespielt: Die *Rohkost* im Sinne von *M. Bircher – Benner* (1933). Dem Zeitgeist entsprechend hat *Bircher – Benner* seine aus persönlichen Vorstellungen vom Naturgeschehen geborene Lehre nicht metaphysisch, sondern mit naturwissenschaftlichen Begriffen zu begründen versucht. »Für die menschliche Ernährung haben Früchte, Nüsse, Rohsalate den höchsten Nährwert; mittleren Nährwert haben Brot und gekochte Vegetabilien, den niedrigsten Nährwert haben die von Tieren stammenden Nahrungsmittel«.

Seine Theorien von »Sonnenlichtpotential«, »trüblichtiger Nahrung«, »Nahrungsintegral«, »magnetischen Kräften in der lebenden Substanz«, meint *Bircher – Benner*, »erklären, weshalb eine Ernährung mit dem geschälten Getreidekorn schwere Ernährungsstörungen hervorruft, während Korn mit Samenhaut die Gesundheit erhält. Das von der Natur aufgebaute Pflanzenorgan wäre dann die integrale Einheit des Nahrungsprinzips«. Zu den physikalischen Vorstellungen dieser Theorien meinte der Physiker *P. Jordan* (1939), es liege offenkundig die Unzulänglichkeit der benutzten und propagierten physikalischen Beweisführung für jeden Physiker zutage«. Den Beweis für ihre Überlegenheit gegenüber anderen diätetischen Kostformen, hat die Rohkost nicht erbracht. Sie ist heute so gut wie vergessen.

Eine vegetarische Kostform, die, verbunden mit allgemeinen Ideen über die Lebensführung, den »Weg zu einer neuen Menschheit« weist, ist die *Waerland*kost. Nach *Waerlands* Lehre muß man »den Schluß ziehen, daß die Natur den menschlichen Körper nur für eine laktovegetabilische Nahrung vorgesehen und einer solchen angepaßt hat. Außerdem geht daraus hervor, daß diese Nahrung so weit wie möglich biologisch gezogen, frei von Kunstdünger und allen Spritzgiften und so wenig wie möglich behandelt sein soll. Unter diesen Voraussetzungen soll sie dann tunlichst so genossen werden, wie die Natur sie uns bietet. Eine weitere Forderung ist, daß sich die Nahrung und die Getränke harmonisch in den täglichen, körperlichen Rhythmus einfügen«. Die *Waerland*anhänger bilden heute nur noch eine kleine Gemeinde, die in der Öffentlichkeit wenig hervortritt.

Eine »aus der Urnahrung des Menschen entwickelte Intensivkost, die spezifische Heilwirkungen« bei Diabetikern entfaltet und aus »lebendigen und daher hoch reaktionsfähigen natürlichen Lebensmitteln« besteht, ist die von dem Zahnarzt *Schnitzer* 1979 propagierte Diät. Physiologisch kennzeichnend ist der geringe Energiewert und die Eiweißarmut dieser laktovegetabilen Kost. Dazu *Förster* (1980): »Das Buch enthält nichts aufregend Falsches, die langfristige Ernährung mit *Schnitzer*-Kost übersteht ein gesunder Organismus (vor allem ein gesunder Verdauungstrakt) sicher«. Die Stellungnahme der Deutschen Diabetes-Gesellschaft endet mit dem Satz: »Spekulative Meinungen von Außenseitern dienen zur Begründung der Intensivkost und werden als Erklärung für den Erfolg – was immer man darunter verstehen mag – benutzt« (*Mehnert* 1980).

5.1.2 Der Vegetarier

Anhänger unkonventioneller Ernährungslehren, die streng nach Prinzipien leben und viel mehr Gedanken und Zeit an ihre Ernährung wenden als die Mehrzahl ihrer Mitbürger, betrachten jede andere Lehre mindestens als verhängnisvollen Irrtum. Sie kennen keine Konzessionen und bemühen sich, ihre Lehren auszubreiten und neue Anhänger zu gewinnen. So ist auch jeder von den Ideen des Vegetarismus erfüllte Vegetarier ein *potentieller Missionar*.

Wie alle Anhänger von extremen Glaubensbewegungen sind überzeugte Vegetarier Menschen, die dem schizothymen Persönlichkeitstypus nahestehen.

Kennzeichnend sind die *Worte eines gelehrten englischen Vegetariers* aus dem 18. Jahrhundert. Schon der Anblick tierischer Nahrung, meint er, sei unnatürlich und ekelhaft. Fleisch erinnere einen nachdenklichen Menschen an einen Leichnam von der Straße, der von Geiern oder Raben gefressen werde, oder vielleicht sogar an ein Kannibalenfest. Tierische Nahrung sei nicht notwendig, um Kraft und Größe zu erlangen. In Wahrheit schade sie der Gesundheit und dem geistigen Wohlbefinden, wie auch das Töten von Tieren um Nahrung zu gewinnen, die Menschen grausam und wild mache und zu Menschenopfer und Kannibalismus führe (Register 1973).

In seinen »Ideen zur Philosophie der Geschichte der Menschheit« hat sich vor 200 Jahren *Johann Gottfried Herder* auch mit dem Unterschied zwischen Pflanzenfressern und Fleischfressern befaßt. Den pflanzenfressenden Elefanten nennt er »einen König der Tiere an weiser Ruhe und verständiger Sinnesreinheit.« »Der Löwe dagegen, welch ein anderer König der Tiere! Auf Muskeln hat es die Natur bei ihm eingerichtet, auf Sanftmut und Verständigkeit nicht.« Nur die »weise Ruhe und verständige Sinnesreinheit« des Pflanzenfressers ermöglichen seine Haltung als Haustier.

Herder war protestantischer Pastor. Daß seine Sympathie den Pflanzenfressern galt, ist daher verständlich.

»Fleisch ist tierisch, tierisch aber ist sinnlich, ist unzivilisiert, unberechenbar, triebhaft, blutrünstig. Das Pflanzenhafte hingegen ist blumengleich sanft, brav, geduldig, unbeweglich. Viele Vegetarier lassen mehr oder weniger deutlich durchblicken, daß die Enthaltung von Fleischgenuß die Einschränkung geschlechtlicher Bedürfnisse zur Folge habe und daß sie unter anderem deswegen zu Vegetariern geworden sind« (*Schlegel* 1957).

Im Mittleren Osten und in den Mittelmeerländern sind vegetarische Essensvorschriften zumeist nur von der *Geistlichkeit* und von besonders strengen Laien streng eingehalten worden. Auch bei den Fleisch essenden Moslems gilt Schlachten als unrein machend.

Der Apostel *Paulus* war da toleranter. »Der eine glaubt, es schade ihm nicht, wenn er Fleisch ißt, und genießt, was ihm schmeckt. Der andere hat die Erfahrung gemacht, daß bei einem bescheidenen, einfachen Essen sein Herz freier ist, mit Gott zu leben. Wer sich die Genüsse der Tafel zutraut, der soll den anderen, der sie meidet, nicht verachten. Wer sich einen Genuß versagt, der mache daraus kein moralisches Gesetz für den anderen, denn den einen wie den anderen hat Gott angenommen« (Römberbrief 14,2–3).

Überzeugte Vegetarier pflegen *keine Urbilder von strahlender Gesundheit, Kraft und Fröhlichkeit* zu sein. Ihr Ideal ist Mäßigkeit in allen Dingen, Genügsamkeit, »Naturverbundenheit« mehr im kontemplativen Sinne als im aktiven Einsatz. Wenn Vegetarier außergewöhnliche körperliche Leistungen vollbringen, dann sind das in der Regel Dauerleistungen, wie Gepäckmärsche und Langläufe, nicht konzentrierte Kraft- und Konzentrationsleistungen, wie Kugelstoßen, Hochsprung oder 100 m -Lauf.

5.1.3 Ernährungsphysiologische Aspekte der vegetarischen Kost

Ernährungsphysiologisch *unterscheidet sich vegetarische Kost* von den landesüblichen Kostformen durch Proteinarmut und das Fehlen tierischer Proteine und Fette, durch geringen Gehalt an Eisen, Kochsalz, Vitamin B_{12}, Folsäure und Vitamin D und hohem Gehalt an unverdaulichen Nahrungsbestandteilen (Neuere Übersichten bei Committee on Nutritional Misinformation 1974, *Raper 1974*).

Zahlenmäßige Anhaltspunkte geben die Befunde, die *Guggenheim* u.a. (1962) veröffentlicht haben. *Guggenheim* u.a. bestimmten Zusammensetzung und Nährwert der Kost von 119 strengen Vegetariern während einer Woche. »Der mittlere Tagesverzehr je Kopf betrug 235 g Brot und andere Cerealien, 39 g Hülsenfrüchte, 103 g Nüsse und Samen, 34 g Öle und Fette, 1718 g Obst und Gemüse und 31 g Zucker und Süßigkeiten. Diese Kost brachte 2410 kcal (10122 kJ), 65,5 g Proteine, 825 mg Calcium, 21,2 mg Eisen, 7289 i.E. Vitamin A, 2,13 mg Thiamin, 135 mg Riboflavin, 16,4 mg Nikotinsäure und 201 mg Ascorbinsäure. Im ganzen war die Nährstoffzufuhr ausreichend.« »Der Riboflavingehalt von 29 der 80 Kostformen war eindeutig unzureichend bei Vergleich mit den empfohlenen Richtlinien des National Research Council der USA. Der Nährwert des Proteingemisches einer durchschnittlichen vegetarischen Kost, bestimmt an jungen Ratten, ist niedrig. Dem Gemisch fehlte es an Methionin und Tryptophan, während sein Gehalt an Lysin ausreichend zu sein schien.«

5.1.3.1 Proteine

Mengenmäßig läßt sich der Proteinbedarf auch mit rein pflanzlicher Nahrung decken. Abgesehen von den Hülsenfrüchten sind die *pflanzlichen Nahrungsmittel* jedoch *proteinärmer*. Der Proteingehalt (g in 100 g) liegt bei Vollei um 13, bei Kuhmilch um 4, bei Rindfleisch um 18, bei Vollsoja um 37, bei wenig ausgemahlenem Weizenmehl um 13, bei weißen Bohnen um 21, bei Kartoffeln um 2, bei Gemüse und Obst um 5 und bei Graubrot um 6.

Die Schwierigkeit ausreichender Proteinversorgung liegt bei vegetarischer Ernährung in der Deckung des Bedarfs an *lebensnotwendigen* (essentiellen) *Aminosäuren*.

Träger lebensnotwendiger Aminosäuren sind auch die Nahrungsmittel pflanzlichen Ursprungs. Die meisten pflanzlichen Proteine enthalten jedoch geringere Mengen und sind deshalb biologisch weniger wertvoll als die Proteine der Nahrungsmittel tierischer Herkunft. So enthält Weizen- und Roggenprotein nur wenig Lysin, Maisprotein nur kleine Mengen Lysin und Tryptophan.

Der *biologische Wert* eines Nahrungsproteins entspricht der Anzahl von Körperprotein in Gramm, die beim erwachsenen Menschen durch 100 g des Nahrungsproteins ersetzt werden können. Er liegt bei Vollei um 90, bei Kuhmilch um 75, bei Rindfleisch und Sojamehl um 70, bei wenig ausgemahlenem Weizenmehl um 50, bei Bohnen und Linsen um 40, bei Kartoffeln zwischen 30 und 40. Die Proteine pflanzlicher Nahrungsmittel sind demnach, mit Ausnahme des Sojaproteins, biologisch weniger wertvoll als die Proteine tierischer Nahrungsmittel.

»Bestimmt man die biologische Wertigkeit einer Mischung von Proteinen so ist diese in sehr vielen Fällen höher, als den Wertigkeiten der Komponenten entspricht. Das liegt daran, daß bei den beiden Komponenten jeweils eine andere Aminosäure als begrenzender Faktor auftritt. Wenn die begrenzende Aminosäure bei dem Partner im Überschuß vorliegt, dann kann sie das Defizit vermindern. In solchen Fällen haben die beiden Eiweißstoffe die Fähigkeit, sich gegenseitig zu ergänzen. Es ist klar, daß sich zwei Proteine um so besser ergänzen, je verschiedener sie in der Zusammensetzung ihrer Aminosäuren sind. Darum gibt es Nahrungsmittelkombinationen, die einen guten *Ergänzungswert*, und solche, die einen schlechten haben. Beispiele für einen guten Ergänzungswert: Mehl, Brot mit Fleisch, Fisch oder Milch; Kartoffeln mit Milch, Quark, Käse; Leguminosen mit Ei, Weizen oder Roggen. Beispiele für schlechten Ergänzungswert: Mehl, Brot mit Kartoffeln, Soja oder Gemüse; Kartoffeln mit Leguminosen; Leguminosen mit Fleisch oder Fisch« (*Kofrányi* 1960).

Die Proteine pflanzlicher Nahrungsmittel werden überdies schlechter *ausgenutzt* als die Proteine der Nahrungsmittel tierischer Herkunft. So werden Vollei zu 97 % ausgenutzt, Kuhmilch zu 94 %, Rindfleisch zu 98 %, Hülsenfrüchte zu 70 %, feines Weizenbrot zu 80 %, grobes Weizenbrot zu 70 %, Kartoffeln zu 80 %, Spinat zu 90 %, Obst zu 20 bis 90 % (*Souci* 1967)

Geringer Proteingesamtgehalt, geringer biologischer Wert der Proteine und schlechtere Proteinausnutzung wirken sich gleichsinnig aus in dem Sinne, daß der *Vegetarier leichter in einen Zustand unzureichender Proteinversorgung gerät als der Nichtvegetarier*. Grundsätzlich ist es aber durchaus möglich, mit vegetarischer Ernährung das Stickstoffgleichgewicht zu erreichen und zu erhalten.

Diesem Ziel dienen auch *Industrieprodukte aus Pflanzenproteinen* mit Zusätzen von Weißei oder Trockenmilch (»Fleischanaloge«; *Raper* 1974).

Beispiele für *Speisepläne* im Hinblick speziell auf Proteinversorgung findet man in dem Lehrbuch von *Wilson* u.a. (1979).

5.1.3.2 Fette

Vegetarische Kost ist frei von tierischen Fetten. Die pflanzlichen Fette unterscheiden sich von den tierischen Fetten durch ihren hohen Gehalt an mehrfach ungesättigten Fettsäuren (Polyensäuren, »essentiellen Fettsäuren«). So liegt der Gehalt an mehrfach ungesättigten Fettsäuren (g/100 g) in Kuhmilch bei 0,1, Hartkäse bei 1,0, Butter bei 2,7, Rinderfilet bei 0,1, Schweinekotelett bei 2,8, Hühnerei bei 2,3, hingegen in Erdnußöl bei 31,0, Maiskeimöl bei 56,0, Haferflocken bei 3,0, Sojabohnen bei 10,9, Schokolade bei 1,0. Gemüse und Obst enthalten nur Spuren. Hoher Gehalt an mehrfach ungesättigten Fettsäuren wirkt sich aus im Sinne einer Senkung des Schmelzpunktes und damit einer leichteren Verdaulichkeit.

Solange man glaubte, man könne durch reichlichen Verzehr von mehrfach ungesättigten Fettsäuren der Entstehung *ischämischer Herzkrankheiten*, insbesondere der Entstehung von Herzinfarkt entgegenwirken, empfahl man den Verzehr von Nahrungsmitteln mit hohem Gehalt an diesen Fettsäuren. Da sich dieser Glaube nicht bewahrheitete, entfällt die Berechtigung solcher Empfehlungen. (Siehe dazu Seite 105)

5.1.3.3 Kochsalz

Wo die Nahrungswahl weder durch äußeren Zwang noch durch spezielle Ernährungslehren beeinflußt ist, liegt der Kochsalz*verbrauch*, mithin also das Kochsalz*bedürfnis*, bei überwiegend pflanzlicher Kost *höher als bei gemischter Kost* oder gar bei einer Kost mit Nahrungsmitteln vorwiegend tierischer Herkunft. Ethnologische Beobachtungen sprechen im gleichen Sinne.

In den Hungerjahren der Zeit nach dem zweiten Weltkrieg stieg mit dem Verschwinden der tierischen Nahrungsmittel und zunehmender Monotonie der vorwiegend pflanzlichen Kost der Kochsalzkonsum auf das Zweifache bis Dreifache des Niveaus in normaler Zeit.

Viele Vegetarier sind jedoch auch *Kochsalzgegner*. In ihrer Ideologie ist Kochsalz ein gesundheitsschädlicher, gefährlicher Stoff. Manche halten Meersalz, das zu 85 % aus Kochsalz besteht, für »natürlicher« als landesübliches Kochsalz und deshalb für erlaubt. So ist die Ernährung der strengen Vegetarier kochsalzarm im Gegensatz zu der Ernährung derer, die unter äußerem Zwang vegetarisch leben. Von den Nachteilen einer kochsalzarmen Ernährung war schon an anderer Stelle die Rede (siehe Seite 40).

5.1.3.4 Eisen

Vegetarische Kost ist *eisenarm*. Zur Veranschaulichung einige Zahlen: Leber und Nieren enthalten 10 mg Eisen in 100 g, Rindfleisch 3 mg, Eier 2 mg, Kuhmilch 0,1 mg, Graubrot 1,9 mg, Kartoffeln 0,9 mg, weiße Bohnen 6,1 mg. Der Eisengehalt unserer landesüblichen Gemüsesorten liegt zwischen 0,5 und 1,5, der Eisengehalt landesüblicher Obstsorten zwischen 0,5 und 1,0 mg je 100 g. Eine Ausnahme macht (nach neuesten Untersuchungen) der Spinat mit 3,0 mg/100 g (*Souci* 1967).

Die notwendige Eisenaufnahme wird demnach mit Muskelfleisch und Innereien, Brot und Hülsenfrüchten sicherer erreicht, als mit Gemüse und Obst. Bemerkenswert hoch liegt der Eisengehalt der reifen Hülsenfrüchte und des Spinats.

Der Tagesrichtwert des *Food and Nutrition Board* für den erwachsenen Mann liegt bei 10 mg, der Richtwert für die erwachsene Frau bei 18 mg/ Tag. Wenn die Eisenaufnahme mit der Nahrung dem Richtwert entspricht, besagt das jedoch noch nicht, daß der *Bedarf* gedeckt ist. In Indien, Iran, Burma und Thailand erreicht der Eisengehalt der Kost die empfohlene Größenordnung. Trotzdem sind Eisenmangelerscheinungen nicht selten. Die Erklärung: Das in den *tierischen Nahrungsmitteln* enthaltene Eisen wird sehr viel *besser resorbiert* als das Eisen pflanzlicher Nahrungsmittel: Eisen aus Fisch und Fleisch zu 11 und 22 %, Eisen aus Reis und Spinat zu 1 %, aus Sojabohnen zu 7 %. Schlecht resorbiert wird auch das Eisen von Cerealien und Eiern. Die Eisenresorption aus pflanzlichen Nahrungsmitteln ist doppelt so groß, wenn pflanzliche und tierische Nahrungsmittel zusammen verzehrt werden. Manche pflanzlichen Nahrungsmittel hemmen jedoch die Eisenresorption aus tierischen Nahrungsmitteln, indem sie unlösliche Eisenkomplexe bilden (*Lindenbaum* 1979).

Heinrich (1979) beobachtete innerhalb eines Jahres zwei Kinder und einen Erwachsenen mit *Eisenmangelanämie* infolge Eisenmangelernährung bei nachweislich ungestörter Resorption des Nahrungseisens. Alle drei waren seit mehreren Jahen Lakto-Vegetarier. »Tägliche Eisendefizite von 0,5 (beim Mann) bzw. 1,2 mg Eisen (bei der menstruierenden Frau) wurden für Lakto-Vegetarier ermittelt, wenn aufgefüllte Eisenreserven erwünscht sind.«

Eine Hemmung der Eisenresorption kann auch der als »Ballast« so geschätzte *Agar-Agar* zur Folge haben.

Unzureichende Eisenversorgung hat außer Anämie und anderen Schädigungen der hämatopoetischen Gewebe auch Stomatitis, Glossitis, intrakranielle Hypertonie, Splenomegalie, verminderte Saccharaseaktivität im Dünndarm und Lernschwäche zur Folge (*Pérès* 1979).

Die Gefahr, in einen Eisenmangelzustand zu geraten – Eisenmangel gilt als häufigster Ernährungsmangel auf der Welt –, ist demnach bei vegetarischer Ernährung größer als bei gemischter Kost. Vielleicht wird er oft gar nicht als solcher erkannt.

5.1.3.5 Vitamin B_{12} (*Lindenbaum* 1979)

Megaloblastische Anämien als Folge von Vitamin B_{12}-Mangel sind im ganzen seltener als Eisenmangelanämien, weil alle Nahrungsmittel tierischer Herkunft Vitamin B_{12} enthalten und der Vitamin B_{12}-Bedarf mit 1 bis 2 mg/Tag nur gering ist. Die Mikroflora des Dünn- und Dickdarms synthetisiert Vitamin B_{12} in Mengen, die ernährungsphysiologisch durchaus ins Gewicht fallen (Contribution of the Microflora 1980).

Bei lebenslang vegetarisch lebenden Hindus und strengen, nach der Lehre lebenden Vegetariern, wie auch bei Menschen, die sich aus anderen Vorstellungen heraus abwegig ernähren, sind schwere B_{12}-*Mangelzustände* mit Anämien beobachtet worden.

Niederes Vitamin B_{12} Niveau im Blut ohne spezifische klinische Mangelerscheinungen und mit normalen Hämoglobin- und Erythrozytenwerten haben verschiedene Untersucher bei den meisten der von ihnen beobachteten Vegetariern gefunden (*Vegetarian Diet* 1978, *Sanders* 1978). Offensichtlich ist selbst eine gut gewählte vegetarische Kost sehr oft eine Vitamin B_{12}-Mangelkost. Dazu kommt, daß die Nahrungsfaser die enterale Vitamin B_{12}-*Ausscheidung* erhöht (*Dietary fibre* 1979). Das Serumvitamin B_{12}-Niveau ist unmittelbar korreliert mit dem Fleisch- und Eierverzehr.

Vitamin B_{12}-Mangelzustände traten bei dem brusternährten Säugling einer strengen Vegetarierin auf (Vitamin B_{12} deficiency 1979).

Neurologische Ausfallsymptome mit megaloblastischer Anämie, die offenbar auf Vitamin B_{12}-Mangel der Kost, vielleicht in Kombination mit B_{12}-Malabsorption beruhen, hat man bei europäischen wie auch bei asiatischen Vegetariern gesehen (*Vegetarian diet* 1978).

Sanders u.a. (1978) zogen aus ihren Untersuchungsergebnissen den Schluß, »daß megaloblastische Anämien bei kaukasischen Vegetariern sehr selten sind und daß eine rein pflanzliche Kost im allgemeinen zur normalen Blutbildung genügt unter der Voraussetzung, daß sie aus einer Mischung von ungereinigten (unrefined) Cerealien, Hülsenfrüchten, Nüssen, Obst und Gemüse besteht und durch *Vitamin B_{12}-Zulagen* ergänzt wird.« Bei männlichen, nicht aber bei weiblichen Vegetariern fanden dieselben Untersucher Erythrozytenzahlen, die im Rahmen der Norm lagen, und höhere Werte für Zellvolumen und mittleren Hämoglobingehalt der Zellen, unabhängig davon, ob sie zusätzlich Vitamin B_{12} einnahmen oder nicht.

5.1.3.6 Folsäure (*Lindenbaum* 1979)

Unzureichende Folsäureaufnahme mit der Nahrung ist eine Hauptursache megaloblastischer Anämien. Folate kommen aber in fast allen Nahrungsmitteln vor, besonders in Leber, Nüssen, Hefe und in grünen Gemüsen. *Mangelzustände* infolge unzulänglicher Aufnahme mit der Nahrung sind deshalb *selten*.

Bei den 34 Vegetariern, die *Sanders* u.a. (1979) untersucht hatten, lag die Folsäurekonzentration im Serum *höher* als bei den Kontrollen!

Geringe Versorgung durch die Nahrung geht oft einher mit anderen Umständen, die die Entwicklung von Mangelzuständen begünstigen: langes Kochen der Nahrungsmittel, hoher Bedarf im Säuglingsalter, in der Schwangerschaft und bei Alkoholismus, Malabsorption und Karzinomatose.

5.1.3.7 Vitamin D

Vitamin D ist für den Vegetarier ein *Engpaß*, weil die tierischen Nahrungsquellen in der Kost des Milch und Eier verzehrenden Vegetariers knapp sind und in der Kost des strengen Vegetariers ganz fehlen. Vielleicht liegt hier die Erklärung dafür, daß Vegetarierkinder nicht selten rachitisch und kleiner sind als andere Kinder, und die Wachstumsgeschwindigkeit der noch nicht zwei Jahre alten Kinder geringer ist (*Dwyer* 1979, *Zmora* 1979, *Shull* 1977, Vitamin D deficiency 1980).

5.1.3.8 Unverdauliche Nahrungsbestandteile (Ballaststoffe, »Faser«)

Anders als die tierischen sind die pflanzlichen Nahrungsmittel Träger von *unverdaulichen Stoffen:* Zellulose, Hemizellulosen, Pektinen, Lignin (*Spiller* 1980). Diese Stoffe unterscheiden sich durch ihre Struktur, ihre Reaktionen mit verschiedenen Nährstoffen und ihre Auswirkungen im Organismus. In Versuchen an Ratten erwies sich z.B. Futter mit reichlich Alfalfa als wirkungslos gegen die Entstehung experimenteller Kolonkarzinome, wogegen Pektin die Tiere gegen die Karzinome schützen konnten (*Kritchersky* 1980).

Der Fasergehalt der pflanzlichen Nahrungsmittel gilt den einen als hoher Wert, den anderen als belanglos oder gar störend. Die Frage ist mit vielen Emotionen und kommerziellen Interessen verbunden.

Den Effekt *einer* Art von Faser in der Nahrung kann man nicht verallgemeinern. (*Spiller* 1980, *Vahouny* 1980).

Als Vorzüge faserreicher Kost gelten *1. Hemmung der Entstehung von Gallensteinen, 2. Verhütung und Bekämpfung von Obstipation, 3. Verhütung von Kolonkarzinom* und *4. Verhütung von Kolondivertikulose*. Nachteilig kann sich die Behinderung der *Nährstoffresorption* auswirken. »Wird eine ballaststoffreiche Nahrung über lange Zeit aufgenommen, so ist eine unzureichende Deckung des Bedarfs an verschiedenen Mineralstoffen und Spurenelementen, insbesondere Eisen, Calcium und Zink aufgrund der bisher vorliegenden Untersuchungsergebnisse nicht mit Sicherheit auszuschließen« (*Kasper* 1980).

5.1.3.8.1

Die Meinung, faserreiche Kost hemme die Entstehung von *Gallensteinen,* beruht bis heute lediglich auf Korrelationen und theoretischen Überlegungen. Eine Diskussion über dieses Thema erübrigt sich daher (*Heaton* 1980).

5.1.3.8.2

Der *Begriff Obstipation,* genauer: Habituelle Obstipation, allen geläufig und täglich benutzt, wird nicht immer im gleichen Sinne verwendet. Ist obstipiert, wer nur *jeden zweiten oder dritten Tag* Stuhlgang produziert? Ist obstipiert, wer regelmäßig einmal am Tag Stuhl produziert, aber nur ein *festes Produkt?* Wer bestimmt, wie oft und wieviel Stuhlgang »normalerweise« abgesetzt werden soll, was »abnorm selten« ist? Am zweckmäßigsten von allen Definitionen ist wohl die alte Definition von *Stepp* (1942): Das Kennzeichen der Obstipation ist ein Stuhlgang, der »ausgesprochen dunkle Farbe hat, mit Schleim überzogen und vollkommen geruchlos ist ... die Stuhlmengen sind unzweifelhaft oft abnorm gering«.

Die Diagnose chronischer Obstipation ist also in weiten Grenzen eine *Ermessensfrage,* und nicht jeder ist obstipiert, der besorgt auf seinen Stuhlgang achtet und sich für obstipiert hält und deshalb mit faserreicher Kost behandelt wird. Unter Ärzten und Patienten ist die Auffassung weit verbreitet, ohne nennenswerte Mengen unverdaulicher Nahrungsbestandteile seien ausreichende Stuhlmengen nicht zu erwarten, und sie betrachten es als therapeutischen Erfolg, wenn große Stuhlmengen produziert werden.

Der *Wirkungsmechanismus* ist sehr einfach: Gießt man in einen Schlauch am einen Ende viel Wasser hinein, dann kommt am anderen Ende mehr heraus, als wenn man nur wenig hineingegossen hat. Stopfe ich in den Mund viel unverdauliche Stoffe, dann erscheinen am anderen Ende mehr unverdauliche Stoffe, als wenn ich nur wenig hineingestopft habe. Eine erstaunliche Tatsache – und ein glänzender therapeutischer Erfolg! Die pharmazeutische Industrie sichert und erhöht diese Freude, indem sie den unverdaulichen Bestandteilen ihrer Medikamente und Stuhlgleitmittel bewährte Abführmittel zusetzt: Faulbaumrinde dem Normacol, Phenolphthalein dem Agarol. Daß der im Agarol enthaltene Agar-Agar die Eisenresorption verschlechtern kann, fällt dabei in der Regel nicht ins Gewicht.

Diese dankbare Therapie läßt vergessen, daß es Menschen gibt, die nur *wenig* Gemüse und Obst essen, aber dennoch regelmäßig einmal täglich Stuhlgang haben.

Es gibt Obstipierte, denen die Umstellung auf *Vollkornbrot-Gemüse-Obstkost* nicht hilft und andere, die dabei *noch obstipierter* werden. Weizengel, als Mittel zur Vergrößerung der Stuhlmengen sehr beliebt, kann zu *mechanischer Obstruktion* des Rektum und zur Bildung eines »gleitunfähigen« Pfropfes führen (*Güller* 1980). Auch *Volvulus*-Zustände hat man beobachtet (*Kritchevsky* 1980).

Weder bei den *Eskimos* noch bei den ostafrikanischen *Nomaden* mit ihrer ursprünglichen schlackenärmsten Fleisch-Fettkost ist den Forschergruppen von *Rodahl* (1970) und *Shaper* (1962) eine Häufung von Obstipation aufgefallen. *Stefansson,* der Isländer, lebte jahrelang unter Eskimos von tierischer schlackenärmster Kost, einigen wenigen Beeren und etwas Moos aus den Mägen der erlegten Tiere und war dabei gesund und voll leistungsfähig (*Lutz* 1975).

In unzähligen Aufsätzen wird gesagt, man könne habituelle Obstipation »bekanntlich« erfolgreich mit schlackenreicher Kost behandeln. Ich habe *keine methodisch einwandfreie vergleichend therapeutische Untersuchung* gefunden, die erweist, daß habituelle Obstipation diätetisch beseitigt werden kann, d.h., daß sie nach Absetzen der Diät und Umstellung auf landesübliche Kost nicht wieder auftritt. Das Wort »bekanntlich«, das in diesem Zusammenhang auftaucht, ist verräterisch genug: »Bekanntlich« steht immer dort, wo der Nachweis fehlt und der Leser von unbequemen Fragen nach Beweisen abgehalten werden soll.

Die *habituelle Obstipation ist ein psychosomatisches Zustandsbild.* Schon 1930 schrieb ein erfahrener Arzt wie *Krehl,* er »möchte die Bedeutung psychischer Momente . . . für die ganze Verstopfungsfrage außerordentlich hoch, sogar am höchsten stellen«. Die psychosomatische Forschung der letzten 50 Jahre hat diese Meinung bestätigt. Chronische Obstipation ist »gewöhnlich Folge von psychologischen Faktoren« stellte *F. Alexander* schon vor vielen Jahren in seiner klassischen »Psychosomatischen Medizin« fest. Psychosomatische Konfliktsituationen aber lassen sich nicht mit Vollkornbrot und Obstsalat beseitigen.

5.1.3.8.3

Von *Burkitt* (1975) stammt die These, *faserstoffarme Kost begünstige die Entstehung von Kolonkarzinomen.* Seine These stützt sich auf epidemiologische Befunde.

Ihre Verläßlichkeit vermag nur zu beurteilen, wer die *Fehlerquellen epidemiologischer Angaben* kennt. Weithin unbekannt sind die Unterschiede zwischen kasuistischer und epidemiologischer Statistik, zwischen Mortalität und Letalität, zwischen Korrelation und Kausalität. Matched groups, compliance und drop outs sind nicht nur sprachliche Fremdworte. Weithin unbekannt ist die Fragwürdigkeit zahlenmäßiger Angaben von Nahrungsgewohnheiten und Nährstoffverzehr, die Abhängigkeit des Befundes von der Erwartung des Untersuchers, die Fragwürdigkeit intravitaler und postmortaler Diagnosen. Von Irrtumswahrscheinlichkeit, Vertrauensbereich und Varianzanalyse muß wissen, wer aus Zahlen Schlußfolgerungen ziehen und sich nicht in Phantasien verlieren will. Denkmöglichkeiten sind nicht gleichbedeutend mit Tatsachen, unermüdliche Wiederholungen einer Behauptung unvollkommener Ersatz für fehlende Beweise. Die unermüdlichen Wiederholungen beweisen höchstens die alte Erfahrung der Werbeexperten: Die Leute glauben alles, man muß es ihnen nur lang genug und laut genug sagen.

Eine Zusammenstellung des gesicherten Wissensstandes habe ich 1978 gegeben. Das Fazit: Von überzeugenden Beweisen dafür, daß faserarme Kost in der Genese des Kolonkarzinoms eine ins Gewicht fallende Rolle spielt, kann keine Rede sein.

Wenn in dem selben Jahr *Thompson* und *Hill* (1980) meinten, der Abbau von *Gallensäuren und Neutralsteroiden* zu potentiellen Präkanzerogenen hänge von der Art der Nahrungsfaser ab, dann sind das nicht mehr als Vermutungen. »Einige Untersucher gaben an, Zusätze verschiedener Mengen verschiedener Faserarten, zu denen »normalen« westlichen Kostformen hätten verschieden große Mengen saurer und neutraler *Sterine* in den Faeces zur Folge ... Offensichtlich ist es notwendig, bei diesen Untersuchungen die Typen der verwendeten Faser zu differenzieren ... Die Möglichkeit, daß Nahrungsfaser die Bildung von Kolonkarzinom beeinflußt, entweder durch ihre Wirkung auf die Passagegeschwindigkeit des Faeces oder ihre Wirkung auf die Darmflora und die Fäkalsterine fordert weitere Untersuchungen. Dazu müssen langfristige Kontrollen, die in Versuchen bei einer homogenen Population durchgeführt werden, bei denen sowohl Typus wie Menge der Faser sorgfältig definiert werden müssen« (*Wells* 1979).

Die oft wiederholte, statistisch epidemiologisch begründete Behauptung, Kolonkarzinome seien *in den Wohlstandsländern häufiger,* als in Afrika, Asien und Lateinamerika, hat *Mc Lennan* (1980) kürzlich ein weiteres Mal wiederholt mit der gleichfalls unbewiesenen Behauptung, Nahrungsfaser könne prophylaktisch wirksam sein. Aufgrund *eigener Untersuchungen* an Eingeborenen in Nairobi (Kenia) beurteilen allein *Calder* u.a. (1980) die Situation. Bei 183 Kontrasteinläufen fanden sich 20 Kranke mit Divertikulose und zwölf Kranke mit Kolonkarzinom. *Calder* u.a. ziehen daraus den Schluß: Die Ergebnisse, zusammen mit einer Verzehrserhebung zeigen, daß man die Divertikulose *nicht* länger als eine bei Keniaafrikanern seltene Krankheit betrachten kann und daß faserarme Kost in der Ätiologie *keine* Rolle spielt, geschweige denn der einzige Faktor ist. Daß die Inzidenz der Divertikulose *zunimmt,* ist ebenso wahrscheinlich, wie daß sie zunehmend häufiger als solche *erkannt* wird.

Die Ergebnisse von *Verzehrserhebungen* sind immer mit vielen Unsicherheitsfaktoren behaftet – schon gar, wenn sie sich auf weit zurückliegende Zeiten beziehen. Nur mit Vorbehalt kann man deshalb akzeptieren, wenn gesagt wird: In Dänemark ist der *Fasergehalt der Kost* in Landhaushalten von 40 g / Kopf / Tag im Jahre 1927 gefallen auf 30 g / Kopf / Tag im Jahre 1977; in Kopenhagen waren es im Jahre 1978 rund 20 g. In der Bundesrepublik Deutschland sollen es heute 25 g sein, d.h. 75 % weniger als in Preußen am Ende des 19. Jahrhunderts. 50 % der heutigen Menge stammen aus Cerealien, 30 % aus Gemüse und Kartoffeln und 15 % aus Obst (*Rottka* 1980).

In Abwägung des bis 1979 vorliegenden Untersuchungsmaterials kamen *Wells* und *Alfin-Slater* (1979) zu dem Ergebnis: »Viele wichtige Fragen sind noch unbeantwortet und beweiskräftige kontrollierte Experimente haben noch nicht eindeutig festgestellt, daß Faser ein Schutzfaktor in der Karzinomätiologie ist.« Sie machen darauf aufmerksam, daß eine Reihe demographischer Untersuchungen nicht nur *keine Daten* gebracht hat, die für eine *Beziehung zwischen Fasermangel und Auftreten von Kolonkarzinom* sprechen, sondern auch *keine signifikante Korrelation zwischen* Darmfunktion, d.h. *Obstipation und Kolonkarzinom*.

Harvey u.a. (1973) haben die *Passagezeiten* von Menschen bei ihrer üblichen faserarmen Kost und noch einmal nach vier Wochen bei faserreicher Kost bestimmt und gefunden, daß primär langsame Passagegeschwindigkeit schneller und primär schnelle Passagegeschwindigkeit langsamer wird. Die durchschnittliche Passagegeschwindigkeit im Gleichgewichtszustand betrug zwei Tage. Überdies ist festgestellt worden, daß sich die tägliche *Faseraufnahme* mit der Kost im Vereinigten Königreich in den letzten 100 Jahren unverändert gehalten hat; in eben dieser Zeit hat aber das Kolonkarzinom signifikant zugenommen.

Neuerdings ist ein *Tiermodell* entwickelt worden, um den Effekt von Nahrungsfaser auf das Azoxymethan-induzierte Kolonkarzinom von Ratten zu prüfen. Obwohl Nahrungsaufnahme und Faecesgewicht mit steigendem Fasergehalt des Futters zunahmen, fanden sich keine Unterschiede im Auftreten von Kolonkarzinomen (*Ward* 1973).

Den *Stand der Dinge im Jahre 1975* hat *Mendeloff* (1976) kritisch zusammengefaßt. »Es gibt keinen Beweis dafür, daß der Fasergehalt der Kost per se eine erkennbare Wirkung auf die menschliche Bakterienflora ausübt. Es ist eine sehr gut gesicherte Tatsache, daß anaerobe Bakterien dann gedeihen, wenn die Kost reich ist an fettem Fleisch, insbesondere an Rindfleisch. Es steht außer Frage, daß Populationen, die viel Rindfleisch oder viel gesättigte Fette verzehren, viel größere Mengen von Gallensäuremetaboliten im Stuhl ausscheiden.« »Daß die Kost eine sehr wichtige Umweltursache darstellt für die Genese des Kolonkarzinoms ist erregend und herausfordernd. Es gibt bis heute keinen Beweis dafür, daß die Metaboliten neutraler oder saurer Sterine für den Menschen Karzinogene oder Kokarzinogene sind.« »Wir müssen handeln wie Wissenschaftler, wenn wir die Kost des einen Volkes vergleichen mit der eines anderen – wir müssen die gesamte Nahrungsaufnahme eines Volkes ins Auge fassen und nicht einen beliebigen Kostbestandteil, den wir a priori zum wichtigsten Inhaltsstoff erklärt haben.«

Bevor man also eine Kost mit höherem Fasergehalt empfiehlt, sollte man die Möglichkeiten *unerwünschter Effekte* prüfen. Viele können oder wollen sie nicht sehen:

Mit der Kleie zusammen wird ein Großteil des Phytats entfernt, das mit Calcium, Zink, Eisen, Chrom, Magnesium und Kupfer unlösliche Komplexe bildet. Ist die Aufnahme dieser Spurenelemente gering und werden die geringen Mengen durch das Phytat von Fasern unverwertbar gemacht, dann kann daraus ein Mangelzustand entstehen. Andere unerwünschte Folgen faserreicher Kostformen sind Volvolus und Intussuszeption, Wachstumshemmung und der Gehalt vor allen Dingen der Weizenkleie an Trypsin- und Chymotrypsinhemmern.

Nach *Southgate* (1975) sind vier Gesichtspunkte wichtig: 1. Viele Kostformen, die in verschiedenen Teilen der Welt gebräuchlich sind, unterscheiden sich *nicht allein in ihrem Fasergehalt.* 2. Die Verkürzung der Passagedauer durch faserreiche Kost *verkürzt die für Verdauung und Resorption* verfügbare Zeit und 3. die *Wasserbindung* durch Faserstoffe kann die Diffusion der Verdauungsprodukte zur resorbierenden Oberfläche hemmen. 4. Möglicherweise haben *mechanische Schädigungen* der Schleimhautoberfläche höhere endogene Verluste zu Folge. Daß faserreiche Kostformen höheren Energie – Stickstoff- und Fettverlust zur Folge haben, ist lange bekannt. Vielleicht ist dabei auch die Energieaufnahme erschwert. »Eine Anreicherung von Nahrungsmitteln *mit speziellen Polysacchariden* ist beim heutigen Stand des Wissens nicht vertretbar« (*White* 1977).

Vorsichtiger als die meisten deutschen haben sich gerade in jüngster Zeit *amerikanische Experten* ausgesprochen: »Unter Bedingungen des Experimentes hat sich zeigen lassen, daß Nahrungsfaser die Cholesterinämie, die Atherosklerose und die Karzinogenese beeinflußt, aber nicht alle Fasern in gleicher Weise. Während faserreiche Kost im allgemeinen gute Wirkung tun kann, dürfen einige wenige Probleme nicht außer acht gelassen werden« (*Kritchevsky* 1980). Und der *Food and Nutrition Board* stellt 1980 fest: »In epidemiologischen Beobachtungen wurde berichtet von Assoziationen zwischen kalorienreichen, fettreichen und faserarmen Kostformen und Kolonkarzinom ... Der Board glaubt, daß es heute *mangels von Beweisen einer kausalen Beziehung* zwischen den Hauptnahrungsbestandteilen und Karzinombildung *keine Grundlage* gibt für Empfehlungen, die Anteile der Hauptnährstoffe in der amerikanischen Kost zu ändern«.

5.1.3.8.4 Kolondivertikulose

Die Angaben über Häufigkeit der Divertikulose sind so lange fragwürdig, als keine Erhebungen an repräsentativen großen Kollektiven vorliegen. Wer will behaupten, er wisse, wie viele Bewohner der afrikanischen Staaten an Kolondivertikulose leiden, solange das, was wir wissen, lediglich Kasuistik ist? Wenn bei den amerikanischen Negern die Häufigkeit in den letzten Jahren, bei den in Hawaii eingewanderten Japanern der zweiten Generation und in Europa seit dem 1. Weltkrieg angestiegen ist, wenn die Kolondivertikulose in Schottland 80mal so häufig ist wie in Singapur und Nigeria, dann müßten, um diese Häufigkeitsunterschiede glaubhaft erscheinen zu lassen, zunächst die Ergebnisse vergleichender Reihenuntersuchungen vorgelegt werden«. Interessant in diesem Zusammenhang ist auch die Tatsache, daß vor Jahrzehnten zur Behandlung von Kolondivertikulose faser*arme* Kost empfohlen worden ist!

Mendeloff (1976) meint, die Divertikulose bestehe aus zwei ganz verschiedenen klinischen und pathogenetischen Einheiten: Dem irritablen Kolon der jungen und der eigentlichen Divertikulose bei einem hohem Prozentsatz sehr alter Menschen. Man könnte daraus schließen, die Divertikulose sei das Zeichen eines gesunden Lebens. Die schwarzen Afrikaner leben faserreich und kurz. Auch daraus ergibt sich, daß man die gesamte Nahrungsaufnahme eines Kollektivs erfassen muß, bevor man weitreichende Schlüsse daraus zieht.

Wenn man sich vorstellen kann, auf welche Weise faserarme Kost die Bildung von Kolondivertikeln begünstigen *könnte,* dann ist damit noch nicht gesagt, daß diese Möglichkeiten im Organismus *realisiert* werden.

Vorsichtig äußerte sich im Jahre 1973 auch *Eastwood*, der seit Jahren mit diesen Fragen befaßt ist: »Man hat vermutet, daß eine Kost, die wenig pflanzliche Fasern enthält, das Entstehen von Divertikulose fördert«. In dem selben Jahre meinte *Kasper* (1980), aufgrund bestimmter Beobachtungen »nimmt man an ... bestimmte Populationen« litten weniger an Divertikulose, »weil sie so viele Ballaststoffe verzehren«. Zur gleichen Zeit *Knick* 1979: Es ist »außerordentlich schwer, wenn nicht unmöglich, die Ätiologie so verschiedener Krankheiten wie der koronaren Herzkrankheit, des Diabetes mellitus, der Divertikulose, des kolorektalen Karzinoms, der Cholelithiasis und der Karies einheitlich zu erklären. Dies ist aber geschehen, wenn man den reduzierten Rohfaseranteil in der Nahrung dafür verantwortlich machte«. Und *Lutz* (1975) meint: »Wie kein anderes Thema scheint gerade dieses sich durch einen ausgesprochenen Mangel an objektiv erarbeiteten Fakten auszuzeichnen«.

Die letzten drei Jahre haben zahllose Wiederholungen bekannter Feststellungen und Meinungen gebracht, aber kaum neue Tatsachen und Gesichtspunkte. Anscheinend in Unkenntnis der Tatsachen gab *Painter* noch im Jahre 1980 eine Darstellung, die der Situation vor zehn Jahren entspricht. Wenn *Weinreich* (1980) glaubt, bei Divertikulosekranken nach dreimonatiger Behandlung mit Kleie und sedierendem und antispasmodischem Hyoscyamin eine deutliche Besserung erzielt zu haben, dann kann man kaum von einem Heilerfolg durch Kleie sprechen. Die alterskorrigierte Divertikulosehäufigkeit ist aber bei Vegetariern vielleicht geringer als bei normal Ernährten (11:34 %, $p < 0,01$) und bei vegetarisch Lebenden wie bei normal ernährten Divertikulosekranken liegt der Fasergehalt der Kost tiefer als bei Divertikulosefreien. Es gibt aber auch divertikulosebehaftete Vegetarier (*Brodribb* 1980).

»Es ist wesentlich, daß die Aspekte einer Hypothese, die unhaltbar geworden ist, sofort verworfen und nicht verewigt werden. Tut man das nicht, dann kommt man zu einer sinnlosen Therapie und bringt eine Hypothese in Mißkredit, die vieles enthält, was nützlich sein könnte« (*Mc Donald* 1976).

5.1.3.8.5 Appendizitis.
Burkitt u.a. (1975) sehen auch in der Appendizitis eine Folge faserarmer Kost, ohne freilich ihre Auffassung durch mehr als fragwürdige statistische Korrelationen stützen zu können und ohne zu bedenken, daß die Identifizierung von Appen*dizitis* und Appen*dektomie* – die Statistiken beziehen sich auf die Anzahl der Appendektomien – zu

ganz falschen Vorstellungen führen kann. Im übrigen hat die Häufigkeit der (familiär gehäuften?) Appendizitis – genauer gesagt: der Appendektomie – in den USA und Großbritannien in den letzten Jahren abgenommen.

5.1.3.8.6 Hypercholesterinämie

Aus seinen Krankenhausstatistiken hat *Burkitt* (1975) den Schluß gezogen, hohes Cholesterinniveau im Blut sei eine Folge faserarmer Ernährung. »Ergebnisse epidemiologischer Untersuchungen über eine negative Korrelation von Nahrungsfaser und verschiedenen klinischen Erscheinungsformen der Arteriosklerose, insbesondere der koronaren Herzkrankheit, war ein Anlaß für zahlreiche experimentelle klinische Studien über Stoffwechselwirkungen dieser unverdaulichen Nahrungskomponenten. Die bisher vorliegenden Befunde weisen auf eine mäßig ausgeprägte cholesterinsenkende Wirkung einiger (z.B. Pektin), aber nicht aller (z.B. Zellulose) »Pflanzenfasern« hin. Als Wirkungsmechanismus kommt in erster Linie eine Zunahme der Gallensäureausscheidung in Frage« (*Coste* 1975).

Das Cholesterinniveau als Ausdruck bestimmter Kostformen hat jedoch weitgehend an Interesse verloren, seitdem man weiß, daß die Senkung eines hohen Cholesterinniveaus als solches die Wahrscheinlichkeit, ischämisch herzkrank zu werden, nicht vermindert.

5.1.3.8.7 Diabetes mellitus.

Unter faserreicher Kost liegt der Blutzucker bei insulinbedürftigen Diabetikern tiefer als unter faserarmer Kost; die unverwertbaren Kohlenhydrate senken das Blutzuckerniveau nach der Nahrungsaufnahme (Diabetes a dictary fiber 1978, *Jenkins* 1977). Nahrungsfasern sollen auch die Pankreassekretion hemmen und auf diese Weise eine Senkung des Glucagonniveaus im Plasma bewirken (*Miranda* 1978).

5.1.4 Zusammenfassung

Der Vegetarismus, die Ernährung mit Nahrungsmitteln ausschließlich pflanzlicher Herkunft, ist eine Ernährungsform, die nicht aus ernährungsphysiologischen Überlegungen heraus entstanden ist, sondern auf philosophisch – ethischen Vorstellungen beruht. Sie kennzeichnet sich durch das Fehlen von tierischen Proteinen und Fetten, knapper Kochsalzaufnahme, knapper Versorgung mit Eisen, Vitamin B_{12}, Folsäure und Vitamin D und hohem Gehalt an unverdaulichen Stoffen (»Faser«). Klinische Erscheinungen von Eisenmangel und Mangel an Vitamin B_{12} und Vitamin D sind nicht selten. Die Hypothese, wonach der hohe Gehalt an unverdaulichen Nahrungsinhaltsstoffen der Entstehung von Kolonkarzinom, Kolondivertikulose, Appendizitis und Gallensteinen entgegenwirkt, ist bis heute unbewiesen.

5.2 Makrobiotik

Die Makrobiotik im heute gebräuchlichen Sinne ist eine *philosophische Lehre mit Vorschriften für die Ernährung*. Den Titel »Makrobiotik« – makros = lang, bios = Leben – trägt schon das weithin bekannte, 1798 erschienene Buch von Ch. W. *Hufeland*, dem Arzt *Goethes, Friedrich Wilhelms III.* und der Königin *Luise:* »Makrobiotik oder die Kunst, das menschliche Leben zu verlängern.« *Hufeland* ging es dabei um die gesamte Lebensführung, nicht nur um die Ernährung.

Der Schöpfer der modernen Makrobiotik ist G. *Ohsawa* (1971, 1978). Nach seiner Definition ist Makrobiotik »ein tiefes Verstehen der Naturordnung, dessen praktische Anwendung uns ermöglicht, reizvolle, köstliche Mahlzeiten zusammenzustellen und ein glückliches und freies Leben zu führen« (*Bücher, Clausnitzer* 1979, *Groot* 1978).

Die *Kost hat zehn Stufen*. Sie geht aus von einer gemischten Fleisch-Gemüse-Cerealien-Kost und endet auf der höchsten Stufe mit einer Kost, die ausschließlich aus Cerealien besteht (Tab. XIV). In den Lehren *Ohsawas* spielen auch die *Vorstellungen der traditionellen chinesischen Kochkunst* eine Rolle. »Die Grundlage dieser Kochkunst ist das Wissen um die Bipolarität aller Lebenserscheinungen. Die Chinesen nannten schon vor 5000 Jahren die bipolaren Kräfte des Lebens »*Yin*« und »*Yang*«. Im Prinzip basiert alles auf den legendären kosmischen Kräften der chinesischen Philosophie, die

Tabelle XIV: Die makrobiotischen Kostformen*

Stufe	Getreide-(Vollkorn-)Produkte	Gemüse	Suppen	Tierische Produkte	Salate und Obst	süße Speisen	Getränke
7	100 %	–	–	–	–	–	mäßig
6	90 %	10 %	–	–	–	–	mäßig
5	80 %	20 %	–	–	–	–	mäßig
4	70 %	20 %	10 %	–	–	–	mäßig
3	60 %	30 %	10 %	–	–	–	mäßig
2	50 %	30 %	10 %	10 %	–	–	mäßig
1	40 %	30 %	10 %	20 %	–	–	mäßig
–1	30 %	30 %	10 %	20 %	10 %	–	mäßig
–2	20 %	30 %	10 %	25 %	10 %	5 %	mäßig
–3	10 %	30 %	10 %	30 %	15 %	5 %	mäßig

* In seinem Buch (1978) stellte OHSAWA eine große Rezeptsammlung für die Grundnahrung aus Getreideprodukten, wie für die »begleitende« Ernährung und die Getränke zusammen. Viele Produkte stammen aus Übersee. Aus den in der Tabelle aufgeführten Sammelbezeichnungen »Gemüse«, »Suppen« usw. kann daher nicht auf die Zusammensetzung geschlossen werden.

(aus Breuer 1979)

von den Einflüssen von Yin und Yang ausgehen. Diesen Einflüssen soll ebenso das Biologische, also auch unsere Nahrung unterstehen. Yin und Yang sind einerseits antagonistische, andererseits aber auch sich ergänzende Kräfte. Würde man sie mit den physikalischen Begriffen der Zentrifugal- und Zentripetalkraft vergleichen, so würde Yang der Zentripetalkraft und Yin der Zentrifugalkraft entsprechen. Yang symbolisiert entsprechend der Zentripetalkraft die zum Mittelpunkt strebende Kraft.

Die Yang-Kraft gilt auch als maskulin, hell, warm und aggressiv.

Yin dagegen symbolisiert, entsprechend der Zentrifugalkraft, die Kraft, die sich ausdehnt. Die Yin-Kraft gilt auch als traditionelle weibliche Kraft, die Stille, Ruhe, Kälte und Dunkelheit erzeugt.

In der Aufstellung (Tab. XV) sind einige wesentliche Begriffe zusammengestellt, die Yin und Yang zugeordnet werden.

Das makrobiotische Prinzip beruht auf der Ausgewogenheit dieser beiden Kräfte.

Der Wert eines Nahrungsmittels wird praktisch ausschließlich durch sein Yin-Yang-Verhältnis bestimmt. Einige Nahrungsmittel sind mehr Yin, andere mehr Yang.

Nach *Ohsawa* hat das *Vollkorn-Getreide* das idealste Yin-Yang-Verhältnis und sollte deshalb die *Grundlage unserer Ernährung* bilden – im Idealfall bis zu 100 %. Zu Vollkorngetreide zählt nicht nur Naturreis, sondern auch Buchweizen, Weizen, Roggen, Hafer, Mais, Hirse usw.

»Eine Krankheit, die beispielsweise durch zu starke Yang-Ernährung verursacht wurde, könnte mit Yin-Ernährung bekämpft werden – und umgekehrt. Es soll keine

Tabelle XV:

	Yin	Yang
Bewegung	Ausdehnung	Zusammenziehung
Position	außen	innen
Struktur	Raum	Zeit
Richtung	aufsteigend	absteigend
Temperatur	kalt	heiß
Gewicht	leicht	schwer
Faktor	Wasser	Feuer

Biologische und physiologische Begriffe sind:

	Yin	Yang
Biologisch	Pflanzen	Tiere
Ackerbau	Gemüse	Getreide
Geschlecht	weiblich	männlich
Nerven	Sympathikus	Parasympathikus
Jahreszeit	Sommer	Winter
Geschmack	sauer, süß	salzig, bitter
Vitamine	O	K

(aus Breuer 1979)

5.2 Makrobiotik

Krankheit geben, die nicht durch eine ausschließliche Ernährungsbehandlung geheilt werden könne. Diese Behandlung soll aus naturbelassenen Getreideprodukten und weitgehender Flüssigkeitsbeschränkung bestehen. Keine Medikamente, keine chirurgischen Eingriffe, keine Pflegemaßnahmen! Die Stufe 7 wird folglich auch als *Allheilmittel für alle möglichen Krankheiten* einschließlich Krebs, Diabetes mellitus und Nierenentzündung angesehen. Um einen geistigen und körperlichen Idealzustand zu erreichen, empfiehlt *Ohsawa*, allmählich von den Kostformen niedriger Stufen zu denen höherer Stufen überzugehen. Dabei sollten die Nahrungsmittel so ausgewählt werden, daß ein Gleichgewicht zwischen Yin und Yang hergestellt wird. Das beste Verhältnis stellt Yin und Yang wie 5:1 dar. Fast alle Getreidesorten sind so zusammengesetzt«.

»Auch durch die *Zubereitung* kann man manchen Speisen mehr Yang- oder Yin-Charakter geben und somit versuchen, ein optimales Yin-Yang-Verhältnis zu erhalten. Yinisieren erfolgt durch Abkühlen, Verdünnen und durch Zusatz von sauren und süßen Stoffen. Yangisieren geschieht durch Wärmebehandlung, durch Wasserentzug und durch Zusatz von Salz. Die richtige makrobiotische Zubereitung ist eine »sakrale Kunst. Auch für die richtige Zusammenstellung der Nahrungsmittel nach dem makrobiotischen Prinzip muß man die Yin- und Yang-Tendenzen der Nahrungsmittel kennen« (*Breuer* 1979).

Daraus ergeben sich folgende *Grundsätze:* Möglichst wenig Wasser trinken, Gemüse im eigenen Saft dünsten, Obst höchstens in kleinen Mengen essen, Getreide ist die beste Nahrung, weil es »ein sehr günstiges Kalium-Natrium-Verhältnis« besitzt. Verschimmeltes Getreide wirkt günstig auf den Magen. Kartoffeln sind zu kalorienreich. »Für die Yin- und Yang-Bewertung spielen außerdem noch Wachstumsweise, Wachstumszeit und Umgebung eine Rolle. In Treibhäusern gezüchtetes Obst und Gemüse wird von der makrobiotischen Ernährungslehre abgelehnt« (*Breuer* 1979, *Groot* 1978).

Die makrobiotische Transformationstheorie behauptet, *alle notwendigen Nährstoffe könnten im Organismus aus anderen Bestandteilen aufgebaut werden*. Diese Behauptungen – Vitamin C = Bildung im menschlichen Organismus, Transmutation von Elementen, z.B. von Natrium in Kalium, von Calcium aus Magnesium – widersprechen den gesicherten Tatsachen der Physiologie. Daß verschimmeltes Getreide Aflatoxinvergiftungen machen kann, bleibt außer Betracht.

Auf ihren Endstufen (3 bis 7) ist die makrobiotische Kost eine *Mangelkost*. Es fehlt ihr an Wasser, hochwertigen Proteinen, Fett, Vitamin A und Vitamin C, ausreichenden Mengen von anderen Vitaminen und den meisten Elementarnährstoffen (Council on Food a. Nutrition 1971, *Stare* 1970).

Nach makrobiotischer Lehre gibt es *keine Krankheit die nicht durch makrobiotische Ernährung höchster Stufe geheilt werden kann*. Zur Krebsbehandlung beispielsweise wird gesagt: »Keine Krankheit ist einfacher zu behandeln als Krebs ... durch Rückkehr zum einfachsten und natürlichsten Essen und Trinken: Diät 7«. Und von der Appendizitis heißt es: »Kein makrobiotischer Mensch kann ein Opfer dieser Krankheit sein. Diät 7 ist am besten« (*Bucher*). Auf Beweise für solche Behauptungen haben die Anhänger der Makrobiotik verzichtet.

Die *Resonanz,* die die Makrobiotik auch in Europa gefunden hat, erklärt sich aus dem »Unbehagen in der Kultur« und dem Verlangen nach einer »natürlichen« Kost, einer Kost aus Nahrungsmitteln, die weder mit Mineraldünger noch mit Pestiziden in Berührung gekommen, noch industriell bearbeitet sind.

Die Erfahrung lehrt, daß es, wie nicht anders zu erwarten, unter makrobiotischer Ernährung zu *Mangelzuständen* an Proteinen, Vitamin A und C und hoher Infektionsanfälligkeit kommen kann. Die Empfehlung, nach wenigen Tagen auf die Kostformstufe 7 überzugehen, endete mehrfach mit dem Tode und gerichtlichen Maßnahmen gegen die *Ohsawa Foundation* in New York (Council on Food a. Nutrition 1971, *Stare* 1970). »Schließlich wurde die Regierung der Vereinigten Staaten aufgefordert, Maßnahmen zu treffen, die einer Verbreitung von Informationen über derartige Diäten ohne vorherige Genehmigung des US Departments für das Öffentliche Gesundheitswesen einen Riegel vorzuschieben«.

Sehr wahrscheinlich als *Reaktion auf diese Maßnahmen* werden in einem der neuen Bücher über Makrobiotik Anleitungen gegeben, den Übergang von den Kostformen der »niedrigen Stufen« zu denjenigen der »höheren Stufen« gleichmäßiger ablaufen zu lassen. Merkwürdigerweise ist diese Schrift in Europa unseres Wissens noch weitgehend unbekannt« (*Groot* 1978).

»Tabelle 16 stellt die neueren makrobiotischen Ernährungssysteme wie sie für die verschiedenen Jahreszeiten (abhängig von den Temperaturen) ausgearbeitet worden sind, dar. Die angegebenen Prozentzahlen beruhen auf Schätzungen«.

Durch diese Modifikation wurden einige der ursprünglichen Aussagen etwas abgeschwächt, was besonders für amerikanische Verhältnisse erwünscht war. Es wird weniger nachdrücklich auf die Heilwirkung der Diätstufe 7 hingewiesen. Man hebt die Eigenverantwortung der Menschen hervor und fordert dazu auf, die für den individuellen Zustand richtige Ernährung auszuwählen. Damit wird jede Verantwortung für Auswüchse auf die Person selbst abgewälzt« (*Groot* 1978).

Die Makrobiotik-Kost »ist vielleicht die *gefährlichste von den üblichen Kostformen für heranwachsende Kinder (Am. Acad. Ped. 1977 Council on Food a. Nutrition 1971).* »Strikte Einhaltung der strengen Form der Kost kann Skorbut, Anämie, Hypoproteinämie, Hypokalzämie, Auszehrung, selbst Tod zur Folge haben«. Der Council on

Tabelle XVI: Makrobiotische Kostformen für die verschiedenen Jahreszeiten

	Winter	Herbst und Frühjahr	Sommer
Getreideprodukte	70–90 %	50–70 %	30–50 %
Gemüse	10–30 %	30–50 %	50–70 %
Bohnen	5–10 %	7–12 %	10–15 %
Seetang	5–10 %	7–12 %	10–15 %
»pressed salad«	5–10 %	7–12 %	10–15 %
Fisch	10 %	5 %	2 %

(aus Groot 1978)

Food and Nutrition der American Medical Association hat 1971 ausdrücklich auf die Gefahr der Makrobiotik-Kost hingewiesen. Bei Säuglingen steht das schlechte Wachstum im Vordergrund. *Roberts* u.a. haben 1979 über vier Säuglinge von drei Elternpaaren berichtet. Drei waren ausschließlich mit Kokoh, einer makrobiotischen Kindernahrung aus Reis, Weizen, Hafer, Bohnen und Sesammehl ernährt, einer bekam nur ungekochtes Obst und Gemüse. Alle vier Säuglinge waren im Wachstum zurückgeblieben, extrem mager, lethargisch, anämisch, rachitisch, ödematös, hypothermisch. Hausbesuche zur Feststellung, ob die Säuglinge im Anschluß an die klinische Behandlung ausreichend ernährt wurden, ließen sich nur durch Gerichtsbeschluß durchsetzen. *Roberts* u.a. sprechen von einer »form of child abuse«.

6. Vitamine – Mythen und Fakten

6.1 Ideologien und Ängste

Vollkornbrot, Bierhefe und Spurenelemente sind gesund. Keimöl, Joghurt, brauner Zucker und Gelee Royal sind gesund. Gesund aber sind vor allen Dingen Vitamine. Schon der Name sagt es.

Vitamine sind konzentrierte Natur. *Wie* »natürlich« sie im Einzelfall tatsächlich sind, ist eine andere Frage.

»Trotz des ausgezeichneten Gesundheitszustandes, dessen wir uns alle als Nation erfreuen, hat sich Amerika ein neues Leiden zugezogen – Vitamania. Ingeniöse Reklame und irreführende Behauptungen haben dazu geholfen, die Amerikaner mit Vitaminen vollzustopfen – die sie nicht brauchen« (*Askey* 1960).

Mit Biologie und Ernährungsphysiologie hat diese Hochschätzung und Verklärung der Vitamine, die *Vitamanie oder Vitaminomanie* wenig zu tun. Sie ist eine Ideologie, die von Tatsachen und Argumenten kaum berührt, geschweige denn beeinträchtigt wird. Der von seiner Ideologie Erfüllte ist sachlichen Diskussionen unzugänglich, intolerant und überzeugt, selbst in der einzigen Wahrheit zu stehen.

In einer Zeit, der allgemein verbindliche *transzendentale Ideologien* fehlen, findet das menschliche Verlangen nach Ideologie seinen Ausdruck in *Ideologien der materiellen Lebensführung*. Zusammen mit der Politik gehören Nahrung und Ernährung zu den bevorzugten Themen moderner Ideologien. Essen muß jeder. Nahrung und Ernährung gehen jeden an als Quellen von Genuß und Freude, als Wurzeln von Sorgen und Ängsten und als Mittel zur Erhaltung von Leben, Gesundheit und Leistungsfähigkeit.

6.2 Mangel an Sachkenntnis

Das Bedürfnis nach Ideologie ist *eine* Wurzel der Vitaminomanie. Die *andere* Wurzel ist die in allen sozialen Schichten bestehende Unwissenheit, die kritiklos alles für wahr hält, was phantasiereiche Propheten und geschäftstüchtige Werbeexperten lautstark und ausdauernd verkünden. Auch die sachlich fundierte Ernährungsberatung, wie sie heute in der Bundesrepublik Deutschland und anderswo mit Millionenaufwand in Wort und Bild und Schrift betrieben wird, hat daran nicht viel geändert – vermutlich weil ihre Ratschläge nicht selten den Erfahrungen der Menschen widersprachen und dadurch unglaubwürdig wurden.

Den *Wissensstand* in vier verschiedenen Kollektiven – 33 praktische Ärzte, 63 Medizinstudenten, 25 Schwesternschülerinnen, 39 Theologiestudenten – haben *Dugdale* u.a. (1979) in sieben Testfragen geprüft. Zu beantworten waren die folgenden Fragen: 1. enthält eine Unze Butter mehr Kalorien als eine Unze polyensäurehaltige Margarine? 2. Macht Trinkwasser dick? 3. Hat synthetisches Vitamin, das man einem Fruchtgetränk zusetzt, dieselbe gute Wirkung wie eine gleiche Menge Vitamin C aus frischen Orangen? 4. Kann man gesund bleiben, wenn man niemals Fleisch, Geflügel oder Fisch ißt? 5. Kann sich der Cholesteringehalt im Blut verdoppeln, wenn man täglich zwei Eier verzehrt? 6. Enthält Brustmilch mehr Proteine und Kalorien als Kuhmilch? 7. Ist Honig ernährungsphysiologisch besser als Zucker? Die Richtigkeit, mit der im Durchschnitt alle sieben Fragen beantwortet wurden, lag bei den Ärzten um 79 %, bei den Medizinstudenten um 70 %, bei den Schwesternschülerinnen um 54 % und bei den Theologiestudenten um 36 %. Man wird nicht fehlgehen, wenn man annimmt, in der Bundesrepublik Deutschland läge das Wissensniveau eher noch tiefer.

6.3 Bedarf und Bedarfsdeckung

Vitamine sind lebensnotwendige Nahrungsbestandteile, die, wenn spezifische Mangelerscheinungen verhütet werden und der Bedarf gedeckt sein soll, regelmäßig mit der Nahrung aufgenommen werden müssen. Die Kriterien der Bedarfsdeckung sind *funktionelle biologische Ausfallssymptome,* die auftreten, sobald der Bedarf ungedeckt bleibt. Unter- oder Überschreitung der Grenzwerte *biochemischer Parameter,* die als Normbereich festgesetzt worden sind, dürfen als Bedarfskriterien nur dann verwendet werden, wenn zwischen ihnen und den spezifischen funktionellen Mangelsymptomen eine sehr hohe Korrelation besteht. Wenn z.B. *Baker* u.a. (1968) bei 105 von 120 Krankenhausinsassen »reduced circulating levels« von einigen Vitaminen feststellten (B_1 bis 6, Folsäure, Niacin, B_{12}) und höheres Niveau von anderen (Pantothensäure, Biotin, Vitamin E), dann kann, da spezifische Mangelsymptome offenbar fehlten, daraus nicht der Schluß gezogen werden, alle diese Menschen litten an Vitaminmängeln. Man muß vielmehr annehmen, die »Normalwerte«, die die Autoren ihren Untersuchungen zugrunde legen, seien zu hoch angesetzt gewesen.

Die spezifischen Mangelerscheinungen, die bei Mangel an einem Vitamin auftreten, sind genau bekannt. Bekannt sind auch die Vitaminmengen, die notwendig sind, um die Mangelerscheinung zu verhüten und zu beseitigen.

Alle Sachkenner sind sich darin einig, daß die heute in der Bundesrepublik Deutschland landesübliche Ernährung den Bedarf an den lebensnotwendigen Vitaminen deckt und *Vitaminmangel-Erscheinungen nur dort auftreten, wo die Ernährung von der landesüblichen Art und Weise abweicht,* entweder, weil es an Nahrungsmitteln fehlt, oder weil die Menschen aus irgendwelchen Gründen glauben, sich nicht in der landesüblichen Art ernähren zu sollen. Beispiele für *Glaubenslehren* dieser Art sind der Vegetarismus und die Makrobiotik. Ein weiteres Beispiel sind die Vorstellungen und Glaubensinhalte, die um die Vitamine kreisen und lehren, unsere landesübliche Ernährung sei zu vitaminarm. Sie sei die Wurzel vieler Krankheiten und Störungen und wir müßten deshalb darauf bedacht sein, *möglichst viele Vitamine zu uns zu nehmen.* Auch wenn heute noch vielfach die Meinung herrscht, die *»natürlichen«* Vitamine seien verschieden von den »künstlichen«, d.h. *synthetischen* oder aus natürlichen Nahrungsmitteln *isolierten* Vitaminen, dann ist das ein Beispiel für eine Lehre, die lediglich auf Unkenntnis der Tatsachen beruht.

Es erhebt sich mithin die Frage: *Kann man mit Hilfe von Vitaminen* auch dann die *Leistungsfähigkeit spezieller Funktionen erhöhen,* die die *Entstehung von Krankheiten verhüten, Krankheiten beseitigen,* wenn der Vitaminbedarf voll gedeckt ist und spezifische Mangelerscheinungen fehlen? Mit anderen Worten: Können Vitamine in hohen Dosen als *Medikamente* eingesetzt werden? Damit erhebt sich gleichzeitig die zweite Frage: Können Vitamine in hohen Dosen pathogen sein? *Als Gifte wirksam werden?* Soweit das aufgrund des heutigen Wissens möglich ist, sollen diese Fragen für jedes Vitamin beantwortet werden.

6.4 Vitamine der B-Gruppe

Von den Vitaminen der B-Gruppe (s. a. S. 134) ist es praktisch allein das *Vitamin B_1 (Thiamin),* dem spezielle Förder- und Heilwirkungen zugeschrieben wurden.

Jahrzehntelang wurde es gegen *Neuritiden* verordnet unter dem Eindruck der Angabe *Eijkmans* vom Jahre 1897, wonach Tauben mit Thiaminmangelzustand an Polyneuritis erkranken. Heute steht außer Frage, daß die Tauben von *Eijkman* nicht an Polyneuritis, sondern an extrapyramidalen Störungen der Motorik litten, und daß das Aneurin (= Thiamin), wie einmal formuliert wurde, seinen Namen zu unrecht trägt. Jahrzehntelang wurde und wird Thiamin gegen Neuritis verordnet, obwohl der Erfolg dieser Therapie niemals einwandfrei nachgewiesen worden ist und ein kritischer Neurologe schon im Jahre 1945 schrieb: »Obwohl ich über 20 Jahre danach gesucht habe, warte ich jetzt noch auf den Fall akuter oder chronischer Polyneuritis, der auf Verordnung von Vitamin-B-Komplex oder Vitamin B_1 eine klare und überzeugende Beeinflussung zeigt« (*Walshe* 1945). Dem Gesetze der Trägheit folgend (und den Bemühungen der pharmazeutischen Industrie) geht die Thiaminverordnung dennoch weiter.

Eine Zeitlang galt Thiamin in hohen Dosen als *Hilfsmittel für schwache Schüler* (*Harrell* 1946). Sachgerechte Nachuntersuchungen an eineiigen Zwillingen ergaben: Auf diese Weise kann man weder das intellektuelle Leistungsniveau verbessern, noch die Widerstandsfähigkeit gegen Infektionen erhöhen (*Robertson* 1947).

Das selbe gilt für die *anderen Vitamine der B-Gruppe,* insbesondere für das Vitamin B_{12}: Keine Steigerung der Leistungsfähigkeit, keine Verkürzung der Erholungsdauer (Megavitamin . . . 1974).

Nicht bestätigt ist die leberschädigende Wirkung hoher *Pyridoxin* (Vitamin B_6)-Dosen (*Cohen* 1973), die Zerstörung von Vitamin B_{12} durch hohe Dosen *Vitamin B_1* (Toxicants . . . 1977) und nicht bestätigt sind die pathogenen Effekte von hohen Dosen *Niacin* (Hyperbilirubinämie, Dermatosen, Leberschäden, Blutzucker- und Blutharnsäureerhöhung, Ulcus pepticum-Bildung), das in der »*Megavitamin and Orthomolecular Therapy in Psychiatry*« (1974, Nicotinic acid 1973, Megavitamin 1974) eine Rolle spielt. Hohe Niacindosen können die Lipidniveaus im Blut senken, nicht aber die Lebensdauer von Herzinfarktkranken verlängern. Sie sollen das Niveau von Enzymen, Harnsäure und Glucose im Blut erhöhen (Clofilrate 1975).

Von unerwünschten Effekten hoher *Folsäure*dosen – 75 mg i.v. bei einem Tagesbedarf von 400 µg – berichteten neben *Herbert* (1973) auch *Chien* u.a. (1975). Sechs von acht Epileptikern vertrugen die Injektionen ohne auffällige klinische und enzephalographische Erscheinungen. Bei einem der Patienten traten enzephalographische Veränderungen auf ohne klinische Symptome, bei einem anderen klonisch = tonische Krämpfe. »Es scheinen große Unterschiede zu bestehen in der Fähigkeit behandelter Epileptiker, Folsäureinfusionen zu tolerieren«. Ob die bei dem einen von acht Epileptikern auftretenden Krämpfe eine *Folge* der Folsäureinjektion waren, bleibt eine offene Frage.

Neben Niacin in hohen Dosen (*Hoffer* 1971) sind unter der Bezeichnung »orthomolekulare Therapie« auch andere Stoffe als Mittel zur Behandlung von Schizophrenen empfohlen worden: Nicotinamid-Adenosin-Dinucleotid, Ascorbinsäure, Pyridoxin (Vitamin B_6), Folsäure, Vitamin B_{12}, allerlei Hormone und Diätformen.

Auch bei anderen psychischen und somatischen Störungen soll die Therapie erfolgreich sein. Bestätigungen dieser Behauptung in Gestalt sachgerecht durchgeführter vergleichend-therapeutischer Beobachtungen liegen offensichtlich nicht vor.

Ganz allgemein darf man wohl sagen, daß *B-Vitamine auch in hohen Dosen keine sicheren pathogenen Wirkungen erkennen lassen.* Glücklicherweise – im Hinblick auf irregeleitete Therapeuten – kann man mit B-Vitaminen, beim Gesunden selbst in hohen Dosen keinen Schaden anrichten (*Klenner* 1973). Auch wenn bei Ratten strukturelle und funktionelle Leberschäden auftreten nach 2 mg Vitamin B_1, einen Monat lang – die Dosis entspricht 3 g Vitamin B_1/Tag beim Menschen), dann ist diese Beobachtung für die menschliche Pathologie wenig interessant.

6.5 Vitamin C

Bei weitem am häufigsten war das Vitamin C Gegenstand von Untersuchungen zu der Frage: Können Vitamine in großen Dosen, d.h. in Mengen, die weit hinausgehen über die Mengen, die notwendig sind, um spezifische Mangelerscheinungen zu verhüten, die also weit über dem Bedarfsniveau liegen, gesundheitsförderlich und leistungssteigernd sein? Man muß also zunächst wissen, wie groß der *Bedarf an Vitamin C* überhaupt ist.

Die Meinungen über die Höhe des Bedarfs gehen erheblich auseinander, abhängig von der Wahl des Kriteriums. Während beispielsweise die *Deutsche Gesellschaft für Ernährung* im Jahre 1965 75 mg/Tag angab, hielt der *Food and Nutrition Board der USA im Jahre 1974 45 mg/Tag für angemessen. Sigurjonsson* (1964) ist der Überzeugung, 20–30 mg seien vollauf genug und *Skrikantia* u.a. (1970) fanden, daß sogar 12–22 mg/Tag genügen, um das mit Tageszufuhren von 500 mg erreichbare Ascorbinsäureniveau im Gewebe (in den Leukozyten) aufrecht zu erhalten. Fraglos ungeeignet zur Bedarfsermittlung ist der »*Sättigungstest*«, wobei festgestellt wird, wie hoch die Vitamin-C-Aufnahme sein muß, damit der größte Teil der Aufnahme wieder im Urin erscheint. Dieser Wert liegt bei 350 mg/Tag. Festgestellt wird dabei also, welche Zufuhrgröße der Organismus *nicht mehr bewältigen* kann, nicht aber die Höhe der *Optimal*zufuhr. Zu der Meinung, eine »Sättigung« mit Vitamin C in dieser Art sei wünschenswert, meint selbst ein Biochemiker wie *Lang* (1974) daß »eine solche Einstellung nur gefühlsmäßig fundiert ist«. Nach alledem wird man von »hohen Vitamin-C-Dosen« erst bei Mengen von über 400 mg sprechen können.

Für die Beurteilung der Bedarfshöhe ist auch die Feststellung von *Hruba* u. *Mašek* (1962) von Bedeutung: Mit steigender Höhe der Vitamin-C-Zulagen von 500 über 1000 bis 1500 mg/Tag per os, 15, 15 und 30 Tage lang, nimmt die Vitamin-C-Ausscheidung im Urin bei gleichbleibender Zufuhr ab. »Nach Einstellung der Verabreichung hoher Ascorbinsäuregaben erfolgte ein plötzlicher Rückgang sowohl der Ascorbinsäure-Ausscheidung im Harn als auch des Ascorbinsäuregehaltes im Blut. Aus diesen Erscheinungen kann man schließen, daß es während der langwährenden Verabreichung zu einer *erhöhten metabolischen Zerstörung* von Ascorbinsäure in dem derart »luxuriös« gesättigten Organismus kommt« (s. a. *Herbert* 1977).

Bei weitem am meisten Aufsehen erregt und Untersuchungen angeregt hat in dem vergangenen Jahrzehnt eine Mitteilung des Nobelpreisträgers *L. Pauling*. Die wissenschaftliche und nichtwissenschaftliche Öffentlichkeit war geneigt, einem Nobelpreisträger für Chemie auch überdurchschnittlichen medizinischen Sachverstand zuzuschreiben.

Pauling teilte 1971 mit, er habe *sehr viel seltener und sehr viel weniger intensiv Schnupfen* bekommen, seitdem er mindestens 6 g Vitamin C täglich zu sich nehme.

Viele ärztliche und nichtärztliche Untersucher haben *Paulings* Angaben nachgeprüft. Die Schwierigkeit solcher Untersuchungen liegt darin, daß es kaum möglich ist, die *Intensität eines Schnupfens* zahlenmäßig exakt zu erfassen und daß Schnupfenintensität und *Anzahl* der *Krankheitstage* weitgehend vom subjektiven Ermessen abhängen. Hinzu kommt die Schwierigkeit, die Versuche als einwandfreie Blindversuche durchzuführen. Die gegensätzlichen Ergebnisse verschiedener Untersucher finden hier mindestens teilweise ihre Erklärung.

Zu den ersten ernstzunehmenden Untersuchungen gehören die von *Cowan* u.a. (1942), *Ritzel* (1961) und *Walker* u.a. (1967).

Cowan (1942): 200 mg Vitamin C/Tag – Kontrollgruppe mit Placebo. In der Versuchsgruppe kürzere Versäumniszeiten (i.M. 1. 1.–1. 6 Tage), kürzere Krankheitsphasen (nicht signifikant), größere Anzahl von Versuchspersonen frei von Krankheitserscheinungen.

Ritzel (1961): Unter Vitamin-C-Reduzierung der Erkältungshäufigkeit um 45 %, der Krankheitstage von 60 %.

Walker (1967): Versuchsgruppe mit 3 g Vitamin-C, Kontrollgruppe mit Placebo, Infektion der Versuchspersonen mit Rhinoviren. »Anzahl, Dauer und Schwere der resultierenden Erkältung waren in der behandelten Gruppe und in der Vergleichsgruppe dieselben«.

Die Ergebnisse der bis 1968 vorliegenden Untersuchungen hat *Scrimshaw* (1968) kritisch zusammengefaßt: »Die Flut klinischer Berichte über die angeblich günstige Wirkung erhöhter Ascorbinsäure-Zufuhr bei bereits gut ernährten Menschen hat ihren Ursprung in dem ungezügelten Enthusiasmus, der auf die erste Entdeckung von der Bedeutung der Vitamine für die menschliche Ernährung folgte. Die Berichte, die extremen Dosen von Ascorbinsäure, B-Komplex-Vitaminen und anderen speziellen Nährstoffen Heilwirkungen zuschreiben, sind mit wenigen Ausnahmen das Resultat ungenauer und unkritischer Beobachtungen. In den meisten Fällen sind die Beobachtungen völlig unhaltbar. *Es gibt keinen überzeugenden Beweis dafür, daß eine Zufuhr über die physiologische Größenordnung hinaus die Infektionsresistenz erhöht.* Es gibt dagegen Fälle, in denen hohe Zufuhr den entgegengesetzten Effekt hat«.

In Stichworten die Ergebnisse der neueren Untersuchungen zum Thema!

Mašek (1972): 2535 Arbeiter im ersten, 1100 im zweiten Versuch, täglich zusätzlich 100 mg Vitamin C oder Placebo. Im ersten Versuch Krankheitstage 110–141 (signifikanter Unterschied), Krankheitsdauer 6,3–8,1 Tage, im zweiten Versuch Krankheitstage 20–25,8, Krankheitsdauer 9,25–9,04 Tage (kein signifikanter Unterschied). Schlußfolgerung von *Mašek*: Die *Infektionen der Luftwege verlaufen leichter und dauern kürzer,* wenn täglich 100 mg Vitamin C zusätzlich gegeben werden.

Anderson (1972): Blindversuch an 818 Versuchspersonen, die eine Hälfte mit 1 g Vitamin C/Tag (in den ersten 3 Krankheitstagen 4 g/Tag), die andere Hälfte mit Placebo. Dauer der Krankheitsphasen in der Vitamin-C-Gruppe wenig, aber nicht signifikant kürzer, insgesamt blieben mehr Versuchspersonen frei von Störungen. Zahl der *ausgefallenen Krankheitstage* in der Vitamin-C-Gruppe *um 21 % geringer.*

Cheraskin (1973): 527 Zahnarztehepaare. Nach Angaben der Versuchspersonen Bestimmung der täglichen Vitamin-C-Aufnahme und der Krankheitserscheinungen der Atemwege. 83 Teilnehmer nach ein und zwei Jahren nachgeprüft. Ergebnis: Signifikant *negative Korrelation zwischen Vitamin-C-Aufnahme und Atemwegssymptomen.* Stärkster Rückgang der Krankheitssymptome bei größter Vitamin-C-Aufnahme.

Pitt u.a. (1979): Randomisierte Doppelblindstudie, 674 Marinerekruten, Versuchsgruppe 2 g Vitamin C/Tag, acht Wochen lang. Zwischen den Gruppen *kein Unterschied* hinsichtlich Häufigkeit und Dauer der Erkältungen.

Coulehan (1976). Nachprüfung früherer eigener Untersuchungen. Doppelblindversuch mit 500 mg Vitamin C/Tag gegen Placebo. 868 Schulkinder. *Kein Unterschied der Zahl der Erkrankten, der Erkrankungshäufigkeit des einzelnen und der Krankheitsdauer.* Vitamin-C-Kinder haben weniger häufig hömolytische Streptokokken im Rachen. Vitamin C hat »keine prophylaktische oder therapeutische Wirkung auf Krankheiten der oberen Luftwege«.

Miller u.a. (1977). Anfälligkeit gegen Erkältungen geprüft an 40 eineiigen Zwillingspaaren. Je nach Körpergewicht Verabreichung von 500, 750 und 1000 mg Vitamin C/Tag, fünf Monate lang. *Erkrankungshäufigkeit* durch Vitamin-C-Gaben *nicht beeinflußt,* wohl aber *Dauer und Schwere der Erkältungen* (signifikant bei den Mädchen der beiden untersten Altersstufen, bei den Jungen allein der untersten Altersstufe). Die mit Vitamin-C-behandelten Jungen waren nach fünf Monaten 0,64–2,54 cm länger als ihre Zwillingspartner.

Karlowski u.a. (1975). Blindversuch an 311 Angestellten. 3 × tägl. 1 g Vitamin C, neun Monate lang, bei Auftreten von Schnupfen zusätzlich 3 g oder Placebo. 190 Versuchspersonen hielten den ganzen Versuch durch. Ascorbinsäure hat *»bestenfalls nur einen geringen Einfluß auf die Dauer und Schwere des Schnupfens«.* Die beobachteten Effekte »können ebensogut erklärt werden durch Verstoß gegen das Doppel-Blind-Verhalten«.

Wilson u.a. (1973). Untersuchungen an Studenten mit 200 oder 500 mg Vitamin C/Tag oder Placebo. *Schwere des Schnupfens reduziert* bei Mädchen, nicht bei Jungen.

Dykes u.a. (1977). Kritische Betrachtungen zu den Studien von *Cowan* (1942), *Ritzel* (1961), *Anderson* (1972), *Coulehan* (1976), *Karlowski* (1975): *»Wenig überzeugende Beweise,* die die Behauptungen einer klinisch nennenswerten Wirksamkeit stützen«.

In Ergänzung dazu in Stichworten die nennenswerten *immunologischen Untersuchungsergebnisse:*

In vitro Aktivierung der Bakteriophagen durch Vitamin C, klinische Erfolge bei Viruskrankheiten fraglich (*Murata* 1975), *Klenner,* 1973 hatte die unbewiesene Hypothese aufgestellt, Vitamin C sei wirksam gegen Viruskrankheiten.

Schnellere Krankheitsüberwindung von Poliomyelitis in vitro und im Experiment durch Vitamin C (*Jungeblut* 1939).

Tierversuche mit Rabiesinfektion von Kaninchen: Nur prophylaktische, keine therapeutischen Effekte (*Banič* 1975).

Überblickt man die Untersuchungen der letzten zehn Jahre, dann bestätigt sich die Beurteilung von *Scrimshaw* aus dem Jahre 1968. Die *American Academy of Pediatrics* stellte 1974 fest und hat es im Jahre 1977 wiederholt, daß es *keinen wissenschaftlichen Beweis dafür gibt, daß hohe Vitamin-C-Dosen prophylaktisch oder therapeutisch wirk-*

sam sind. Wo ein Einfluß des Vitamin C auf Intensität und Häufigkeit von Erkältungskrankheiten angenommen wurde, handelte es sich durchweg um keine Doppelblindversuche. Bei einem Zustandsbild, dessen Beurteilung hinsichtlich Intensität und Dauer weitgehend vom subjektiven Ermessen des Kranken abhängt, ist der Doppelblindversuch jedoch die Conditio sine qua non.

Chalmers (1975) hat seine Auffassung, die *angebliche Verkürzung der Krankheitsdauer durch Vitamin C beruhe auf Fehler der Versuchsanordnung,* überzeugend begründet. Bei seinen Umfragen unter den Patienten einer Studie stellte sich heraus: viele von ihnen hatten gewußt, ob sie Vitamin C bekamen oder nicht, weil der Geschmack der großen Vitamin-C-Mengen kaum zu verkennen und mit Placebos nicht nachgeahmt werden konnte. In einer Nachprüfung stellte sich heraus, daß eine Gruppe von Placebo-Patienten, die glaubten Vitamin C bekommen zu haben, seltener erkältet waren als eine andere Gruppe, die tatsächlich Vitamin C erhalten hatte, aber der Meinung waren, ein Placebo bekommen zu haben. Die Macht der Einbildung, schließt *Chalmers,* mag auch die Ergebnisse jener Studien verfälscht haben, die zu Gunsten des Vitamin C sprechen. Gerade die am sorgfältigsten und am kritischsten durchgeführten Untersuchungen – die Infektionen mit Rhinoviren – ergaben hinsichtlich der Zahl der Erkrankungen, Schwere und Dauer keinen Unterschied zwischen der Vitamin-C-Gruppe mit 3 g Vitamin C/Tag und der Vergleichsgruppe.

Der heutige Stand der Dinge bestätigt die Richtigkeit dessen, was einer der besten Sachkenner, A. P. *Meiklejohn* (1953) vor bald 30 Jahren am Ende einer Darstellung: Physiologie und Biochemie der Ascorbinsäure festgestellt hat: »Ascorbinsäure wird manchmal verschrieben in dem Glauben, daß sie die Resistenz gegen Infekte erhöht und den Entgiftungsprozeß unterstützt. Dieser Glaube beruht auf *fragwürdigen klinischen und labormäßigen Beweisen.* Der Verfasser ist nach Durchsicht der gesamten Literatur zu diesem Thema der Meinung, daß die beste Arbeit von denen geleistet worden ist, die versuchten – und zwar vergeblich – die optimistischen und manchmal unkritischen Berichte früherer Autoren zu bestätigen«.

Der Bestätigung bedarf einer Reihe von anderen Angaben über *spezifische Vitamin-C-Effekte.*

Soweit Vitamin-C-Effekte lediglich *biochemisch* erfaßbar sind, liegen sie außerhalb des hier gegebenen Rahmens.

Senkung des *Cholesterinniveaus im Blut* und Steigerung der *Oxalatausscheidung* durch 6 g Vitamin C sieben Tage lang (*Briggs* 1976).

Bei Schulkindern unter Zufuhr von 200–500 mg Vitamin C/Tag Anstieg des Vitamin-C-Gehaltes der Leukozyten und des *Hämoglobin*spiegels (*Loh* 1971). Die Beeinflussung der Blutgerinnung durch hohe Vitamin-C-Dosen wurde nicht gefunden.

Aufgrund kritischer Betrachtungen der bisher vorliegenden Untersuchungsergebnisse kam *Cameron* 1978 zu dem Ergebnis: Für Beziehungen zwischen Vitamin C und *Karzinogenese* gibt es keinerlei klinische Beweise. Im gleichen Sinne sprechen die Beobachtungen von *Creagan* u.a. (1979).

Die Volksmeinung: Viel hilft viel, gilt für Vitamin C offensichtlich nicht. *Selbst ein so »gesunder« Nährstoff kann Unheil anrichten.*

Nach hohen Vitamin-C-Dosen sah *Rietschel* (1939) bei gesunden Säuglingen *Thrombozytenanstiege* im Blut, *Schlaflosigkeit, Unruhe* und dyspeptische Erscheinungen. Ähnliche Beschwerden beobachtete er auch an sich selbst und seinen Mitarbeitern und *Gould* (1953) an Nervenkranken, die 300–500 mg Vitamin C/Tag bekommen hatten. Nach Absetzen der hohen Vitamingaben verschwanden die Symptome. Trotz 1 g Vitamin C/Tag vier Monate lang gegeben an vier Versuchspersonen, konnten *Lowry* u.a. (1952) dagegen nichts Auffälliges feststellen. Die Widersprüchlichkeit der Ergebnisse erklärt sich vermutlich mit suggestiven Auswirkungen der Vitamin-Gaben und fehlenden Placebo-Blindversuchen.

Unerwünscht ist auch die *hämolysierende Wirkung* großer Vitamin-C-Dosen bei Maus und Mensch. Versuchspersonen waren 14 Gesunde. Sie bekamen täglich 5 g Vitamin C. Dabei stieg die Hämolyse von 3 % auf 9 % (*Mengel* 1976).

Auch eine *Minderung der Phagozytose* wurde neben Hypoglykämie, bei Zufuhr von 2 g Vitamin C/Tag über 14 Tage beobachtet. »In exzessiven Mengen gegeben, kann es einen schädigenden Effekt haben auf die Zellfunktion einschließlich der Phagozyten« (Vitamin C 1978).

Eine Beobachtung von *Campbell* und *Steinberg* (1975) bezieht sich auf einen Kranken »der vielleicht den ersten bekanntgewordenen *Todesfall* darstellt, an dem Mega-Dosen Vitamin C beteiligt waren«. Der 60jährige, akut nierenkranke Mann hatte sechs Tage vor der Aufnahme Verbrennungen II Grades der Hand erlitten und an zwei aufeinander folgenden Tagen jeweils 80 g Vitamin C intravenös bekommen. Vor Beginn der Behandlung waren Urin und Hämoglobin-Konzentration normal. Am dritten Tag wurde der Kranke oligurisch; der Urin war dunkel, das Serum rot, die Kreatinin-Konzentration im Blut betrug 6 mg/100 ml, der Hämoglobin-Gehalt 6 g/100 ml. Der Kranke wurde dann komatös und dyspnoisch, der Hämoglobingehalt stieg auf 12 g/100 ml, der Kreatiningehalt auf 14 mg/100 ml, die Thrombozytenzahl auf 45000 mm^3, die Erythrozyten-Glukose-6-Phosphat-Dehydrogenase sank auf 1,76 I.E. je g Hämoglobin (Normalwert 8,4 ± 1,3 I.E.) und der Kranke wurde anurisch. Dialysebehandlung blieb erfolglos und am 22. Tag trat der Tod ein. »Exzessive Dosen aller Stoffe sollten solange mit Mißtrauen betrachtet werden, bis ihr Nutzen und ihre Unschädlichkeit außer Frage steht« (Vitamin C toxicity 1976).

Bei neugeborenen Kindern kann es zu »rebound scurvy« kommen, wenn die Mütter große Dosen Vitamin C genommen haben. Auch Erwachsene, die an massive Vitamin-C-Dosen gewöhnt sind, können Skorbut-Symptome bekommen – Schwellungen und Blutungen am Gaumen, Zahnausfall, Muskelschmerzen – wenn sie das Vitamin absetzen.

Große Vitamin-C-Dosen hemmen beim Menschen die Resorption und den Umsatz von Vitamin B 12 – ein Effekt, der sich auch durch zusätzliche Gaben von Vitamin B 12 nicht ausgleichen läßt.

Unerwünscht sind schließlich die Auswirkungen von Vitamin C auf den Harnsäure-Stoffwechsel. *Stein* u.a. (1976) untersuchten die Beziehungen bei zehn Männern und fünf Frauen. Fünf von ihnen waren gichtkrank, drei hatten asymptomatische Hyperurikämie, sechs normales Harnsäureniveau. Alle bekamen harnsäurefreie Kost und keine Medikamente. Bei neun Versuchspersonen stiegen nach 4 g Vitamin C die Harnsäure-Clearance um 200 % an. 0,5 g und 2 g Vitamin C hatten diese Wirkung nicht. Die Autoren kommen zu dem Schluß, der Effekt beruhe wahrscheinlich auf veränderter Tubulusfunktion. Bei drei Versuchspersonen, die fortlaufend 8 g Vitamin C/Tag bekamen, stieg die Harnsäure-Clearance auf 174 % der Vergleichswerte. Die erhöhte Harnsäureausscheidung überdauerte die Vitamin-C-Verabreichung um ein – zwei Tage. Das Harnsäurenniveau im Serum sank bei den drei Versuchspersonen um 1, 5, 3, 1 und 1,2 mg/100 ml. Die Befunde können, so glauben die Autoren, von Bedeutung sein für die Genese von Uratsteinen und die Behandlung von Gichtkranken.

Schließlich können hohe Vitamin-C-Dosen diagnostische Tests auf Zucker im Urin und Blut im Stuhl verfälschen (*Jaffe* 1974) und bei Schwangeren Blutungen auslösen.

6.6 Vitamin A

Der *Vitamin A-Bedarf des Erwachsenen* liegt bei 5000 I.E./Tag, für Säuglinge und Kinder zwischen 1500 und 4500 I.E. Dosen, die den Bedarf decken, können auch spezifische Mangelsymptome beseitigen. Sie sind aber nicht in der Lage, darüberhinaus spezifische Funktionen zu aktivieren und Funktionsausfälle zu beseitigen. Vitamin A-Dosen, die die Größenordnungen des Bedarfsniveau überschreiten, sind prophylaktisch und therapeutisch wirksam, können sich aber auch pathogen auswirken.

Hohe Vitamin-A-Dosen – 50000–150000 I.E./Tag – wurden gelegentlich zur Behandlung von *Akne* und *Psoriasis* und als *Vorbeugungsmittel gegen Infektionen* gegeben.

Dabei sind nicht selten toxische Überdosierungserscheinungen aufgetreten: bei *Säuglingen* vorgewölbte Fontanellen oder Hydrozephalus, wenn die 10fache Bedarfsdosis einige Wochen lang gegeben wurde (*Marie* 1969), bei *älteren Kindern und Erwachsenen* Zeichen von intrakraniellem Druck, Kopfschmerzen, Übelkeit, Erbrechen, Lethargie, Doppelsehen, Papillenödem im Auge, Abduzenslähmung, Optikusatrophie (bei 25000–50000 I.E. 30 Tage lang), dazu kommen Haut- und Schleimhauterscheinungen, Haarausfall, brüchige Nägel, Myalgien, Knochen- und Gelenkschmerzen, Splenomegalie, Anämie und Leukopenie. Je höher die Dosis, desto ausgeprägter die klinischen Erscheinungen. Dabei sind Erfolge dieser Art von Akne-Behandlung mit 50000–100000 I.E./Tag in kontrollierten klinischen Versuchen nicht nachgewiesen worden.

Bei einem *Psoriasis*-Kranken, der innerhalb von 38 Tagen 70 bis 75 Mill. I.E. Vitamin A per oral bekommen hatte, kam es zu Schwellungen und Rötungen der Lippen, Anämie, Hypokalzämie, Knochenschmerzen, zerebralen Reizerscheinungen und akuter tubulärer Niereninsuffizienz. Die Therapie mit sieben Hämodialysen konnte die Symptome beseitigen (*Földy* 1976). Haarausfall, trockene Haut, Aszites, Hepatosplenomegalie und Leberschäden in Gestalt von Fibrose und Zentralvenensklerose der Leber sind bei zwei Patienten festgestellt worden, die über längere Zeit hohe Vitamin-A-Dosen bekommen hatten: Fünf Jahre lang 250000 I.E./Tag und acht Jahre lang 400000 I.E./Tag. Die Leber enthielt 1700 und 2200 mg/g Vitamin A (bei gesunden Kontrollpersonen 100–130 mg/g; (*Hrubau* 1974, *Russell* 1974). Vitamin-A-Intoxikationen als Folge überhöhter Vitamin-A-Dosen haben auch andere beobachtet.

Bemerkenswert in diesem Zusammenhang ist die Beobachtung, daß es nach Anwendung des Vitamin-A-Säure-Derivates-Ro 10-9359 bei 37 von 46 Psoriasiskranken ebenfalls zu Trockenheit der Schleimhäute, Hautabschilferung, Haarausfall, Nasenbluten und Konjunctivitis kam (*Schimpf* 1976).

Bei einem Erwachsenen, der zur Therapie einer *Akne* zwei Jahre lang täglich 10000–20000 I.E. Vitamin A einnahm, entwickelte sich intrakranielle Drucksteigerung und beiderseitiges Papillenödem (*Vollbracht* 1976).

Werden neben hohen Vitamin-A-Dosen große Dosen *Vitamin E* gegeben (500 mg/Tag), dann nehmen Vitamin-A-Resorption und Vitamin-A-Ausscheidung im Harn zu (*Kusin* 1974).

Experimentelle Beobachtungen erwecken den Anschein, als könne Vitamin A der *Karzinogenese* entgegenwirken, indem es das Tumorwachstum hemmt (Vitamin A, tumor initiation 1979). Die Frage bedarf weiterer Klärung.

Caffey (1951) hat auf die Gefahr von *Vitamin-Vergiftungen* besonders bei gesunden Säuglingen und Kindern hingewiesen, die routinemäßig *prophylaktisch Vitamin-A- und D-Konzentrate* bekommen. Für Kinder, die gut ernährt sind, ist die Gefahr einer Vitamin-A-Vergiftung sehr viel größer als die Gefahr eines Vitamin-A-Mangels. Aus seinen Beobachtungen schließt *Caffey* Tagesdosen von 20000 I.E., über einen oder zwei Monate gegeben, seien für Säuglinge toxisch.

Shaywitz u.a. (1977) stellen fest: Rund 10 % der Kinder, die der Klinik der Yale-Universität wegen geringer cerebraler Schäden überwiesen worden waren, hatten *exzessive Vitamin-A-Dosen* bekommen. Bei einem 4jährigen Jungen mit den eindeutigen Zeichen der A-Hypervitaminose war der Vitamin-A-Gehalt im Serum 10mal so groß als der Normalwert. Die Quelle der Vitamin-A-Vergiftung war die Großmutter, die den Enkel aus ihrem Laden mit Vitamin-Tabletten versorgte. Wieviel das waren, ließ sich nicht feststellen. Nach Absetzen der Vitamine klangen die Symptome schnell ab.

Hohe Vitamin-A-Dosen in der *Schwangerschaft* scheinen nicht selten Mißbildungen bie den Neugeborenen zur Folge zu haben *Mounoud* 1975, *Pilotti* 1975.

Nicht bestätigt hat sich die Meinung, mit hohen Dosen (25000–50000 I.E.) ließe sich die *Sehschärfe* von Leuten verbessern, die in sehr hellem oder trübem Licht arbeiten (*Am. Acad. Ped.* 1974).

Ausgehend von dem Gedanken, daß granuläre Zellen gehemmt werden, in Plattenepithelzellen überzugehen, hat man vorgeschlagen, zur *Prophylaxe von Bronchialkarzinom* Rauchern reichlich Vitamin A zu geben. Praktische Erfahrungen über diese Art von Prophylaxe scheinen nicht vorzuliegen (*Editorial* 1976).

6. Vitamine – Mythen und Fakten

Bis zum Jahre 1954 sind insgesamt 17 Fälle von chronischer Vitamin A-Vergiftung in der Literatur bekanntgemacht worden (Caffey 1954).

Schäden durch Vitamin-A-Überdosierung hat man auch bei *Tieren* gesehen: Anomalien des Zentralnervensystems, Hydrozephalus, Enzephalozele und andere Mißbildungen. Nach Verfütterung von 3250000 I.E. Vitamin A/kg Körpergewicht an *Hühner* hat man nach einigen Wochen Hydroperikard, Myokarddystrophie, Ödeme und Degenerationen in Kleinhirn und Nieren festgestellt. Tiere des gleichen Stammes, die keine Vitamin-Zulagen bekommen hatten, blieben symptomfrei.

Wegner u.a. 1972 gaben drei Gruppen von *Ratten* Zulagen von 6000, 12000 und 60000 I.E. Vitamin A. Nur in der dritten Gruppe konnten sie Anomalien der Gehirnnervenzellen und Mißbildungen des Gehirns nachweisen. Die Auswirkungen hoher Vitamin A-Dosen (50 mg/kg, 2 Tage lang) auf die Lysosomen der Rattenretina verfolgten *Dewar* u.a. 1977. Die Lysosomen waren abnorm fragil. Azetylsäurezusatz wirkte den Vitamin-A-Effekten entgegen.

Vergiftungen durch perorale Aufnahme hoher Vitamin-A-Dosen mit der Nahrung gibt es beim Gesunden *nach Genuß der Leber von Polartieren*. Massenvergiftungen mit *Eisbärenleber* sind seit der 2. Hälfte des 19. Jahrhunderts häufig beschrieben worden. Gleichartige Vergiftungen sind aufgetreten nach Genuß der Leber anderer Polartiere: von *Ringelrobben, Bartrobben, Polarfüchsen* und *Eskimohunden* (*Abs* 1958). In keinem Vergiftungsfall ist der Vitamin-A-Gehalt der Leber bestimmt worden. *Höygaard* (1971) hat am eigenen Leib eine solche Vergiftung erlebt, als er 150 g gebratene Eisbärenleber verzehrte. Nach den von *Rodahl* (1950) angegebenen Zahlen entsprachen diese 150 g einer Menge von 1,5 Mill. I.E. Vitamin A. Vitamin-A-Vergiftungen durch die Leber der Eismeerringelrobbe hat *Abs* 1958 beschrieben.

Alle diese Vitamin-A-Vergiftungen verlaufen unter gleichen *Symptomen*. Charakteristisch sind die am 2. und 3. Krankheitstag auftretenden Hauterscheinungen (Hautabschilferung) mit Haarausfall. Dazu kommen »unerträgliche« Kopfschmerzen, Sehstörungen und Krämpfe und zwei bis drei Tage nach dem Abklingen dieser akuten Phase große lamellöse Hautabschilferungen. Todesfälle sind nicht bekannt geworden. *Caffey* (1951) hingegen erwähnt, es habe auch Todesfälle gegeben.

Die *toxische Vitamin-A-Dosis bei dem Lebergenuß* soll zwischen 135000 und 2,2 Mill. I.E. liegen *Rodahl* 1950 hat den Vitamin A-Gehalt der Leber von Polartieren bestimmt; er liegt bei der Bartrobbe zwischen 12000 und 18000 I.E., beim Eisbären im Winter zwischen 10000 und 18000, im Sommer zwischen 22000 und 26000 I.E./g. Die individuelle Schwankungsbreite ist beträchtlich. Die Leber aller dieser Tiere ist praktisch frei von Vitamin D.

Sicher ist, daß bei den Vitamin-A-Mengen, die mit der landesüblichen Nahrung außerhalb der Arktis aufgenommen werden, *keine Gefahr von Hypervitaminose* besteht.

Das gilt auch für den *Carotin*gehalt der Kost. Sehr hohe Carotinwerte im Blut sieht man nach Genuß von großen Mengen carotinreicher Gemüse. Diese Hypercarotinämie geht mit einem Ikterus einher, der hauptsächlich in den Handflächen stark ausgesprochen ist und die Skleren freiläßt. Toxische Symptome mit Abmagerung, Ermüdbarkeit, Akroparanesthesien, Anämie und Hepatosplenomegalie kommen kaum vor.

Henschen (1941) hat über eine 49jährige Frau berichtet, die während sechs Monaten täglich ungefähr 900 g Karotten zu sich genommen hatte.

Es scheint, als ob Vitamin A der *Karzinogenese* entgegenwirke und ein Vitamin-A-Metabolit (5,6-Epoxyretinolsäure) entgegenwirken, aber auch karzinomfördernd sein könnte (Vitamin A Tumor 1979).

6.7 Vitamin D

Therapeutisch gibt es für Vitamin D keine überzeugende andere Indikation als Vitamin-D-Mangelzustände im Sinne der Rachitis. Der *Tagesbedarf* des Kindes und Jugendlichen zur Verhütung von Rachitis wird auf 400 I.E. geschätzt. Zumeist genügen schon 100 I.E. (40000 I.E. = 1 mg Vitamin D 3). 1000 I.E./Tag, einen Monat lang gegeben, lassen mittelschwere Rachitis abheilen. Vom dritten Lebensjahrzehnt ab genügt zur Bedarfsdeckung das im Organismus selbst gebildete Vitamin.

Irgendwelcher Nutzen ist von höheren Vitamin-D-Dosen nicht zu erwarten.

Zu *überhöhter Vitamin-D-Aufnahme* und Zeichen von Hypervitaminose (*Hazards* 1975) kommt es nach Genuß von Nahrungsmitteln, die mit Vitamin D angereichert sind – z.B. Milch und Milchprodukte – sowie als Folge der Einnahme hoher Dosen reiner D-Vitamine im Glauben, damit einen therapeutischen Effekt nicht nur bei Rachitis, sondern auch bei extrapulmonaler Tuberkulose, Hauttuberkulose, Psoriasis, chronischen Arthritiden und Knochennekrosen erzielen zu können.

Zeichen von D-Hypervitaminose hat man schon bei 375–1500 I.E./Tag gesehen (*Anning* 1949, *Feeny* 1947, *Paterson* 1980). Bei jungen Säuglingen wurden nach einmaligen Vitamin-D-Stößen von 600000 I.E. Nierenschäden nachgewiesen. Die Empfindlichkeit ist offenbar individuell sehr verschieden (*Counts* 1974). Die gleichzeitige Verabfolgung von Calcium und das gleichzeitige Bestehen von Hypothyreose, Hypoparathyreoidismus, A-Hypovitaminose und Nierentuberkulose mindert die Toleranz gegen hohe Vitamin-D-Dosen.

Die Häufigkeit der »*idiopathischen Hyperkalzämie*« der Kinder, einer chronischen Vitamin-D-Vergiftung, schätzte *Hövels* 1962 auf 1:50000. Sie ist Folge der intensiven Calciumresorption unter Vitamin-D-Einfluß. In vielen europäischen Ländern war die »idiopathische Hyperkalzämie« als Überdosierungsfolge in den 40er und 50er Jahren anscheinend besonders häufig.

Die ersten, mit Hyperkalzämie einhergehenden *D-Hypervitaminosesymptome* können schon nach Wochen, aber auch erst nach Jahren einer hochdosierten Vitamin-D-Therapie auftreten: Übelkeit, Erbrechen, Verstopfung, Polydipsie, Polyurie und Niereninsuffizienz, Exsikkose. Im weiteren Verlauf kommt es zu Hypertonie, Krämpfen, Reizbarkeit, Schlaflosigkeit, Desorientiertheit, Kleinhirnataxie (*Zellweger* 1954). Vielleicht als Folge metabolischer Kalzifizierung entstehen akute Pankreatitiden. In schweren Fällen fand man auch Verkalkungen anderer Gewebe. Elektrokardiographische Anomalien sind nicht selten. Veränderungen an Knochen und Zehen kommen bei D-Hypervitaminose von Ratten vor.

D-Hypervitaminosen mit charakteristischen Veränderungen des Phosphat- und Calciumniveaus im Blut und Verkalkungen der Gewebe können sich schon nach einer einzigen Dosis entwickeln (*Connors* 1976).

Bis 1954 sind etwa 15 Fälle *letal verlaufener D-Hypervitaminose* bekannt geworden. In einer neueren Mitteilung ist von einem 43jährigen Mann die Rede, der innerhalb von vier Wochen 130 mg Vitamin D-3 (= 130 × 40000 I.E.) bekam, nach intensiver Sonnenbestrahlung eine hyperkalzämische Krise erlitt und fünf Wochen später an akutem Herzversagen zugrunde ging (*Laubenthal* 1975). Tödlich endeten drei Fälle nach Einnahme hoher Vitamin-Dosen als Therapie von Hypothyreoidismus (*Ziegler* 1975).

Nach alledem kann kein Zweifel sein, daß *exzessive Vitamin-D-Mengen gefährlich* sind. Nur Kranke mit Störungen der Vitamin-D-Resorption und des Vitamin-D-Stoffwechsels brauchen mehr als 400 I.E./Tag. Vitamin-D-Stoßprophylaxe ist gefährlich und deswegen heute aufgegeben. Gefährlich sind auch die bei den Amerikanern beliebten Vitamin-D-Pillen.

6.8 Vitamin E

»Eine eigentliche *E-Hypovitaminose oder – Hypervitaminose ist* bisher *beim Menschen nicht beobachtet* worden. Mehrere 100 Publikationen (*Harris* 1950) zeugen jedoch dafür, daß die Vitamin-E-Therapie auch in der Humanmedizin Eingang gefunden hat. Trotzdem hat sie noch nicht das Stadium der Versuche und Irrtümer überschritten.« Diese Worte, 1954 von *Zellweger* und *Adolph* niedergeschrieben, gelten im wesentlichen auch heute noch.

In seinen drei Isomeren – α, β, γ-*Tokopherol* – kommt Vitamin E in Pflanzenfetten, Getreidekörnern, Fisch, Fleisch, Eiern, Milchprodukten und grünen Gemüsen vor. Es ist weitgehend hitzestabil und wird beim gewöhnlichen Kochen nicht zerstört. Diese Tatsachen machen es von vornherein unwahrscheinlich, daß es beim Menschen Vitamin-E-Mangelerscheinungen gibt (Supplementation 1974). Der Richtwert des Food and Nutrition Board liegt bei 4–5 I.E. für Säuglinge, 7–12 I.E. für Kinder und 12–15 I.E. für Erwachsene (1 I.E. = 1 mg α-Tokopherol-Acetat).

Bei langfristig Vitamin-E-frei ernährten *Tieren* hat man Muskeldystrophien, Fortpflanzungsstörungen, Enzephalomalazie und Hämolyse gesehen. Es scheint, daß Vitamin E die hochungesättigten Fettsäuren in biologischen Membranen stabilisiert und vor peroxydativer Degeneration schützt. Im Gegensatz zum Tier enthalten beim Menschen dystrophische Muskeln normale Vitamin E-Mengen.

Von *Nutzen* sind Vitamin-E-Gaben vielleicht bei hämolytischen Anämien frühgeborener Säuglinge und bei Malabsorptionszuständen verschiedenen Ursprungs (*Haeger*).

Mit hohem Aufwand an *Werbung* hat man Vitamin E in hohen Dosen – viele 100 I.E. – empfohlen als Mittel zur Lebensverlängerung und Steigerung der sexuellen Potenz, als Mittel zur Verhütung von geistiger Retardierung, zur Behandlung von Herzkrankheiten, zur Verhütung von Karzinomen und für und gegen vieles andere. Es gibt kaum eine Krankheit, gegen die Vitamin E *nicht* helfen soll. Überzeugende Begründungen für solche Empfehlungen gibt es nicht.

»Die American Heart Association, die American Medical Association, die Food and Drug Administration und die Medical Letters haben übereinstimmend berichtet, daß Vitamin E *weder bei der Behandlung von Herzkrankheiten noch bei irgendeinem anderen Zustand von Wert* ist, ausgenommen Vitamin-E-Mangel«. »Der Gebrauch von Vitamin E als Nahrungszusatz oder Medikament ist bestenfalls vertanes Geld. Aber viel ernster: es kann eine genaue ärztliche Diagnose und Therapie zugunsten einer wertlosen Selbstmedikation verzögern« (*Rynearson* 1974).

Vitamin E ist therapeutisch *wirkungslos* bei Muskeldystrophie, bei männlicher Impotenz, Sterilität und abnormem Schwangerschaftsverlauf. Es gibt keine Hinweise auf therapeutische oder prophylaktische Effekte von Vitamin E bei Herzkrankheiten, auf Steigerung der sportlichen Leistungsfähigkeit und auf Verzögerung der altersbedingten Leistungsschwäche, keinen Hinweis auf prophylaktische oder therapeutische Effekte gegen Karzinom. Ob Vitamin E gegen toxische Stoffe in der Atemluft (Stickstoff-Dioxyd, Ozon) schützen kann, ist fraglich.

Das *Committee on Nutritional Misinformation* des amerikanischen Food and Nutrition Board hat 1974 kritisch Stellung genommen zu der Frage von Vitamin-E-Zusätzen und ist abschließend zu dem Ergebnis gekommen: »Irreführende Behauptungen, wonach Vitamin-E-Zusatz zur landesüblichen Kost menschliche Leiden beseitigen oder verhüten sollen wie Sterilität, Mangel an Männlichkeit, abnormen Schwangerschaftsverlauf, Herzkrankheit, Muskelschwäche, Krebs, Geschwüre, Hautkrankheiten und Verbrennungen sind nicht gestützt durch gründliche Experimente oder klinische Beobachtungen. Einige von diesen Behauptungen stützen sich auf Mangelsymptome, die bei anderen Spezies beobachtet worden sind. Sorgfältige Studien über mehrere Jahre, die versuchten, diese Symptome in Verbindung zu bringen mit Vitamin-E-Mangel beim Menschen, haben zu nichts geführt. Das weit gestreute Vorkommen von Vitamin E in Pflanzenölen, Getreidekörnern und tierischen Fetten macht es sehr unwahrscheinlich, daß beim Menschen ein Mangelzustand vorkommt. Unreife Säuglinge oder Menschen mit unzureichender Fettresorption brauchen vielleicht Vitamin-E-Zugaben. Sie sollten aber in jedem Falle unter ärztlicher Leitung gegeben werden.«

Daß überhöhte, d.h. den Bedarf weit überschreitende Vitamin-E-Dosen *Schäden* setzen können, ist ebenso unbewiesen. Beobachtungen an *Menschen und Tieren* zeigten, daß extreme Vitamin E-Dosen im allgemeinen zwar nicht toxisch sind, daß sie aber anscheinend in den Vitamin K-Stoffwechsel eingreifen und verlängerte Prothrombinzeit und Blutungsneigung zur Folge haben können. Verlängerte Prothrombinwerte und Ekchymosen haben *Corrigan* u.a. (1974) bei einem 55jährigen Patienten gesehen, der neben Clofibrat tägl. 1200 I.E. Vitamin E einnahm. Die Beobachter meinen, die Gerinnungsstörung beruhe auf einem Synergismus von Clofibrat und Vitamin E.

Beim Tier verzögern große Mengen die Wundheilung. Beim Menschen soll es zu Magen-Darmstörungen und Kreatinurie kommen (*Hillman* 1957). Wie Vitamin A und D wird auch Vitamin E vor allen Dingen in der Leber gespeichert. Unerwünschte Folgen solcher Speicherung sind hypothetisch wohl möglich, bis heute aber niemals nachgewiesen worden.

7 Außenseiterdiäten

Vegetarismus, Makrobiotik und Vitaminomanie sind Ernährungsideologien und Ernährungslehren mit Millionen von strenggläubigen Anhängern. Mit den Erkenntnissen der modernen wissenschaftlichen Medizin haben sie wenig zu tun. In vieler Hinsicht widersprechen sie ihnen. Neben diesen Ideologien und Lehren, die sich *an alle Gesunden und Kranke* wenden, gibt es andere, die mit ihren Kostvorschriften nur auf *spezielle Krankheiten und Kranke* zielen: Die Außenseiterdiäten.

Die bekanntesten von ihnen sind heute die basenüberschüssige Kost, die *Schrothkur,* die Trennkost, die *Evers*diät und die *F. X. Mayr*-Kur. Daß die therapeutischen Effekte dieser Diäten über den Placeboeffekt hinausgehen, ist nicht bewiesen. Sie alle machen anschaulich, daß bei der Nahrungswahl *irrationale Motive* eine entscheidende Rolle spielen können, daß Emotionen und symbolische Beziehungen stärker sein können als Wissenschaft und Logik. »Jede Sozietät hat ihre Ritualien zur Steigerung der Ergiebigkeit ihrer Nahrungsquellen, ihrer Kraft, ihrer Fruchtbarkeit, ihrer Lebensdauer usf. und umgekehrt Ritualien, die Krankheit und Tod bringen« (*Garine* 1972, *Diehl* 1978).

Diskussionen um die Außenseiterdiäten mit medizinisch-wissenschaftlichen Tatsachen und Gesichtspunkten sind deshalb grundsätzlich erfolglos. Anhänger von *Ideologien* kann man nicht mit *rationalen Argumenten* überzeugen. Der gesunde Organismus hält ja auch die absonderlichsten Diäten aus, ohne Schaden zu nehmen.

Wo jedoch die Gefahr besteht, daß erprobte Heilverfahren durch Außenseiterdiäten ohne therapeutische Effektivität verdrängt werden und dem Kranken daraus erwiesene *Nachteile* erwachsen können – da allerdings muß der Arzt eindeutig Stellung nehmen.

Gegen Außenseiterdiäten sollte sich der Arzt vor allen Dingen dann wenden, wenn er mit *Schädigungen* rechnen muß und wenn es sich um bewußte *Vorspiegelung falscher Tatsachen,* um betrügerische Versprechungen, um Quacksalberei handelt (*Bruch* 1974, *Darby* 1974, *Deutsch* 1974, Food faddism 1974, *Henderson* 1974, *Rynearson* 1975, *Wimmer* 1980, *Wodizka* 1980). »Was die Situation in der Medizin von der in anderen Fächern unterscheidet, ist lediglich die Hartnäckigkeit, mit der manchmal absurdeste Falschbehauptungen aufrecht erhalten werden, obwohl sie wissenschaftlich längst widerlegt sind und ihre Wertlosigkeit bereits Gegenstand des Allgemeinwissens ist ... Privatim darf allerdings jeder so töricht sein wie er mag, und hat die Freiheit, auch unsinnige Meinungen zu äußern. Anders dagegen, wenn dadurch Belange Dritter tangiert werden« (*Wimmer* 1980).

7.1 Basenüberschüssige Kost (Berg 1930, Glatzel 1953)

»Wirklich gesund und dauernd gesund erhaltend ist die Nahrung erst, wenn sie mehr Äquivalente anorganischer Basen als anorganischer Säurebildner enthält« (*Berg* 1930). Diese Lehre des Chemikers *Ragnar Berg* hat zwischen dem ersten und zweiten Weltkrieg einiges Aufsehen erregt. Heute ist sie weitgehend in Vergessenheit geraten.

Die Basis der Lehre sind chemisch – analytische Befunde. Der darauf fußenden Lehre *fehlt es jedoch an tragfähigen Grundlagen.*

In der Asche der gebräuchlichen Nahrungsmittel hat *Berg* den Gehalt an *fixen anorganischen sauren und basischen Äquivalenten* bestimmt. Ein Überschuß von basischen über die sauren Äquivalente ergab sich dann bei Kartoffeln, Obst, Gemüse (mit wenigen Ausnahmen), Honig und Milch, ein Überschuß an sauren Äquivalenten bei Fleisch, Käse, Eiern, Hülsenfrüchten und Cerealien. Beim Abbrühen verlieren die Gemüse vielfach ihren Basenüberschuß. Die Hoffnung, die Säure – Basen – Tabelle sei für die Beurteilung des Nährwertes einer Kost von gleicher Bedeutung wie die Nährstofftabelle, hat sich jedoch nicht erfüllt.

Zunächst stellte sich heraus, daß die (als Kriterien angesehenen) harnsäuernden und alkalisierenden *Wirkungen* eines Nahrungsmittels seinem aus Analysen *errechneten Äquivalentüberschuß* durchaus nicht immer parallel läuft. Für solche »Unstimmigkeiten« gibt es eine Reihe von Gründen.

Nach der Lehre von *R. Berg* schadet säurenüberschüssige Kost, weil sie die Gewebe übersäuert und die Nieren zur Steigerung der Ammoniakbildung zwingt. Tatsächlich hat sich weder eine nahrungsbewirkte Säuerung der Gewebe noch eine »*latente Acidose*« jemals nachweisen lassen. Ebenso wenig ist die Belastung der Nieren durch *Ammoniakbildung*, d.h. durch eine physiologische Funktion, einer Nierenschädigung gleichzusetzen.

Es gibt voll kräftige Völker, die seit Jahrtausenden fleischreich, d.h. säureüberschüssig leben und es gibt »natürliche« Fleischfresser unter den Tieren. Die Feststellung, daß die Athleten der Olympischen Spiele im Jahre 1936 keineswegs basenüberschüssig lebten, veranlaßte *Berg* zu der bedauernden Bemerkung: »Das hätte ich wirklich nicht erwartet.«

Physiologische Untersuchungen und klinische Erfahrungen einiger Jahrzehnte haben übereinstimmend ergeben: Die Äquivalente im Sinne von *R. Berg* sind kein geeignetes Maß für die Beurteilung der säuernden und alkalisierenden Wirkungen eines Nahrungsmittels. Es gibt keine Beweise für Gesundheitsschädigung durch säureüberschüssige Kost, viele Beweise aber für deren Unschädlichkeit. Es fehlen Beweise für spezifische Heilwirkungen basenüberschüssiger Kost. Die Lehre von der basenüberschüssigen Kost beruht auf *Fehldeutungen physiologischer Funktionsabläufe.*

7.2 Schrothkur (*Schenck* 1940, *Glatzel* 1953, *Welsch* 1969, *Križek* 1970)

Wasserarmut, Kochsalzarmut und Energiearmut sind die Kennzeichen der *Schrothkur*. Die »Kur« stammt von dem schlesischen Bauern *Johann Schroth* (1798 bis 1856). Ihre *Grundlage* sind altbackene Brötchen, dicke Wasserbreie, Reis- und Grießsuppen, die durch Zitronensaft, Gewürze, Zucker und Kompott schmackhaft gemacht werden. Trockenperioden mit Verbot jeder zusätzlichen Flüssigkeitszufuhr und Trinkperioden mit begrenzten Mengen Wein und Obstsaft wechseln miteinander ab.

Empfohlen werden *Schroth*kuren gegen Entzündungsneigung an Haut und Schleimhäuten, gegen allergische Hauterscheinungen, gegen eiternde und schlecht heilende Wunden. Ob die Kur hier mehr leistet als andere, weniger eingreifende Maßnahmen, steht dahin. *Gegenindikationen* sind Nephritis, Diabetes mellitus und Diabetes insipidus, fieberhafte Krankheiten, große Blutverluste, alle Zustände von Wasserverarmung und schwere Krankheiten aller Art. »Die *Schroth*kur empfiehlt sich auch als vorbeugende Gesundheitsmaßnahme gegen die mannigfachen Zivilisationskrankheiten« (*Schwarz* 1975).

Vergleichende therapeutische Untersuchungen mit modernen Methoden sind bisher nicht vorgelegt worden.

7.3 Die Haysche Trennkost (*Walb* 1958)

Im Mittelpunkt der Lehre von *Hay* von der Trennkost steht die »*Übersäuerung*«. Sie soll eine Folge sein von falscher Zusammensetzung der Nahrung und allgemeine Krankheitsanfälligkeit zur Folge haben. Die vier Hauptgründe für die Übersäuerung sind: 1. Die Verwendung von unnatürlichen Nahrungsmitteln, 2. die Verwendung von zu großen Mengen von konzentriertem Eiweiß und Stärkemehl, 3. die verzögerte Verdauung und 4. die unnatürlichen Nahrungsmittel. Unnatürliche Nahrungsmittel sind »sterilisierte, raffinierte Nahrungsmittel, wie Weizenmehl, weißer Zucker, Weißbrot, Weißmehlnudeln, polierter Reis.« »Die Verwendung von »zuviel Eiweiß und Kohlenhydraten widerspricht der chemischen Zusammensetzung des Körpers.« Es muß »das tägliche Nahrungsverhältnis ungefähr wie folgt sein: 80 % Basenbildner, 20 % Säurebildner.« Wenn rohe Gemüse und Vollkornprodukte in der Nahrung fehlen, liegt »der Speisebrei . . . viel länger in den Darmnischen und kommt zum Gären.« »Der Magen kann nicht zugleich die Verdauung basen- und säurebildend betreiben . . . Eiweiß und Kohlenhydrate dürfen deshalb in *einer* Mahlzeit nicht zusammen gegessen werden. Man ißt denn künftig das Eiweiß mit Gemüsen mittags, und Stärkemehl mit Gemüsen abends ... In diesem Sinne hat *Hay* eine Trennung der Nahrungsmittel vorgenommen«.

Die Lehre *Hay*'s beruht auf *Vorstellungen* vom physiologischen Geschehen im menschlichen Organismus, *die nicht der Realität entsprechen.* Ergebnisse sachgerechter therapeutischer Beobachtungen sind nicht bekannt geworden. Beobachtungen an ausgewählten Einzelfällen (z.B. 13 »geheilte Fälle« von *Walb* 1958) können nicht die Effektivität einer Diät beweisen.

7.4 Eversdiät (*Schuppien* 1955)

Die *Evers*diät gegen Multiple Sklerose – Dr. *I. Evers* war Landarzt in Hachen/Westfalen – ist eine milde Form der Rohkost mit einigen speziellen Vorschriften: Das Nahrungsmittel soll »so frisch und natürlich wie möglich« verzehrt werden und »der anatomischen Beschaffenheit der Kauwerkzeuge und Verdauungsorgane des Menschen angepaßt sein.« Blattgemüse können im Organismus nicht nutzbar aufgeschlossen werden. »Zucker hat zu entfallen.« Großer Wert wird auf frischgekeimte Roggen- und Weizenkörner gelegt. *Evers* meinte, »daß wir es bei der *Multiplen Sklerose* mit einer Stoffwechselerkrankung alimentärer Genese zu tun haben dürften«. Die anscheinend einzige vergleichende Reihenuntersuchung (*Rüber* 1954) stammt aus dem Arbeitsbereich von *Evers:* Die Beobachtungen an 58 nach *Evers* und 56 »Klinikfällen« von Multipler Sklerose, 59/12 und 48/12 Jahre durchgeführt, ergaben objektive Besserungen, die zugunsten der *Evers*diät sprachen. Beobachtungen allein an »*Evers*fällen« von Multipler Sklerose führten *Nonne* (1951) zu der Meinung, man sehe unter *Evers*diät« mehr Remissionen und länger dauernde Remissionen, als man es sonst bei größerem und kleinerem Material zu sehen pflegt.«

Uhleman (1951) hingegen (52 Fälle;) und *Welte* (1949 zwölf Fälle;) konnten *keine Effekte* der *Evers*kost feststellen. Methodisch einwandfreie Beobachtungen, die für therapeutische Effekte der Diät sprechen könnten, scheinen in neuerer Zeit nicht veröffentlicht worden zu sein.

7.5 Darmreinigungskur (Rauch 1958, Schwarz 1975)

Im Mittelpunkt dieses von Dr. *F. X. Mayr* entwickelten Diätverfahrens zur Behandlung von vielerlei Krankheiten steht die »*Entschlackung*«, d.h. die Vorstellung, unbrauchbar gewordene Stoffe häuften sich irgendwo im Körper, vor allen Dingen im Darm an, und seien die Ursache von vielerlei Krankheiten. Zur Gesundung führen zwei Wege: Teefasten und Milch-Semmel-Kur.

»Dünn gebrühte *Kräutertees, Wasser oder Mineralwasser* sind einzige »Nahrungsmittel« dieser Fastenkur, die je nach Maßgabe des Arztes auf wenige Tage begrenzt, aber unter Umständen auf drei Wochen ausgeweitet werden kann. Zusätzlich erfolgt eine sogenannte Tastmassage des Bauches, wobei bestimmte Darmabschnitte durch Druck bewegt werden. Diese Bauchbehandlung ist von *Mayr* auch als künstliche Zwerchfellbeatmung charakterisiert worden.

Die *Milch-Semmel-Kur* hat ebenfalls nichts anderes zum Ziel als die absolute Reinigung des Darms. Nach *Mayr* muß der Patient das Essen erst wieder richtig lernen. Entscheidend ist daher die Einspeichelung der Nahrung. Dazu dient die altbackene Kursemmel, die in fingerdicke Scheiben geschnitten wird. Das einzelne Scheibchen wird dann im Mund mit Speichel vermischt. Zu diesem Brei wird von einem Teelöffel Milch genippt oder, richtiger gesagt, abgesaugt; auch dann wird der Brei noch nicht heruntergeschluckt, sondern durch kräftige Kaubewegungen weiter vermischt.

Auch der abendliche Tee soll in gleicher Weise, d.h., löffelweise, geschluckt werden. Gewarnt wird vor einer Selbstbehandlung, da nur ein in der *Mayr*-Kur ausgebildeter Arzt über die Dauer des Teefastens und der Semmel-Kur entscheiden kann. Wer Diät- und Eßfehler vermeidet, kann mit einem Erfolg rechnen.« (*Schwarz* 1975)

Wie die Schöpfer so vieler spezieller diätetischer Verfahren haben auch die Ärzte und Nichtärzte, die mit der »*Mayr*-Kur« gearbeitet haben, keine Beweise für die Effektivität der Kur vorgelegt.

8 Ernährungsberater und Werbetexter

Viel umworben ist der Bundesbürger. Von allen Seiten und mit allen Mitteln bemüht man sich, ihn in einer Weise zu informieren und in seinen Verhaltensweisen zu bestimmen, die dem Informanten erstrebenswert erscheint. Bei diesen Bemühungen stehen Nahrung und Ernährung an vorderster Stelle – vor Wohnung, Kleidung und Freizeit. Nach ihren Zielen und dementsprechend nach Art und Inhalt der Informationen, mit denen sie die Bundesbürger versorgen, sind es zwei ganz verschiedene Gruppen: Die Ernährungsberater und die Werbeexperten.

Im Jahre 1969 fand in Ystad, Schweden, ein Symposium statt unter dem Titel »*Food Cultism and Nutrition Quackery.*« Die Vorträge und Diskussionen sind gesammelt erschienen bei *Almquist* u. *Wiksells*/Uppsala 1970 und veranschaulichen die heutige Situation. Einige Titel von Vorträgen lassen erkennen, welche Fragen dabei zur Sprache kamen: Historische Aspekte von Nahrungskult und Ernährungsquacksalberei – Die Entwicklung von Nahrungsmythen – Die Soziologie von Ernährung, Fehlernährung und Hunger in den Entwicklungsländern – Der sozial- kulturelle Hintergrund von Nahrungsgewohnheiten in Entwicklungsländern (traditionsgebundenen Gesellschaften – Nahrung und Kult in der modernen westlichen Gesellschaft – Heutiger Ernährungsunsinn in den Vereinigten Staaten – Nahrungskult und Ernährungsquacksalberei in Deutschland – Entwicklung und Kennzeichen von Ernährungstäuschungen in Schweden – Gesichtspunkte der Zuchttechnik zur Produktion hochwertiger Nahrungsmittel – Was macht die Leute zu Anhängern von Nahrungskulten und Opfern von Ernährungsquacksalberei? – Handel, Nahrungssteckenpferde und das Gesetz.

8.1 Die Ernährungsberater

8.1.1 Sachkunde als Grundlage

Erklärtes *Ziel der Ernährungsberatung* ist es, die Menschen zu veranlassen, sich sachgerecht und zweckmäßig zu ernähren.

Erste *Voraussetzung* für eine Ernährungsberatung, die glaubhaft sein soll, ist deshalb solide *Sachkenntnis*. Die sachkundig – kritische Bewertung von Forschungsergebnissen ist eine schwierige und verantwortungsvolle Aufgabe. Wer Ernährungsberatung sachgerecht treiben will, muß entweder selbst in der Lage sein, solche Bewertungen vorzunehmen oder sich darauf verlassen können, daß andere das für ihn getan haben und tun. In weiten Bereichen der Physiologie und Klinik der Ernährung kann der Erkenntnisstand nach dem Urteil sachkundiger Experten als *gesichert* gelten. Viele alte Fragen aber sind *offen* und neue Fragen tauchen immer wieder auf. Weder die einen noch die anderen können einfach beiseitegeschoben werden, und der Ernährungsberater steht vor der Entscheidung, wie er sich hier verhalten soll. Grundsätzlich wird man von einem verantwortungsbewußten Berater erwarten dürfen, daß er *über die offenen Fragen weder hinweggeht noch eine Sicherheit vortäuscht, die nicht existiert.* Er muß wissen, daß das undisziplinierte Denken (*Bleuler*) in der diagnostischen, pathogenetischen prophylaktischen und therapeutischen Forschung viel Verwirrung angerichtet hat und immer aufs neue anrichtet (*Glatzel* 1978).

Es ist weithin üblich, sich in Zweifelsfällen auf die »*Lehrmeinung*« zu berufen. Dagegen ist nichts einzuwenden, wenn Lehrmeinung gleichbedeutend ist mit der Summe der kritisch bewerteten Ergebnisse der vorliegenden Untersuchungen zu der speziellen Frage. Lehrmeinung ist weder die Meinung eines *einzelnen*, der von anderen zum Spitzenexperten ernannt wurde oder sich selbst dazu ernannt hat, noch die Meinung irgend eines *Kollektivs*. Wissenschaftliche Fragen werden nicht durch ex-cathedra-Erklärungen entschieden und nicht durch Mehrheitsbeschlüsse, sondern allein durch sachliche Argumente. Lehrmeinungen im guten Sinne des Wortes sind zuverlässige Quellen für den, der sich sachlich informieren möchte.

Zuverlässige Quellen, aus denen man die Lehrmeinung erfährt, sind die *Recommended Dietary Allowances* des Food and Nutrition Board der National Academy of Sciences (1980) und der von einem Editorial Committee der Nutrition Reviews herausgegebenen Band: »*Present Knowledge in Nutrition*« (1976). Die Erläuterungen zu der Schrift der Deutschen Gesellschaft für Ernährung (DGE): »Die *wünschenswerte Höhe der Nahrungszufuhr*« (1955) dient dem gleichen Zweck.

8.1.2 Die »Lehrmeinung«

Die Berufung auf die »*Lehrmeinung*« dient nicht selten dem Zweck, den Hörer und Leser einzuschüchtern und von lästigen Fragen abzuhalten.

Ein *Beispiel* aus neuester Zeit kann die Situation veranschaulichen.

Im Jahre 1978 erklärte der wissenschaftliche *Beirat der Bundesärztekammer*: »Die Öffentlichkeit der Bundesrepublik wurde in letzter Zeit durch kontroverse Äußerungen von verschiedenen Seiten verunsichert, welche die Bedeutung einer gesunden Ernährung für die Entwicklung von Herz- und Gefäßerkrankungen betreffen.« Mit anderen Worten: Ärzte und Nichtärzte glauben nicht mehr so recht an die jahrelang lautstark propagierte These von der »Bedeutung einer gesunden Ernährung für diese Krankheiten.

Der *Beirat verschweigt* 1. daß der Kalorien*verzehr* geringer ist als der Kalorien*verbrauch*. Er verschweigt 2., daß *fettreiche Ernährung* weder die Entstehung ischämischer Herzkrankheiten begünstigt, noch die Überwindung einer bestehenden ischämischen Herzkrankheit erschwert, noch die Überlebensdauer von Kranken mit ischämischer Herzkrankheit verkürzt. Der Beirat verschweigt 3., daß *cholesterinreiche* Nahrung nicht gleichbedeutend ist mit hohem Cholesterin-

8.1 Die Ernährungsberater 173

niveau im Blut. Der Beirat verschweigt 4. daß die bloße Senkung des Cholesterinniveaus im Blut die Überlebenschancen von Herzinfarktkranken nicht erhöht und der Beirat verschweigt 5. daß Zucker pathogen ist nur in Gestalt von Süßigkeiten, die an den Zähnen haften bleiben. Unbewiesene Behauptungen werden nicht dadurch überzeugend, daß man sie unermüdlich wiederholt und daß auch andere sie vertreten. Der Beirat beruft sich u.a. auf einen *FAO/WHO-Bericht* und das Gutachten einer Senatskommission der USA (Select Committee on Nutrition 1977; *Mc Govern-Report*). Zum FAO/WHO-Bericht: Solange nicht erwiesen ist, daß »essentielle« Polyensäuren für den erwachsenen Menschen lebensnotwendig sind, bleiben Bedarfszahlen Vermutungen. Und zum *Mc Govern*-Report sagt die *American Medical Association* 1977: »Was die in dem Bericht festgestellten Empfehlungen betrifft, so glauben wir, man solle sie *nicht* als nationale Richtwerte übernehmen«. Die Erklärung des wissenschaftlichen Beirates hat einigen Staub aufgewirbelt. Der Präsident des Beirats hatte die Erklärung gar nicht allen Beiratsmitgliedern vorgelegt. Der Epidemiologe *Pflanz* (1979), einer der nicht informierten Mitglieder des Beirates, hat deshalb seinen Austritt erklärt und meint zu dem Ergebnis: »Schlichte Wahrheiten fürs schlichte Volk der Ärzte.« »Das Resultat der Arbeit des wissenschaftlichen Beirates der Bundesärztekammer, bei der im Geschwindschritt oberflächliche Informationen andiskutiert wurden, ist so mager wie der Käse, den wir in Zukunft nach den Vorstellungen dieses Gremiums essen sollen . . . Wer verunsichert eigentlich wen? Nur Werbeträger im Verein mit wissenschaftlichen Außenseitern, oder verunsichert nicht auch der wissenschaftliche Beirat den Verbraucher?«.

Eineinhalb Jahre nach seiner Erklärung vom Jahre 1978 hat der Beirat 1980 eine »*ergänzende Stellungnahme*« veröffentlicht in der, überraschend und ganz im Gegensatz zur ersten Erklärung, nunmehr festgestellt wird, »daß zum gegenwärtigen Zeitpunkt dezidierte, an die Gesamtbevölkerung gerichtete Empfehlungen zum qualitativen Fettverzehr nicht ausreichend begründet sind« und daß seine früheren Empfehlungen »soweit sie sich auf den Ersatz gesättigter durch mehrfach ungesättigte Fettsäuren beziehen, interpretations- und ergänzungsbedürftig sind«.

Diese Feststellung wiederum hat die an der ersten Stellungnahme beteiligten Beiratsmitglieder LZA 1980 nicht ruhen lassen. In einer »*Stellungnahme zum Gesamtproblem*« sagen sie nunmehr das Gegenteil dessen, was der Beirat sagte: »Die Mehrheit der auf dem Gebiet der Beziehungen zwischen Herz- und Gefäßkrankheiten und Fettstoffwechselstörungen tätigen international maßgebenden Experten und Gremien teilt, gestützt auf die Ergebnisse epidemiologischer, prophylaktischer und klinischer Studien, sowie tierexperimenteller Untersuchungen, die Ansicht von Professor *Schettler,* daß ein teilweiser Ersatz gesättigter durch mehrfach ungesättigte Fettsäuren zur Prävention der koronaren Herzkrankheiten beitragen kann.« Der Leser soll vor so viel Autorität und Bemühung bescheiden kapitulieren.

Diese »Stellungnahme« endet mit dem Satz: »Die . . . Anzeigenkampagnen, die . . . zum Verzehr gesättigter Fette . . . überreden sollen, stehen im Gegensatz zur medizinischen *Lehrmeinung* (*Ball*, Lancet, Febr. 2, 1980)«. Tatsache ist jedoch, daß die Zahl derer, die erkennen, daß der »Verzehr gesättigter Fette« unbedenklich ist, immer größer wird. Der Uneingeweihte Leser weiß auch nicht, daß die als Beleg für die Lehrmeinung zitierte Lancet-Stelle lediglich der kurze Brief eines Krankenhausarztes ist.

Entgegen aller wissenschaftlichen Tradition haben die Verfasser sich in die Anonymität geflüchtet: »L/Z/A« Der Zufall hat die Anonymität enttarnt: L ist der Neurochirurg *Loew,* stellvertretender Vorsitzender des wissenschaftlichen Beirates der Bundesärztekammer, Z der Internist *Zöllner,* A der Urologe *Alken.* Drei »international maßgebende Experten«? Ungewollt haben die anonymen Verfasser der »Stellungnahme« bestätigt, daß die Gruppe *Schettler/Zöllner* gescheitert ist mit ihrem Widerstand gegen unbequeme wissenschaftliche Erkenntnisse.

8. Ernährungsberater und Werbetexter

Eines steht nach alledem fest: *Als Ernährungsberater ist der wissenschaftliche Beirat der Bundesärztekammer unglaubwürdig.*

Zweite Voraussetzung für eine Ernährungsberatung, die glaubhaft sein will, ist strenge *Selbstkritik.* Dazu gehört, daß man sich über die *Unsicherheit* im klaren ist, mit der alle *Erhebungen von Ernährungsgewohnheiten* belastet sind. Das ist oft betont, aber auch oft vergessen worden. Schon die Feststellung dessen, was ein Proband im Laufe der letzten 24 Stunden gegessen hat, ist nicht einfach. Eine kritische Studie aus dem Jahre 1976 kam zu dem Ergebnis:»Das Verfahren, die Nahrungsaufnahme in den vergangenen 24 Stunden ins Gedächtnis zurückzurufen, wird häufig dazu benutzt, die gewohnte Nahrungsaufnahme festzustellen. Eine Erhebung bei älteren Menschen läßt erkennen, daß die Zuverlässigkeit dieses Verfahrens zur Feststellung von Gebrauchsverschiebungen sowohl durch Überschätzung wie auch durch Unterschätzung der verzehrten Nahrungsmittel eingeschränkt wird (The Validity 1976).

Zur Selbstkritik des Ernährungsberaters gehört auch, daß man Dinge, die man nicht versteht, nicht leichthin als überflüssig und sinnlos deklariert. Wenn eine traditionelle Verhaltensweise überflüssig oder gar sinnlos erscheint, dann liegt das oft genug nicht an den Dingen, sondern an dem Betrachter. Die Geschichte der Ernährungsforschung kennt manches Beispiel dafür.

Dritte Voraussetzung: Unabhängigkeit von sachfremden politischen und kommerziellen Einflüssen und Unabhängigkeit von wissenschaftlichen Päpsten und Autoritäten. Die Menschen, die die Zielgruppen der Ernährungsberatung ausmachen, sind nach dieser Richtung sehr viel hellhöriger und empfindlicher als mancher Ernährungsberater glaubt. Der Ernährungsberater muß bereit sein, andere Meinungen anzuhören und ernstzunehmen, er muß Verstimmungen aushalten, Angriffen sachlich begegnen können.

Zur Veranschaulichung wieder ein Beispiel aus neuerer Zeit.

Unter Leitung ihres Präsidenten veranstaltete die *Deutsche Gesellschaft für Ernährung* am 18. 2. 1977 eine »*Presseinformation. Forum Ernährung und Herzinfarkt* . . . Wiedergabe – auch auszugsweise – ausdrücklich genehmigt«. Die Vorankündigung nannte als besondere Attraktion einen Vortrag von *Kaunitz* von der Columbia University New York über die Pathogenese der Atherosklerose. *Kaunitz,* weltbekannter Experte, vertritt die Meinung, die Nahrungsfette spielten in der Genese der Atherosklerose keine Rolle. Als man entdeckte, *Kaunitz* werde aufgrund seiner Untersuchungen Tatsachen vortragen, die der Meinung des Präsidenten nicht entsprechen, schrieb man ihm, man sei »nicht sicher, ob Sie die Voraussetzungen zur Teilnahme am Forum erfüllen«. Selbstverständlich sagte *Kaunitz* daraufhin ab, fand jedoch, es sei dieses »Benehmen, gelinde gesagt, recht seltsam. Wie ich erfuhr, wurde mein Brief in verstümmelter Weise verlesen. Jedenfalls hatten die Ausführungen des Präsidenten zur Folge, daß mir in einigen deutschen Zeitungen vorgeworfen wurde, daß ich einer Diskussion ausgekniffen wäre«.

Ein Teilnehmer des Forums schrieb an den Präsidenten: »Sie hatten die Tecumseh-Studie als einen Kronzeugen für die auf dem Forum vertretene Lipidtheorie vorgeführt, obwohl Ihnen bekannt sein mußte, daß die Ergebnisse dieser Studie die Lipidtheorie widerlegen. Es ist die Frage zu stellen, wie diese merkwürdigen Begleitumstände mit dem von Ihnen erhobenen Anspruch, daß auf dem Forum nur »gesichertes Wissen« vorgetragen werden sollte, in Einklang zu bringen sind« (*Renner* 1977). Die Veröffentlichung der Tecumseh-Studie, auf die sich der Schreiber bezieht, besagt: »Serumcholesterin – und Triglyceridwert standen in keiner positiven Korrelation zu den ausgewählten Nahrungsbestandteilen«, d.h. zu Qualität, Quantität und den Proportionen von Fett, Kohlenhydraten und Proteinen. Sie bestätigen in soweit die Ergebnisse der *Framingham*-Studie, der Evans-County-Studie und der Israel Ischemic Heart Study (*Nichols* 1976). Ein anderer Teilnehmer schrieb in einer medizinischen Fachzeitschrift: »Die Einladung von *Zöllner* an *Kaunitz,* war in einem so feinen kollegialen Ton abgefaßt und eine Absage war *H. Kaunitz* von vornherein so nahe gelegt, daß dieser gar nicht anders als absagen konnte.« Es sollte »ein Mindestmaß an kollegialer Fairneß und menschlicher Würde gewahrt werden ... Aber es ist gewiß leichter, die Thesen des anderen in dessen Abwesenheit auseinanderzunehmen ... So macht man das also in den besseren Kreisen, um gesicherte Erkenntnisse zu verbreiten. Sollten sie vielleicht doch nicht so gesichert sein? ... Unterdessen hatte *Kaunitz* hier in München ... Gelegenheit, seine Kritik und seine Thesen zu vertreten. Es war ein interessanter Abend, bei dem *Zöllner* nicht eben die beste Figur gemacht hat« (*Baumann* 1977).

Es überrascht nicht, daß durch diese Ereignisse die Glaubwürdigkeit der von der Deutschen Gesellschaft für Ernährung betriebenen Ernährungsberater einen schweren Stoß erlitten hat.

8.1.3 Erfolge und Mißerfolge der Ernährungsberatung

Mit *Ernährungsberatung* befassen sich in der Bundesrepublik Deutschland Trophologen und Ernährungsberater, Psychologen, Lehrer und Wissenschaftsjournalisten. Wieviele es sind, weiß niemand genau, weil Ernährungsberater keine gesetzlich geschützte Berufsbezeichnung ist. Nach einer Schätzung von *Wehland* aus dem Jahre 1980 gab es in der Bundesrepublik Deutschland »etwa 1100 firmen-unabhängige *Beraterinnen und Berater,* die sich ... der Ernährungsberatung widmen«. Dazu kommen einige Hundert *Diätassistenten.* Vor allen anderen haben sie voraus, daß sie dank ihrer Ausbildung und Tätigkeit im ärztlichen Bereich die Zeichen von Zuviel und Zuwenig, von Störung und Krankheit aus eigener Anschauung kennen. Die Ausbildung der Trophologen erfolgt im Rahmen landwirtschaftlicher Fakultäten, nicht selten unter der Leitung von Chemikern und Landwirten.

Die größte bundesdeutsche Organisation, die sich mit Ernährungsberatung befaßt, ist die *Deutsche Gesellschaft für Ernährung* (DGE).
»Sie hat sich zum Ziel gesetzt, 1. die ernährungswissenschaftlichen Forschungsergebnisse aller einschlägigen Disziplinen zu sammeln und auszuwerten, 2. durch Anleitung zur richtigen und vollwertigen Ernährung dazu beizutragen, Gesundheit und Leistungsfähigkeit der Bevölkerung zu erhalten oder wiederherzustellen«. Zur Erfüllung dieser Aufgaben standen der Gesellschaft im Jahre 1978 rund 2 Millionen DM aus Mitteln des Bundesministeriums für Jugend usw. und der Länder zur Verfügung. 60 Millionen Broschüren und Merkblätter hat sie im Laufe von 25 Jahren verteilt (*Kobbe*

1979). In ihrem Ernährungsbericht 1980 nimmt die Ernährungsberatung einen breiten Raum ein. Die Schilderung der »Maßnahmen zu Ernährungserziehung ... orientieren sich zumeist an dem Problem des Übergewichts« und nur von diesen ist hier die Rede. Die Darstellung beschränkt sich auf »Möglichkeiten organisierter Maßnahmen zur Ernährungserziehung« und »Modellversuche in der Bundesrepublik Deutschland und anderen Ländern.« Von den Ergebnissen dieser Maßnahmen werden lediglich die »kommerziellen Selbsthilfegruppen« genannt – gemeint sind wohl die Weight Watchers- und die etwa 100000 Personen«, die »nach Angaben einer Firma an ihrer Computer-Diät teilgenommen« hatten. Die Angaben der Ergebnisse reichen zu einer medizinisch einwandfreien Beurteilung der Erfolge jedoch nicht aus.

Eine *kritische Darstellung der Erfolge ihrer seit 25 Jahren betriebenen Ernährungsberatung* hat die DGE bisher nicht vorgelegt. Man darf daraus den Schluß ziehen, die Effektivität der mit so hohem personellem und finanziellem Aufwand betriebenen Ernährungsberatung sei mit einwandfreien Methoden niemals systematisch ermittelt worden.

Die entscheidende Frage, *wieweit sich die Beratenen nach den Empfehlungen der Ernährungsberater der DGE gerichtet haben,* läßt sich mangels ausreichender statistischer Unterlagen nur für die Gesamtbevölkerung beantworten. Der Verzehr der Gesamtbevölkerung ergibt sich aus dem in den statistischen Jahrbüchern nachgewiesenem Verbrauch abzüglich Verlust durch Schwund, Küchen- und Tellerabfall in Höhe von 10 bis 20 % (*Hix* 1968, Statist. Bundesamt 1978 *Wirths* 1974, 1980, 1981).

Entgegen den Empfehlungen – es wird »zu viel Energie aufgenommen« – ist der *Energieverbrauch* angestiegen. Ob auch der *Verzehr* zugenommen hat, ist fraglich, weil mit steigendem Wohlstand die Küchen- und Tellerabfälle steigen (fette Fleischteile werden weggeschnitten, fette Soßen bleiben auf dem Teller usw.). Genaue Zahlen gibt es hier nicht. Eine Überschlagsrechnung: 3180 kcal (13356 kJ) Verbrauch abzüglich 20 % ergeben 2444 kcal (10265 kJ) Verzehr. Das sind sogar weniger als die gewünschten 2500 (10500 kJ). Der *Proteinverbrauch* liegt in Höhe der Empfehlungen. Fast verdoppelt hat sich im Laufe von drei Jahrzehnten der *Eierverbrauch*. In ihrem Ernährungsbericht 1976 hatte die DGE wegen des hohen Cholesteringehaltes »eine Einschränkung des Verzehrs von Eiern« gefordert. Der Prozentsatz der *Fettkalorien* lag mit 36 % schon 1953/54 weit über der Empfehlung und ist seitdem noch weiter angestiegen. Rückläufig ist seit 1953/54 der *Margarineverbrauch*. Der Linolsäureverbrauch in Form von Margarine ist damit von 2,8 auf 2,0/1000 kcal (4200 kJ) zurückgegangen. Entgegen den Empfehlungen hat mit sinkendem Getreideverzehr der *Kohlenhydratverbrauch* abgenommen von 54 auf 48 % der Kalorien/Joule. Trotz intensiver Werbung ist auch der *Verbrauch von Brot,* insbesondere der Verzehr von Vollkornbrot, weiter abgesunken. Der *Zuckerverbrauch* hat zugenommen von rund 9 auf 12 % der Gesamtkalorien, der *Kochsalzverbrauch* abgenommen. Trotz Empfehlung der *Kartoffel* als Vitamin C-Spender ist der Verbrauch in knapp 1 ½ Jahrzehnten auf weniger als die Hälfte gesunken. Der *Obst- und Südfrüchteverbrauch* stieg kräftig an.

Die *Erfolge* von zwei Jahrzehnten Ernährungsberatung sind danach, alles in allem, *wenig ermutigend:* Entgegen der Beratung essen die Leute heute viel mehr Eier, viel

Tabelle XVII: Nahrungsmittel- und Nährstoffverbrauch in Deutschland und der Bundesrepublik

Nahrungsmittelverbrauch Kopf/Jahr/kg	1935/38	1953/54	1968/69	1976/77
Getreideerzeugnisse	110,5	94,5	68,5	64,2
Roggenmehl	47,0	26,9	15,3	14,7 (1972/73)
Kartoffeln	176,0	169,0	114,0	76,8
Gemüse	51,9	47,9	59,4	70,4
Obst/Südfrüchte	42,0	68,3	113,3	111,0
Zucker	25,5	24,1	32,6	34,4
Fett insgesamt	21,0	23,8	26,2	25,6
Margarine	6,1	12,4	8,9	8,9 (1972/73)
Butter	8,1	6,2	8,5	6,6
Eier	7,4	9,0	15,4	17,1
Fleisch insgesamt	52,8	43,4	74,1	84,9
Vollmilch	126,0	121,1	85,5	76,5
Käse	3,5	3,9	5,1	6,6
Salz	7,4	6,9	–	5,8
Nährstoffverbrauch (Kopf/Tag)				
Kalorien	3043	2891	2990	3180
Proteine, g (tier.)	84,8	76,4	81,5	89,0
	(42,5)	(40,3)	(52,2)	(57,5)
Kohlenhydrate, g	435,2	399,4	357,5	379,4
Fette, g	110,8	112,2	137,4	142,3
–% der Kalorien	36 %	36 %	46 %	41 %

(Statistisches Jahrbuch 1978, Wehland 1978, Wirths 1980)

mehr Fett und viel mehr Zucker, viel weniger Brot und weniger Kartoffeln. Selbst bei Trophologiestudenten mußte festgestellt werden, »daß Ernährungsberatung ... nur einen sehr begrenzten Einfluß hat« (*Lorger* 1979).

Trotz aller Ernährungsberatung sind auch die Anhänger *extremer Ernährungsformen* – Vegetarismus, Makrobiotik, Trennkost u.a. – nicht weniger geworden.

Der *Obst- und Südfrüchteverzehr* steigt, ebenso wie der Fleischverzehr in allen Ländern westlicher Kulturen mit *steigendem Wohlstand*. Er ist, so wenig wie der Rückgang des *Salzverbrauchs*, ein Erfolg gezielter Ernährungsberatung. Hoher Salzverbrauch war zu allen Zeiten und überall ein Zeichen von Armut und Verelendung.

Warum aber war die Ernährungsberatung so wenig erfolgreich – trotz des gewaltigen Aufwandes an Arbeitskräften und Mitteln? Die *Ärzte* wissen es schon lange, daß die landesübliche Ernährungsberatung wenig effektiv ist – bei den Kranken, und noch weniger bei den Gesunden. Am effektivsten ist sie bei jenen, die, stets ängstlich um ihre Gesundheit besorgt, einen großen Teil ihrer Zeit und ihrer Gedanken der Sorge um Essen und Verdauung widmen.

Betrübt stellte unlängst die Ernährungsberaterin *Brethauer* (1980) als Resumée ihrer Erfahrungen fest: »daß die Ernährungsberatung in der Praxis mehr Beachtung finden müßte«. Und selbst die DGE sah sich 1976 »vor der Notwendigkeit, der Frage nachzugehen, *welche psychischen und sozialen Schranken ihre verdienstvolle Tätigkeit so schwerwiegend behindern*«.

8.1.4 Thiaminunterernährung in Deutschland?

Zum festen Bestand der »amtlichen«, von der Deutschen Gesellschaft für Ernährung und dem Bundesministerium für Jugend, Familie und Gesundheit getragenen Ernährungsberatung gehört die These von der allgemeinen oder doch mindestens weit verbreiteten Thiamin (Vit. B_1)-Unterernährung. Die These kann als Beispiel gelten für analoge Thesen, die in Wort und Schrift unverändert seit Jahren wiederholt werden. Es mag deshalb gerechtfertigt sein, die spezielle Situation genauer zu betrachten. Dabei geht es also *nicht* um die Frage therapeutischer Effekte des Thiamins, sondern *allein* um die Frage der Versorgung der gesunden Menschen mit ihrer gewohnten Alltagskost.

8.1.4.1 Die Lehre von Thiaminmangel

Nach einer Aufstellung im *Ernährungsbericht 1980* lag der Thiaminverbrauch je Kopf und Tag in der Bundesrepublik 1973/74 bei 1,7 mg, 1978/79 bei 1,8 mg. Als Bedarf nennt die DGE 1,5 mg. Die Richtlinien, die der *Food Nutrition Board der USA* im Jahr 1980 empfahl, liegen für den 25–50jährigen Mann bei nur 1,4 mg, für die 25–50jährige Frau sogar bei nur 1,0 mg/Tag. Dazu der Ernährungsbericht: »Vor allem bei Jugendlichen und älteren Menschen muß die Deckung des Bedarfs an Thiamin jedoch sorgfältig beobachtet werden.«

Eine Journalistin beruft sich auf einen Professor für Ernährungsphysiologie: »Vor allem Jugendliche und alte Menschen nehmen nicht genügend Vitamin B_1 und B_6 auf, denn Kartoffeln und Vollkornbrot gelten nun mal nicht als attraktive Speisen, liefern aber beträchtliche Mengen dieser Nährstoffe. Schweinefleisch, das reichlich Vitamin B_1 und B_6 enthält, deckt trotz gestiegenem Verzehrs das Vitamindefizit nicht ... bemüht, einen Ausgleich für die Mangelernährung einzelner Gruppen der Bevölkerung zu finden, schlug *Kübler* vor, die beliebtesten Nahrungsmittel mit den jeweiligen Mangelsubstanzen anzureichern.« Der Vitaminmangel führt nämlich »zu typischen Störungen ... Langzeituntersuchungen an Freiwilligen lieferten erschreckende klinische und epidemiologische Daten« (*Furtmayr-Schuh* 1980).

Mit anderen Worten: Zur Strafe dafür, daß wir keine Kartoffeln und kein Vollkornbrot essen wollen, müssen wir uns täglich mit Produkten der chemischen Industrie ernähren.

8.1.4.2 Psychische Störungen als Folgen von Thiaminmangel?

Der Ernährungsbericht der DGE von 1980 sagt weiter: »In langfristigen Mangelversuchen an Freiwilligen konnten auch beim Menschen typische Störungen in den Frühstadien des Nährstoffmangels beobachtet werden ... Große Bedeutung ist Beobachtungen zuzumessen, die darauf schließen lassen, daß als *früheste Zeichen einer unzureichenden Versorgung mit einigen B-Vitaminen (Thiamin)* psychische Störungen auftreten. Durch psychologische Testreihen lassen sich diese Beeinträchtigungen genauer charakterisieren. Danach findet man im frühen Vitaminmangel zunehmende Konzentrations- und Merkstörungen, wenig später ein typisches Störungsbild, das als neurotische Trias (Depression, Hypochondrie, Hysterie) zusammengefaßt wird.«

Der Ernährungsbericht beruft sich bei dieser Darstellung einzig auf *eine* Arbeit von *Richter* (1979). *Richter* seinerseits verfügt offensichtlich über keine eigenen Erfahrungen, sondern beruft sich einzig auf *eine* im Jahre 1957 erschienene Arbeit von *Brožek* u.a., einem Mitarbeiter des Physiologen *A. Keys.* Auffällig immerhin, daß seit 23 Jahren keine neuen Beobachtungen dieser Art bekannt geworden sind!

Zu der von *Richter* referierten Arbeit von *Brožek* die Stellungnahme des hier zuständigen Psychiaters:

»Der Verfasser referiert eine Arbeit von *Brožek* aus dem Jahre 1957, durchgeführt an zehn jungen gesunden Männern. Danach kam es unter Thiamin-Entzug zu Veränderungen im MMPI und zwar in der sogenannten »neurotischen Trias«. Erneute Zufuhr von Thiamin machten diese Symptome rückgängig. Der entsprechende Passus bei *Richter* lautet: »Während der Entzugsphase konnten neben einer erheblichen Verschlechterung in den psychomotorischen Leistungen signifikante Veränderungen im MMPI festgestellt werden, und zwar in der sogenannten »*neurotischen Trias*« – Hypochondrie, Depression und Hysterie.

Diese Feststellung ist sachlich nicht haltbar, begrifflich unsauber und methodisch fragwürdig.

Zum Sachlichen: Der MMPI gehört zu den Persönlichkeitsfragebogen und umfaßt 566 Fragen. Die gewonnenen Antworten werden entlang zehn klinischer Skalen geordnet, deren Benennung sich im wesentlichen an den Kategorien des psychiatrischen Klassifikationssystems von *Kraepelin* orientiert. Zu diesen Skalen gehören auch die Hypochondrie, die Depression und die Hysterie. Es ist jedoch zu beachten, daß die Begriffe hier eine Summe von Items meinen, nicht aber Krankheitsbezeichnungen. Wenn bei einer Auswertung des MMPI die Faktoren Hypochondrie, Depression und Hysterie besonders hoch laden, so spricht man vereinbarungsgemäß von einem hohen Neurotizismuswert. Damit ist ein *Persönlichkeitsprofil* beschrieben, eine *klinische Diagnose* wird nicht gestellt.

Hypochondrie, Depression und Hysterie aber sind neurosenpsychologische diagnostische Kategorien, das heißt primär Aussagen zur *Ätiopathogenese* des Zustandsbildes, nicht zu dessen *Erscheinungsweise.* Der zitierte Passus erweckt deswegen zu Unrecht den Eindruck, die Autoren hätten unter den von ihnen gewählten Versuchsbedingungen das Auftreten neurotischer Störungen beobachtet. Diese Feststellung ist deswegen unrichtig, weil die Auswertung des MMPI lediglich etwas zum aktuellen Zustandsbild aussagt, nichts jedoch über dessen Pathogenese, und allein diese ist mit dem Begriff der Neurose angesprochen. Neurose, und damit auch Hypochondrie, Depression und Hysterie sind Bezeichnungen für seelische Behinderungen, die ihre Ursache vor allem in einer inneren, zum Teil unbewußten Konfliktsituation haben, deren Wurzeln in die biographische Frühzeit zurückreichen.

Zum *Begrifflichen:* Die Neurose ist per definitionem Ausdruck einer erlebnisreaktiven Prägung, die sich entwickelt auf dem Hintergrund einer vorgegebenen bio-psychosozialen Disposition. Das bedeutet, daß eine metabolisch bedingte Neurose ein Widerspruch in sich ist. Erlaubt wäre allenfalls die Feststellung, daß unter der Einwirkung bestimmter, definierbarer somatischer Noxen Verhaltensweisen gesehen werden, die in ähnlicher Gestalt bei den ganz anderen Entstehungsbedingungen gehorchenden Neurosen auch beobachtet werden können.

Zum *Methodischen:* Die Schlußfolgerungen, die *Richter* aus der Untersuchung *Brožeks* berichtet, bleiben irrelevant. Angesichts der grundsätzlichen Mehrfachdetermination einer jeden Neurose wäre zu erörtern, welche anderen Momente als der Thiaminmangel auf die Probanden einwirkten. Mögliche Faktoren, die für die Interpretation der an (zehn!) Probanden erhobenen Befunde wesentlich sind, werden nicht diskutiert. So wird auch nichts darüber ausgesagt, welchen Neurotizismus-Wert im MMPI die jungen Männer *vor* Versuchsbeginn aufwiesen. Es wird außerdem der hinlänglich bekannten Tatsache nicht Rechnung getragen, daß gerade die Dimensionen Hypochondrie, Hysterie und Depression von anderen Befindlichkeitsstörungen wie Ermüdung, Konzentrationsmangel usw. überlagert werden. Wie verändern sich diese unter Thiaminmangel? Und schließlich: Der MMPI differenziert nicht zwischen tatsächlichen physischen Beeinträchtigungen und seelischen Fehlhaltungen, das heißt auch reale Leib- oder Kopfschmerzen führen zu hohen Ladungen etwa auf der Hypochondrie- und Hysterieskala.« (*I. Glatzel,* 1980)

Ebenso wenig beweisend wie die Feststellungen von *Brožek* sind die Berichte über *psychische Veränderungen bei Kriegsgefangenen,* die als Folgen von Thiamin-Mangel gedeutet wurden. Die Situation der Gefangenen, nicht nur der Kriegsgefangenen, ist mit so vielen physischen und psychischen Belastungen verbunden, daß es reine Willkür wäre, aus der Vielzahl der möglichen pathogenen Faktoren einen einzigen herauszugreifen und als entscheidende Ursache des psycho-physischen Zustandsbildes zu deklarieren.

De Wardener und *Lennox* (1947) hatten in *japanischen Kriegsgefangenenlagern* die auffallend hohe Zahl von 52 Kranken mit der Diagnose *M. Wernicke* beobachtet und den Krankheitszustand – Apathie, Desorientiertheit, Ataxie, Angst, Depression – als Folge einer Thiamin-Unterernährung aufgefaßt. Sieht man zunächst von den neurologischen Symptomen ab – davon wird noch die Rede sein –, dann ist festzustellen: Dieselben abnormen psychischen Verhaltensweisen sind bei den deutschen Kriegsgefangenen in der Sowjetunion aufgetreten, bei denen der Gedanke, es könne sich um eine Folge von Thiamin-Unterernährung handeln, zu Recht nicht aufgetaucht ist (*Glatzel* 1954).

Gemeinsam waren den Kriegsgefangenen in Ostasien und Rußland die Härte des Lebens, die Entbehrungen aller Art, die physischen und psychischen Belastungen, die ständigen Gefahren für Leib und Leben. *In abnormen Situationen sind abnorme psychische Reaktionen normal (Frankl 1959, Paul 1959).* Hier ist jeder Versuch, einen von den vielen schädigenden Faktoren glaubhaft mit einem speziellen Schaden in ursächlichen Zusammenhang zu bringen von vornherein aussichtslos. Bei den Kranken von *de Wardener* und *Lennox* (1947) war auffallend, daß sich mit Thiamin in erstaunlich kurzer Zeit die abnormen psychischen Verhaltensweisen völlig beseitigen ließen, sogar mit kleinsten Dosen (wenigen Milligrammen), und daß eine Besserung des Zustandes schon ein bis zwei Stunden nach parenteraler Thiamin-Gabe oder fünf bis sechs Stunden nach peroraler Gabe einsetzte (*Dreyfus* 1979).

Von *psychischen Auffälligkeiten bei experimenteller Thiamin-Unterernährung* haben *Horwitt* u.a. (1948) berichtet. Sie sahen Appetitlosigkeit, Nachlassen von Aufmerksamkeit und Interesse, Bewegungs- und Antriebsarmut, paranoide Vorstellungen und Erregungszustände. Ähnliches sahen *Keys* u.a. 1945 schon 8–14 Tage nach Umstellung auf Thiamin-arme Ernährung, sah *Joslin* 1939 nach 14 Tagen: Appetitlosigkeit, Mattigkeit, allgemeine Schwäche, Herzklopfen und Präkordialschmerzen, Depression, Hypochondrie, Apathie. Wie bei den Kriegsgefangenen waren es bei den Versuchspersonen wenig charakteristische psychische Auffälligkeiten, die – und das erscheint bemerkenswert – schon 8–14 Tage nach der Umstellung auf Thiamin-arme Kost in Erscheinung traten, zu einem Zeitpunkt also, da im Urin noch Thiamin ausgeschieden wurde und *von Thiamin-Verarmung des Organismus nicht gesprochen werden konnte.*

Die Situation geklärt haben dann Beobachtungen von *Wang* und *Yudkin* (1940) und *Droese* (1948).

In den Versuchen von *Wang* und *Yudkin* (1940) mit thiaminarmer Ernährung machten sich bei allen Versuchspersonen Anorexie, Mattigkeit und Schwäche bemerkbar. Diese Symptome bestanden während der ganzen Periode der Versuchskost – selbst dann, wenn *ohne* Wissen der Versuchspersonen täglich bis zu 1,8 mg Thiamin zugelegt wurden. Sie »verschwanden innerhalb von ein bis zwei Tagen, wenn wieder eine Normalkost verabreicht wurde, die *weniger* als 1,8 mg Aneurin enthielt. Es ist daher klar, daß die *Symptome nicht auf Aneurinmangel beruhten,* obwohl wir im Augenblick nicht in der Lage sind, ihr Auftreten zu erklären.« *Wang* und *Yudkin* wiesen daraufhin, daß in den Thiamin-Mangel-Versuchen von *Jolliffe* u.a., in denen »Mangelsymptome« schon nach vier Tagen festgestellt wurden, der Thiamingehalt der Kost zwischen 0,75 und 1,0 mg je Tag lag, die »Mangelkost« in Wahrheit also gar *keine Mangelkost* war!

In einer Doppel-Blind-Studie von *Wood* u.a. (1980) bekamen 19 Studenten vier bis fünf Wochen lang eine Kost mit 500 mg Thiamin und eine Kapsel, die entweder 5 mg Thiamin enthielt oder eine Placebo. Die *Thiaminverarmung,* objektiv erwiesen durch geringe Thiaminausscheidung im Urin, sinkende Erythrozyten-Transketolase-Aktivität und steigenden Thiamin-Pyrophosphat-Effekt »*hatte keinen nachweisbaren Gesundheitsschaden* zur Folge, beurteilt nach dem subjektiven Empfinden, physikalischen Befunden, psychologischen Tests, Nervenleitung und Leistungsfähigkeit.«

Droese (1948) schreibt in diesem Zusammenhang: »Nach unseren Beobachtungen an Versuchspersonen, die nahezu Vitamin-B_1-frei ernährt wurden, sind die in der Literatur beschriebenen Erscheinungen *nicht ohne weiteres als Zeichen einer B_1-Verarmung anzusehen,* da sie ... auf Zusatz von großen Mengen synthetischen Vitamins B_1 nicht verschwinden. Die Klagen bessern sich rasch, wenn man die Versuchspersonen von der auch bei Anwendung aller küchentechnischen Geschicklichkeit auf die Dauer eintönigen und wenig appetitanregenden Kost auf eine Gemischtkost umsetzt, selbst wenn diese weniger B_1 enthält als die mit B_1 versetzte Versuchsnahrung«.

Psychische Störungen, die als charakteristisch gelten für unzureichende Versorgung mit Thiamin, treten also auch dann auf, wenn der Proband glaubt, Thiamin-unterernährt zu sein, in Wahrheit aber ausreichend versorgt ist und sie verschwinden, wenn der Proband glaubt, ausreichend mit Thiamin versorgt zu werden, obwohl er nach wie vor gleich wenig Thiamin zu sich nimmt.

Damit bekommen die Beobachtungen von *de Wardener* und *Lennox,* von *Horwitt, Jolliffe* und *Keys* einen neuen Aspekt. Die *abnormen psychischen Verhaltensweisen,* die die Versuchspersonen darboten, waren nicht die Folge einer Thiamin-Unterernährung, sondern die Folgen der mit der Unterernährung einhergehenden *abnormen Situation:* der Situation der Kriegsgefangenen, der (in grundsätzlicher gleicher Weise aber abgeschwächter Intensität) die Situation der Versuchsperson im Labor ähnlich ist.

Eine Bestätigung dieser Erkenntnisse kommt noch von anderer Seite: Genau *dieselben psychischen Störungen* sieht man *im Stoffwechsellabor* bei langfristig extrem kochsalzarmer, extrem fettarmer oder extrem fettreicher Ernährung (*Glatzel* 1963).

Die *Situation,* in die sich der gesunde Mensch *während eines langfristigen Ernährungsversuches* versetzt sieht, unterscheidet sich von der gewohnten Alltagssituation in zweifacher Hinsicht: Es ist einmal die mit der Versuchssituation untrennbar verknüpfte Akzentuierung von vegetativen Funktionsabläufen, die normalerweise wenig beachtet, vielleicht überhaupt kaum bewußt erlebt werden, und es ist zum anderen der Zwang, d.h. die Einschränkung der Möglichkeiten, nach eigenem Ermessen den Tageslauf zu gestalten. Der Mensch im Ernährungsversuch erwartet von vornherein, daß psychische oder physische Veränderungen auftreten werden: Er wird immer wieder ermahnt, auf sich zu achten – er wird zum Hypochonder und Neurotiker erzogen. In allen seinen Lebensäußerungen wird er unablässig von anderen beobachtet. Er verliert auf diese Weise die naive Lust am Essen; er verliert seine Unbefangenheit.

Wenn sich die Aufmerksamkeit nicht allein auf die mit Nahrung und Ernährung zusammenhängenden Funktionen richtet, können auch Funktionsabläufe anderer Bereiche als abnorm und störend empfunden werden, unabhängig davon, ob sie tatsächlich gestört sind oder lediglich als störend erlebt werden. Aus dieser Sicht versteht sich die Vielfalt psychischer und physischer Symptome bei langfristigen Ernährungsversuchen aller Art: Mattigkeit, Lustlosigkeit und Apathie, Anorexie, Konzentrationsschwäche, Hypochondrie und Schwindel, Paraesthesien, Kopfschmerzen und Reflexstörungen, stenokardische Beschwerden, Extrasystolen, Blutdruckschwankungen, Reizbarkeit, Aufsässigkeit, affektive Primitivreaktionen.

8.1.4.3. Neurologische Störungen infolge Thiamin-Mangels

Viele Jahre lang galt die Neuritis als *das* spezifische Symptom von Thiamin-Mangel. Man hat das Thiamin deshalb auch Aneurin genannt. Unzählige Kranke wurden und werden mit Thiamin behandelt, weil aufgrund experimenteller Beobachtungen von *Eijkman* (1897) in Lehrbüchern und Beipackzetteln der pharmazeutischen Industrie als Indikationen Neuritiden und Neuralgien genannt sind.

Nachdem sich herausgestellt hat, daß als Folge von Thiaminmangel *keine* Neuritiden entstehen, wurden die neurologischen Symptome, die man bei Menschen feststellte, die nach ihrer Ernährungsanamnese oder den Ergebnissen biochemischer Analysen als thiaminunterernährt galten, nunmehr als *Polyneuropathie* bezeichnet.

»Pathie«-Diagnosen stehen in der Medizin in schlechtem Ruf. Entsprechend Neuropathie könnte man von Gastropathie und Pulmopathie sprechen, wobei Gastropathie sowohl Magen-Karzinom wie Ulkus und Alkoholgastritis, Pulmopathie sowohl Tuberkulose wie Pneumonie und Bronchialkarzinom bedeuten kann. Die Diagnose Pathie ist bequem, weil sie differentialdiagnostisches Nachdenken erspart. Sie ist gefährlich, weil sie rationelle Therapie verhindert.

»*Die Polyneuropathie durch Mangel an Thiamin* oder anderen B-Vitaminen ist gekennzeichnet durch fortschreitende Schwäche und Muskelschwund. Sie betrifft symmetrisch die Beine, ausgedehnter als die Arme und die distalen Muskeln mehr als die proximalen. Motorische Symptome und sensorische Erscheinungen treten gewöhnlich gleichzeitig auf. Der Kranke kann über Schmerzen klagen, über Kälte- und Hitzegefühl, Unempfindlichkeit, Taubheit, Prickeln, Überempfindlichkeit (*Dreyfus* 1979). Die periphere Neuropathie kann bedingt sein durch Mangel an einem oder mehreren B-Vitaminen gleichzeitig« (*Dreyfus* 1979). Sie ist demnach *kein spezifisches Thiaminmangel-Syndrom*.

Die beiden Krankheitszustände, die mit den Zeichen von Polyneuropathie einhergehen und deshalb als Thiamin-Mangelkrankheiten gelten, sind die Pseudoenzephalitis haemorrhagica superior, der *Morbus Wernicke*, und die *Beri-Beri*.

Zu den Kardinalsymptomen des *Morbus Wernicke* gehören »Augenmotilitätsstörungen und eine Vigilanzstörung mit auffälliger Schläfrigkeit und Dösigkeit. Diese Symptome kommen bei anderen auf den Alkoholabusus zu beziehenden neurologischen Erkrankungen nicht vor und ermöglichen daher eine Differentialdiagnose. Andere fakultativ auftretenden Symptome wie zerebellare Ataxie, *Korsakoff*-Syndrom und Polyneuropathien, sind nicht spezifisch für *Morbus Wernicke* ... Hauptursache des *Morbus Wernicke* ist der chronische Alkoholismus. Er kann jedoch auch durch schwere Mangelernährung, gastroenterologische Störungen und Leberzirrhose ausgelöst werden. Die Therapie der Wahl ist die hochdosierte Vitamin-B_1-Zufuhr ... Unter dieser Therapie kann es sogar zu völliger Ausheilung der Symptome kommen« (*Neundörfer* 1980).

Der anscheinend spezifische therapeutische Effekt des Thiamin spricht für ungenügende Thiaminversorgung als pathogenetische Wurzel des Zustandes. Die Polyneuropathie tritt hier als Folge von Störungen des Thiaminmetabolismus auch dann auf, wenn die Nahrung *ausreichende* Thiaminmengen enthält. Bei dem *Morbus Wernicke* handelt es sich demnach primär nicht um exogenen Thiaminmangel, sondern um eine *Störung des Thiaminmetabolismus*, derzufolge das mit der Nahrung aufgenommene Vitamin nicht in normaler Weise metabolisiert wird und darum dem Organismus nicht in ausreichender Menge oder verwertbarer Form zur Verfügung steht.

Hauptsymptom der *Beri-Beri* ist die sensomotorische Polyneuropathie, die an den distalen Enden der unteren Extremitäten beginnt. »Trotz umfangreichen Wissens von Thiamin und dem Nervensystem weiß man sehr wenig von den grundlegenden histopathologischen, biochemischen und physiologischen Mechanismen, die den neurologischen Manifestationen zugrunde liegen« (*Dreyfus* 1979). Als gesichert kann gelten, daß diese Form von Neuropathie nur in Situationen von schwerster Thiaminunterernährung auftritt. Eine differentialdiagnostisch klare Abgrenzung gegenüber funktionell-psychogenen Symptomen, »neurasthenischen Beschwerden« (*Neundörfer* 1980) und Leistungsabfall, Konzentrationsschwäche usw. ist kaum möglich. Wo Beri-Beri-Erkrankungen auftreten – in Kriegsgefangenenlagern, Gefängnissen, in Notsituationen der Gesamtbevölkerung – herrscht nicht allein Thiamin-Unterernährung, nicht allein Mangel auch an Nahrungsenergie, Proteinen, Elementarnährstoffen und anderen Vitaminen. Die psychischen Belastungen wiegen oft schwerer als die Ernährungsmängel (*Frankl* 1959, *Paul* 1959). Viele Korrelationen lassen sich hier feststellen, die Fragen, nach kausalen Zusammenhängen aber nicht schlüssig beantworten. Wie so mancher andere Krankheitszustand gehört die Beri-Beri zu denen, »die wir ohne sichere Grundlage mit Vitaminen behandeln« (*Schimrigk* 1980).

Wenn kürzlich ein Psychiater meinte: »*Spezifische Psychosen* des A-, B- oder E-Mangels gibt es nicht, genau so wenig wie einen Mangel einzelner B-Vitamine« (*Werner* 1980), dann kann man dem hinzufügen: *Spezifische Neuropathien* dieser Ätiologie gibt es auch nicht.

8.1.5 Die Problematik der Ernährungsberatung

Geht man dieser Problematik nach und stellt man gleichzeitig fest, daß sich an der Tatsache der Erfolglosigkeit jener »verdienstvollen Tätigkeit« auch in den vergangenen vier Jahren nichts geändert hat, dann zeigt sich, daß die DGE solche *Schranken selbst aufgerichtet* hat.

So stellt die DGE – erste Schranke – auf der Grundlage biochemisch ermittelter Zahlen die »*wünschenswerte Höhe*« der Nährstoffzufuhr fest. Offiziell werden diese Zahlen als *Richt*werte deklariert, in der Praxis aber als *Mindest*werte gehandhabt. Haben die Ratsuchenden erst gemerkt, daß sie gesund, fröhlich und leistungsfähig auch dann sein können, wenn sie nach der Vorschrift zu wenig oder zu viel essen, dann ist das Vertrauen in die Beratung erschüttert. Die Ärzte wissen, daß sich klinische Mangelerscheinungen und aus biochemischen Zahlenwerten erschlossene Mangelzustände keineswegs immer decken. Für den Ratsuchenden und damit auch für den Arzt ist allein interessant, ob irgendeine *Funktion* gestört und dadurch das Befinden beeinträchtigt ist, nicht aber, ob irgendein biochemischer *Sollwert* erreicht ist.

Zweite Schranke: Eine Ernährungsberatung, die *traditionell bewährte Essensgewohnheiten* bekämpft, weil ihr Nährstoffgehalt die »wünschenswerte Höhe« der biochemischen Richtwerte nicht erreicht – eine solche Ernährungsberatung macht sich unglaubwürdig, schon gar in einer Zeit, da die Werte der wissenschaftlichen Zivilisation ohnehin in Frage gestellt werden.

Dritte Schranke: Die heute übliche Ernährungsberatung macht sich unglaubwürdig, weil für sie *Ernährung* gleichbedeutend ist mit *Nährstoffversorgung.* Daß Essen für alle Lebewesen eine legitime Quelle der Lust und Freude ist, daß die Nahrungswahl infolgedessen bestimmt wird nicht allein durch Hunger und spezielle angeborene und erworbene Verhaltensmuster, sondern auch durch das *Verlangen nach Lust und Freude* – davon weiß unsere landesübliche Ernährungsberatung so gut wie nichts zu sagen. Die bundesdeutsche Ernährungsberatung weiß nicht, was die Engländer schon lange wissen: Needs *and* Wants (*Yudkin* 1978) lenken die Nahrungsaufnahme des unbefangenen, d.h. nicht ernährungsberatenen Menschen. Lust am Essen ist für die amtlichen Ernährungsberater bei ihrer »verdienstvollen Tätigkeit« eine verdächtig – unsolide Regung: Lust steht dicht bei Laster und wenn es Menschen gibt, die nach Herzenslust und mit Genuß essen, was ihnen schmeckt, dabei gesund, fröhlich und leistungsfähig sind, dann kann das gar nicht mit rechten Dingen zugehen, »denn, so schließt er messerscharf: Nicht sein kann, was nicht sein darf«.

Die DGE kann es deshalb nur mißbilligend zur Kenntnis nehmen, daß sich in gegebener Situation 46 % der Befragten für eine attraktive Mahlzeit entscheiden, nur 26 % aber für eine »gesunde« (Ernährungsbericht 1980).

Vierte Schranke: Die DGE hat sich eine vierte Schranke selbst aufgerichtet, indem sie versucht, ihren Ratschlägen dadurch Gewicht zu verleihen, daß sie mit *schreckenerregenden Drohungen* die Sünder zu bekehren sucht. 70 % aller Bundesbürger seien falsch ernährt, 32 Millionen Bundesbürger haben sich krank gegessen, meldet die Tagespresse, ohne Zusätze von Vitaminen ist die Kost vieler Bundesbürger eine Mangelkost (*Kuhnau* 1980) und was dergleichen unbewiesene Behauptungen mehr sind. Von 168 Patienten einer internistischen Krankenhausabteilung waren 51,2 % unterernährt, 26,2 % marasmuskrank – nach Meinung des Krankenhausarztes. Er hat diese Patienten »genau untersucht« (*Gofferje* 1979). Es dürfte weniger an den Patienten dieser bayerischen Kleinstadt gelegen haben, daß mehr als die Hälfte unterernährt war, als an den Maßstäben, nach denen ihr Arzt sie beurteilt hat.

Hat die Ernährungsberatung keine Experten, die ihr sagen, daß man sich mit massiven Übertreibungen lächerlich und unglaubwürdig macht und das Gegenteil des erstrebten Zieles erreicht? Nicht nur in den USA regt sich heute der Widerwillen gegen die allgegenwärtige primitiv-massive Werbung.

Fünfte Schranke. Die Ernährungsberater haben noch nicht erkannt, daß *Witz und Spott* ungleich wirksamer sein können, als betulich todernste Belehrung. Witz und Spott erregen die Aufmerksamkeit auch jenes Lesers, der sachlich einwandfreie, aber langatmige Texte mit gut gemeinten Illustrationen nach den ersten drei Sätzen aus der Hand legt. Die Werbetexter der Wirtschaft wissen das schon lange (Beispiel Abb. 7).

Die Ärzte wissen, daß sich Kranke trotz aller Versprechungen auf die Dauer kaum oder gar *nicht an Ernährungsvorschriften* halten – und Gesunde noch viel weniger. Aufklärung in der Form, wie sie heute allenthalben gehandhabt wird, bewirkt, wenn überhaupt, nur wenige Verhaltensänderungen.

Dazu kommt, daß sich die Ernährungsberatung selbst unglaubwürdig macht, wenn sie gesunden Leuten einreden will, 70 % von ihnen ernährten sich falsch, 32 Millionen Bundesbürger hätten sich krank gegessen, viele Menschen brauchten Vitaminzusätze zu ihrer gewohnten Kost und andere Abenteuerlichkeiten.

Der Psychologe *Pudel* (1979) meint, der Grund für die enttäuschende Effektivität liege darin, daß die Ernährungsberatung reine Informationsvermittlung sei; sie müsse durch *neue Strategien* ergänzt werden.

Eine neue Strategie haben die Soziologen *Neuloh und Teuteberg* 1979 entworfen. Sie sprechen davon, daß »die gesundheitsfördernden *Vorstellungen der Ernährungswissenschaft*« der Allgemeinheit wenig Eindruck machen. So überzeugt sind die soziologischen Autoren von ihren Vorstellungen, daß sie gar nicht auf den Gedanken kommen, sich zu fragen, *warum* die Reden der Ernährungsberater den Leuten so wenig Eindruck machen. Ist es nicht vielleicht biologisch höchst sinnvoll, daß sie so »innovationsfeindlich« sind? Die Soziologen nennen es »kognitive Diskrepanz«, wenn man sich über ihre Vorschriften hinwegsetzt. Trotz aller »gesundheitsfördernder Vorstellungen der Ernährungswissenschaft« fühlen sich also die Menschen bei ihrer gewohnten Essensweise offensichtlich gesund und leistungsfähig und fröhlich. Die heute 70jährigen sehen aus wie ihre Großväter mit 50 und die körperliche und geistige Leistungsfähigkeit der »Menschen im Wohlstand« übertrifft bei weitem die Leistungsfähigkeit der knapp Ernährten. An Infektionskrankheiten stirbt in der Bundesrepublik Deutschland kaum noch jemand und die aus pädagogischer Lust erfundenen »ernährungsabhängigen Krankheiten« – als ob nicht das ganze Leben ernährungsabhängig wäre – machen nur den allzeit Ängstlichen einigen Eindruck.

Das Buch *»Ernährungsverhalten im Wohlstand«* ist ein Beispiel dafür, was entsteht, wenn sich Autoren, denen medizinisches Wissen und Denken fremd ist, zu medizinischen Themen äußern. Die Richtwerte für die Nährstoffversorgung, die keineswegs übereinstimmend in vielen Ländern aufgestellt wurden, sind ihnen so etwas wie Naturgesetz. Die Fragwürdigkeit derartiger Feststellungen bleibt unerwähnt. Für die soziologischen Autoren ist Essen gleichbedeutend mit Nährstoffaufnahme. Sie wollen deshalb die Gestaltung seines Essens nicht den »Entscheidungen des einzelnen« überlassen. Mit anderen Worten: Es muß von Staat oder Partei vorgeschrieben werden, was ein jeder essen darf und essen muß. Der »große Bruder« von *Orwells*, »1984« läßt grüßen. Wer »seine persönlichen Freiheitsrechte gar durch eine staatliche Ernährungsschnüffelei gefährdet glaubt, übersieht geflissentlich, daß durch das kollektive Fehlverhalten . . . die Freiheit und der Geldbeutel längst tangiert werden.«

Das heutige Leben stellt hohe Anforderungen an Konzentrationsfähigkeit, Reaktionsgeschwindigkeit, geistige Beweglichkeit und Phantasie. Lange Essens- und Verdauungspausen gibt es nur noch für wenige. Diese Anforderungen lassen sich mit einer proteinreichen, volumensarmen, anregend-belebenden Kost optimal erfüllen, mit anderen Worten: mit einer fleisch-, käse-, eier-, fett-, duft- und schmeckstoffreichen und gleichzeitig getreide- und kartoffelarmen Kost. Das Bedürfnis nach Gewürzen und Würzstoffen findet hier eine physiologische Erklärung.

Für die Ernährungsberatung, die nur Bedarf kennt und nicht Bedürfnis – *nur* needs und nicht wants (*Yudkin* 1978), – sind die Duft- und Schmeckstoffe Nahrungsbestandteile, die sie wohl gelegentlich erwähnen, mit denen sie aber nichts Rechtes anzufangen weiß.

Der *Trend des heutigen Nahrungsmittelverzehrs entspricht den heutigen Lebensbedingungen,* der Trend aber, den die Ernährungsberatung zu realisieren versucht, widerspricht diesen Bedingungen.

Ein Grund für die enttäuschenden Erfolge der Ernährungsberatung liegt also in der *Fragwürdigkeit mancher Thesen,* die sie zu realisieren versucht. Es stimmt beispielsweise nicht, daß wir ohne Vollkornbrot von Thiaminmangelschäden und Stuhlverstopfung und ohne Kartoffeln von Ascorbinsäuremangelschäden bedroht sind. Niemand hat bisher bewiesen, daß der erwachsene Mensch auf linolsäurehaltige Nahrung bedacht sein muß und linolsäurereiche Kost vor Herzinfarkt schützt. Zucker ist nur dann schädlich, wenn er in klebrigem Zustand an den Zähnen haftet. Zwei Eier und mehr am Tag erhöhen nicht das Blutcholesterinniveau (*Kummerow* 1977) – ganz abgesehen davon, daß eine solche Erhöhung belanglos wäre.

Ernährungsberatung ist ein Dienstleistungsberuf. Die Zunahme der Dienstleistungsberufe ist ein vieldiskutiertes Phänomen unserer Zeit. *Schelsky* (1978) hat die »Selbständigen« und die von den Angehörigen der Dienstleistungsberufe erfaßten »Betreuten« als zwei soziale Grundverhaltensnormen definiert und meint, notwendig sei »vor allem die Aufklärung über die verborgene Herrschaftsgier der Betreuer.«

Noch schärfer hat es *Illich* (1979) ausgedrückt, wenn er von der »Entmündigung durch Experten« spricht. »In jedem Bereich, wo überhaupt menschliche Bedürfnisse ersonnen werden können, erheben diese entmündigenden Spezialistenzünfte den Anspruch, allein und ausschließlich dem Wohl der Allgemeinheit zu dienen ... Die professionellen Händler mit Gesundheit, Wohlfahrt, Erziehung und Seelenruhe haben fast 25 Jahre gebraucht, um ihre Kontrolle darüber zu errichten, wer was warum bekommt ... Aber ohne daß sie es wahrnehmen, schwindet ihre Glaubwürdigkeit.« »Geschäft mit der Angst« und »Zweckpessimismus« sind Begriffe, die hier am Horizont auftauchen.

8.2 Die Werbetexter

8.2.1 Lebensmittel- und Nährstoffproduzenten

Wer Waren produziert, will sie verkaufen – möglichst viel und mit möglichst hohem Gewinn. Dafür zu werben, ist sein gutes Recht. Auch die Produzenten von Lebensmitteln und Nährstoffen: Landwirtschaft, Lebensmittelindustrie und pharmazeutische Industrie werben mit dem Nährwert und dem Nährstoffreichtum ihrer Produkte und den speziellen Wirkungen ihrer Produkte auf Gesundheit, Leistungsfähigkeit und Fröhlichkeit, gegen Beschwerden und Krankheiten. Kritisch ist bei alledem die Frage, *wieweit die Werbung, die »Öffentlichkeitsarbeit« gehen darf, ohne beim Konsumenten unbegründete oder gar falsche Erwartungen zu erwecken.* Die Frage zielt vornehmlich auf die Produkte der diätetischen Lebensmittelindustrie und pharmazeutischen Industrie.

Die Produkte der *Landwirtschaft*: Getreide und Kartoffeln, Milch, Fleisch und Eier, Gemüse und Obst, brauchen nicht so intensiv werbend empfohlen zu werden, weil jedermann weiß, wie sie schmecken, wie sie den Hunger stillen, wie man sich danach fühlt. Die Werbung kann sich hier darauf beschränken, bekanntes Wissen und bekannte Erfahrungen ins Gedächtnis zu rufen. In der Bundesrepublik haben diese Aufgaben spezielle Wirtschaftsverbände übernommen: Verband der Deutschen Milchwirtschaft, Zentrale Marketing Gesellschaft der deutschen Landwirtschaft (CMA) u.a.

In der *Lebensmittelindustrie* ist die Vielfalt der Produkte größer als in der Landwirtschaft. Die Werbung muß deshalb die Eigenschaft des speziellen Produktes hervorheben, die es in seiner stofflichen Zusammensetzung von gleichartigen Produkten anderer Produzenten unterscheidet.

In besonderem Maße gilt das für die *diätetische Lebensmittelindustrie,* deren Produkte gezielt auf den speziellen Kranken, Anfälligen oder unzureichend ernährten Menschen ausgerichtet sind: auf den Menschen, der einer von der allgemeinen Kost abweichenden Kost, einer speziellen »Diät« bedarf. Das besagt, daß die Bezeichnung »diätetisches Lebensmittel« stets vervollständigt werden muß durch genaue Angaben darüber, für welchen Zweck und für welche Menschen es gedacht ist.

Diätetische Lebensmittel sind lt. Bundesverband der diätetischen Lebensmittelindustrie 1980: »Lebensmittel für eine besondere Ernährung und eine kontrollierte Nahrungsaufnahme in der Ernährung und in der Ernährungstherapie«. Die in der Bundesrepublik handelsüblichen diätetischen Lebensmittel sind zusammengestellt in der vom *Bundesverband der diätetischen Lebensmittelindustrie* herausgegebenen und von einem »wissenschaftlichen Beirat« dieses Verbandes überprüften »*Grünen Liste«.* Ein Verband von Ärzten, der *Hartmannbund* (1980) hat die Verteilung der letzten Auflage dieser Liste übernommen. »Die hier aufgeführten Produkte können in bezug auf ihren Verwendungszweck nach dem derzeitigen Stand als wissenschaftlich hinreichend gesichert« angesehen werden. Soll diese Feststellung einen Sinn haben, dann muß der Produzent jedes diätetischen Lebensmittels dieser Liste unzweideutig und sachlich richtig angeben, inwiefern sein Produkt bei Gesunden oder Kranken prophylaktisch oder therapeutisch wirksam sein kann.

Die in der »Grünen Liste« zusammengestellten Produkte für die »Allgemeinpraxis« – ein zweites Verzeichnis führt die Produkte der »Kinderpraxis« auf – sind verzeichnet 1. nach der *Zusammensetzung (S. 50 bis 64) und 2. nach den Indikationen* (S. 66 bis 79).

Zu 1: Eiweißreich, eiweißarm, stickstofffrei, fett- und lipoidreich, fett- und lipoidarm, -modifiziert, kohlenhydratreich, kohlenhydratarm, ballaststoffreich, ballaststofffrei, kalorienreich, kalorienarm -reduziert, -frei, vitaminreich, mineralstoffreich, mineralstoffarm/elektrolytarm, natriumarm, purinarm, glutenfrei, bedarfsdeckende »Formula«diäten, Nähr- und Wirkstoffgemische, Süßstoffe, Zuckeraustauschstoffe, Würzstoffe, alkoholhaltige Getränke, Mineralwasser, Kaffee, Fertignahrung für Senioren, Süßwaren.

Zu 2: Angeborene Störungen des Stoffwechsels, Hyperurikämie/Gicht, Harnsteine, Diabetes mellitus, Hyperlipoproteinämien und ihre Folgekrankheiten, Allergien, glutensitive Enteropathien, Disaccharidasemangel, chronische entzündliche Darmerkrankungen, prä- und postoperative Behandlung bei Operationen des Darmes, Leberinsuffizienz, portaler Hochdruck mit Aszites, Maldigestion, Malabsorption, Obstipation, Divertikulose, Niereninsuffizienz, krankhafte Wasserretention, Bluthochdruck, Adipositas, Unterernährung und Störungen der Nahrungsaufnahme, chronische Pankreatitis, Vitamin- und Mineralstoffmangel, Rekonvaleszens, Aufbau, Schwangerschaft, Stillperiode, Hochleistung, Seniorenkost.

Art der Darstellung von *Zusammensetzung und Indikationen der Produkte zeigen beispielhaft (um eine gezielte Auswahl zu vermeiden) die beiden ersten und das letzte Produkt des Präparatverzeichnisses (S. 97 und S. 262).*

ABC »Bahlsen« Zusammensetzung, Russisch Brot, Buchstabengebäck ohne Fettzusatz hergestellt, natriumarm, 100 g enthalten 6 g Eiweiß, 1 g Fett (aus Mehl), 90 g Kohlenhydrate, mindestens 45 mg Natrium, 55 mg Chlor, 1670 kJ, 400 kcal. Indikationen: Natriumarme und fettarme Kostformen, Bluthochdruck, krankhafte Wasserretention. Dosierung: Nach Bedarf bzw. nach Angaben des Arztes. Packung 100 g. Bezugsquelle: In einschlägigen Geschäften. *Acerola plus Vitamin C-Taler.* Zusammensetzung: Fruchtkonzentrate und -extrakt mit hohem Vitamin C-Gehalt (Acerola, Hagebutten, Himbeeren, schwarze Johannisbeeren, grüner Pfeffer, Zitronen-Bioflavonoid-Komplex). Ein Taler enthält 500 mg Vitamin C natürlicher Herkunft und 44,2 kJ 10,4 kcal. 100 g = 80 g Kohlenhydrate = 1360 kJ, 320 kcal. Indikationen: Vitamin-C-Mangelerscheinungen. Dosierung bei Bedarf bis zu 2 Taler täglich lutschen. OP Inhalt zehn Stück. – *Wiechert-Gesundkost,* gluten- und weitgehend eiweißfreie Teigwaren. Sorten: Spaghetti, Makkaroni, Muscheln, Suppennudeln, Sternchen-Krönchen-Suppennudeln. Zusammensetzung: Weizenstärke, Wasser, Carotin, 100 g Produkt 0,68 g Eiweiß (17 mg Phenylalanin) 0,30 g Fett, 86,25 g Kohlenhydrate, 12,53 g Wasser, Mineralien (0,24 g) 10 mg Natrium, 20 mg Kalium, 1482 kJ, 354 kcal natrium- und kaliumarm, phenylalaninarm, lactosefrei. Indikationen: Cöliakie, Sprue, Phenylketonurie und sonstige Störungen im Stoffwechsel einer Aminosäure, Nierenerkrankungen, Eiweißallergien, Allergien unklarer Genese. Zubereitung: Kochanweisung auf der Packung. Karton (20 Packungen á 500 g), Spaghetti (Karton = 20 Packungen á 250 g) Packung 500 g. Pakkung Spaghetti 250 g. – Das vorletzte Präparat der Liste: *Wiechert – Gesundkost Fertigmehl glutenfrei* ist in Zusammensetzung und Indikation dem letzten Präparat sehr ähnlich.

An der Versorgung diätbedürftiger Kranker beteiligt sich auch die *pharmazeutische Industrie.* Am Beispiel der Vitaminpräparate läßt sich die Situation veranschaulichen. Im diätetischen Segment der pharmazeutischen Industrie nehmen die *Vitaminpräpara-*

8. Ernährungsberater und Werbetexter

te den breitesten Raum ein. So enthält die »*Rote Liste*« von 1974 des *Bundesverbandes der pharmazeutischen Industrie* viele Präparate dieser Art: Vitamin A: sechs verschiedene Präparate, Vitamin A + E 2, Vitamin B₁ 8, Vitamin B₂ 1, Vitamin B₆ 5, Vitamin B-Kombinationen 32, Vitamin C 17, Vitamin C-Kombinationen 2, Vitamin D 13, Vitamin A + D 4, Vitamin E 4, Multivitaminpräparate ohne andere Stoffe 25, Multivitaminpräparate mit Mineralstoffen 30 (Eisen, Mangan, Kobalt, Kupfer, Calcium, Kalium, Magnesium, Mangan, Zink), Vitaminpräparate mit anderen Stoffen 30 (Dextrose, Linolsäure, Coffein, Honig, Glutaminsäure, Lävulose, Lecithin).

Als *Indikationen für Vitaminpräparate* außer eindeutigen spezifischen Vitaminmangelkrankheiten werden genannt für *Vitamin A*: Ulcus ventriculi und duodeni, An- und Subacidität, *Vitamin A + E*: Prophylaxe und Therapie von Funktionsstörungen und degenerativen Veränderungen im Bereich der Gewebe mesodermaler Herkunft, männliche Funktionsstörungen; *Vitamin B₁*: Neuritiden, Myalgien, Neuralgien, Parästhesien, rheumatisches Fieber, allgemeine Müdigkeit und Erschöpfung, Obstipation und Magenatonie, Alkoholabusus, Migräne. *Vitamin B₆*: Schwindelzustände, Reisekrankheit, Schwangerschaftserbrechen; *Vitamin C*: Frühjahrsmüdigkeit, Infektabwehr, Schnupfen, Zahnfleischentzündung, Paradentose, verzögerte Wundheilung, Blutungsneigung, Ermüdung, Schwäche- und Erschöpfungszustände, Steigerung der Leistungsfähigkeit in Beruf und beim Sport. »Für gezielte Abwehr bei Ansteckungsgefahr, besonders bei Erkältung und Grippe und zur Festigung des Wohlbefindens bei Krankheiten. Ebenso wichtig bei erhöhtem Vitamin C-Bedarf nach starkem Rauchen und Alkohol ... zur schnellen Kräftigung nach Krankheiten und zur Erhaltung des Leistungsniveaus« (Präparat 92073); *Vitamin D*: Rachitis; *Multivitaminpräparate*: Schwangerschaft, nach der Entbindung, Stillzeit, Wachstumsperiode von Jugendlichen, einseitige Ernährung bei Diätkost und Schlankheitskuren, Rekonvaleszenz, Resorptionsstörungen, chronische Leberkrankheiten, bei »längerdauernden Erkrankungen mit erhöhtem Stoffwechselumsatz, Tuberkulose, Hyperthyreose und gewissen gewerblichen Vergiftungen« (Präparat 92117).

8.2.2 Die Werbung der diätetischen Lebensmittelindustrie

Bestimmend für den Wert der Präparate und damit für die Vertrauenswürdigkeit der Indikationen der Liste ist die sachliche Richtigkeit der Inhaltsangaben und die Wirkung der Präparate im Rahmen der angegebenen Indikationen. Wir betrachten unter diesem Gesichtspunkt zunächst die in der »*Grünen Liste*« zusammengestellten Präparate der diätetischen Lebensmittelindustrie.

Eindeutig sind die Indikationen für Präparate, die aus chemisch definierten Stoffen mit erwiesenen Wirkungsmöglichkeiten bestehen wie etwa Cyclamat und Saccharinpräparate, fructosehaltige und glutenfreie Präparate, Diabetikerpräparate, Formuladiäten, reine Stärke- und Haferflockenpräparate, Henkell trocken, Kaffee Hag u.a.

Fragwürdig hingegen sind Wirkungen, die anderen Präparaten zugeschrieben werden: Mandelmus soll gegen portalen Hochdruck und Aszites helfen, Soja gegen Harnsteine, schwarze Johannisbeeren gegen Gicht, kaltgepreßtes, »nicht raffiniertes« Pflanzenöl gegen Atherosklerose und Herzinfarkt. Rote Beete soll zum »Aufbau« gut sein. Auf Effekte, die mit einwandfreien Methoden erwiesen sind, können diese Präparate sich nicht stützen.

Die Indikationen einer dritten Gruppe von Präparaten sind so weit gefaßt, daß sie *auf die meisten Menschen passen.* Sie können die landesübliche Ernährung vereinfachen und vielleicht abwechslungsreicher gestalten. Daß sie Heil- und Vorbeugungseffekte besitzen, die sich mit den landesüblichen Nahrungsmitteln und geringeren Kosten nicht erreichen lassen, kann man mit gutem Gewissen kaum behaupten. Es sind die Präparate, die Bezeichnungen tragen wie kalorienarme Kost, Aufbaukost, Hochleistungskost, Seniorenkost usw.

Die *Werbung wendet sich auch persönlich an jeden Arzt.*

Dazu ein Beispiel aus neuester Zeit. Unaufgefordert schickte die Union Deutsche Lebensmittelwerke, Herstellerin von becel-Margarine, den Ärzten eine Broschüre ins Haus: »*Fettstoffwechselstörungen. Eine Standortbestimmung.*« (*Schwandt* 1980) 15 medizinische Autoren, vorgestellt als »bekannte Fettstoffwechselexperten«, bemühen sich, diesen Standort zu bestimmen. »Immer noch«, so heißt es in der Einleitung, werden »Zweifel angemeldet.« Der unbefangene Leser muß daraus schließen, die Theorie vom Nahrungsfett als Ursache der »koronaren Herzkrankheit« sei *noch* nicht allgemein anerkannt. In Wahrheit hat sie mit fortschreitender Erkenntnis von Jahr zu Jahr an Anhängern verloren. Das fatale »*nicht mehr*« hat der Werbetexter unauffällig verwandelt in das werbewirksame »*noch nicht*«. Die Tatsache, daß es keine überzeugenden Beweise gibt für die Behauptung, polyensäurereiche Ernährung sei prophylaktisch und therapeutisch wirksam gegen ischämische Herzkrankheiten und Humanatherosklerose, wird umgangen: Nicht von den Auswirkungen der Nahrungsfette auf *Krankheiten und klinischen Befunde* ist die Rede – sie allein sind ärztlich interessant –, sondern von den Auswirkungen auf *biochemische Parameter,* nicht von der *menschlichen Atherosklerose* sondern von der *tierischen Fütterungsatheromatose*. Auf diese Weise wird der Anschein erweckt, als sei nicht die *Behandlung von Krankheiten* der Sinn ärztlicher Bemühungen, sondern die *Umstellung eines* als unerwünscht bezeichneten *biochemischen Parameters* auf ein als erwünscht geltendes Niveau. Mit anderen Worten: Es wird der Anschein erweckt, als handele es sich um eine *kausale* Therapie, wo in Wahrheit nur *symptomatische Therapie praktiziert wird.*

Auch diese Werbeschrift kann nicht verhindern, daß gerade die *Themenwahl und die Themendarstellung beweist, was vermieden werden sollte:* Die »Verunsicherung«, im Klartext: Die jetzt auch in der BRD sich ausbreitende Erkenntnis, daß die Nahrungsfette insbesondere die hochungesättigten »essentiellen« Fettsäuren, in der Genese von ischämischen Herzkrankheiten und Humanatherosklerose keine entscheidende Rolle spielen (s. S. 101 und 110).

Nach dem gleichen Prinzip ist das Symposium der *International Federation of Margarine Associations* vom Mai 1979 angelegt: Viel Biochemie und experimentelle Pathologie, wenig Klinik. Die weniger bekannten und die bekannten Referenten würden so ausgewählt, daß man sicher sein konnte, es würden keine Tatsachen oder Gesichtspunkte zur Sprache kommen, die dem Ansehen der Margarine hätten abträglich sein können.

Untersuchungen aus neuerer Zeit kamen zu dem Ergebnis, die bei der Fetthärtung entstehenden Trans-Fettsäuren wirkten stärker Blutcholesterin erhöhend als Oelsäure und stärker atherogen (*Heckers* u. *Mehler* 1980, *Kummerow* 1980). Der Chairman des Technical Committee Institute of Shortening a. Edible Oils erklärt darauf sofort, weder die stärkere atherogene noch die cholesterinsteigernde Wirkung der Trans-Fettsäuren sei erwiesen. (*Meyer* 1980)

Um möglichst hohe Umsätze zu erzielen, muß die diätetische Lebensmittelindustrie die Verbraucher von ihrer Diätbedürftigkeit überzeugen und ihnen gleichzeitig glaubhaft machen, daß sie ohne die speziellen Produkte der diätetischen Lebensmittelindustrie sich nicht optimal ernähren können. Die *Werbung der diätetischen Lebensmittelindustrie richtet sich* demzufolge weniger an die Ärzte als *an die Masse der Verbraucher*. Insofern unterscheidet sie sich von der Werbung der pharmazeutischen Industrie, die sich zwar auch unmittelbar an den Verbraucher, hauptsächlich aber an den Arzt wendet.

So erfährt man in der (vom Verband der diätetischen Lebensmittelindustrie herausgegebenen) Schrift: »*Diät und diätetische Lebensmittel*«: »Mehr als ein Drittel der Bevölkerung in der Bundesrepublik Deutschland stirbt heute an Erkrankungen, die von der Ernährung beeinflußt werden; die Ursache dafür ist in der falschen Zubereitung und Zusammenstellung der Nahrung zu suchen . . . In jedem zehnten bundesdeutschen Haushalt wird gegenwärtig Schonkost oder Diät gegessen. In einem Viertel aller Haushalte leben Menschen, die in ihrer Ernährungsweise auf ihre Gesundheit Rücksicht nehmen müssen.« Es wird »die Wirkung bestimmter Nährstoffe auf den Organismus in wachsendem Umfang auch therapeutisch genutzt. Eine derartige Ernährungsvorsorge oder -therapie verlangt nach speziellen Erzeugnissen . . . Wir sprechen von diätetischen Lebensmitteln.« Diätetische Lebensmittel dienen »besonderen Ernährungserfordernissen während bestimmter Lebensperioden oder bei Abweichungen von der physiologischen Norm.« Diese Lebensmittel »müssen sich von anderen Lebensmitteln vergleichbarer Art durch ihre Zusammensetzung oder ihre Eigenschaften maßgeblich unterscheiden«. Von 23 % der Haushaltungen der Bundesrepublik Deutschland, »die Gesundheitsrücksichten bei der Ernährung nehmen müssen«, beziehen sich 10 % auf Leber/Galle, 8 % auf Magen/Darm, 3 % auf Diabetes, 2 % auf Alterserscheinungen. »In 11 % der bundesdeutschen Haushalte . . . wird regelrechte Diät oder Schonkost verabfolgt.« »Nunmehr kommt es darauf an, daß die Erkenntnisse von der fundamentalen Bedeutung einer gezielten Ernährung oder Diät all denen noch mehr bewußt werden, die in diesem Bereich tätig sind.«

Die *Werbung der diätetischen Lebensmittelindustrie* ist psychologisch sehr geschickt, lautstark, unermüdlich, und weitgehend erfolgreich. Dem alten *Begriff* »*Diät*« wird dabei unmerklich ein neuer, ganz anderer, kommerziell wirksamerer Inhalt gegeben. Im allgemeinen Sprachgebrauch ist das Wort »Diät« gleichbedeutend mit »*Krankenkost*« (*Enzyklopädie 2000*). »Wenn es erlaubt ist, allen Worten einen anderen Sinn zu geben, als sie in der üblichen Sprache der Weltweisen haben, so kann man leicht etwas Neues vorbringen. Nur muß man mir auch erlauben, dieses Neue nicht immer für wahr zu halten« (*Lessing*).

Der Verband der diätetischen Lebensmittelindustrie benutzt im Hinblick auf die Ausweitung des Absatzes seiner Produkte den Begriff Diät für Zustände, die mit Krankheit nichts zu tun haben: Kindesalter, Wachstumsalter und Adoleszenz, Schwangerschaft, körperliche und geistige Schwerarbeit, Sport, Alter. Tatsächlich bedürfen alle diese Gruppen keinerlei Diät. Sie können sich mit den landesüblichen Nahrungsmitteln optimal ernähren wie das ihre Vorfahren auch getan haben, als es noch keine diätetische Lebensmittelindustrie gab. Im allgemeinen werden sie keinen Schaden nehmen, wenn sie sich mit industriellen Produkten ernähren. Sicher ernähren sie sich auf diese Weise teurer.

Die Bestrebungen um Ausweitung des Kundenkreises sind neuerdings anschaulich geworden in einer *demoskopischen Umfrage*, deren Gewicht die diätetische Lebensmittelindustrie durch Beteiligung eines Ärztevereins, des *Hartmann-Bundes*, zu erhöhen trachtet.

»Das Institut für Demoskopie hatte anhand einer Liste von sechs ernährungsabhängigen Krankheiten von einer repräsentativen Auswahl der Bevölkerung wissen wollen, wer meint, daß er unter einer dieser Krankheiten zu leiden habe. Ärzte, Ernährungsberater und Diätassistenten erfuhren auf diese Weise, daß von 49 Millionen Bürgern im Alter von über 16 Jahren 8,54 Millionen angeben, übergewichtig zu sein, 16,5 Millionen meinen, unter Bluthochdruck und Kreislaufbeschwerden zu leiden, 9,8 Millionen geben an, mit Verstopfung zu tun zu haben, 6,3 Millionen sagen, daß sie unter Leber-, Nieren- oder Gallenbeschwerden litten, 2,25 Millionen zählen sich zu den Diabetikern und 1,8 Millionen behaupten, unter Gicht zu leiden« (Bundesverband d. diätetischen Lebensmittelindustrie 1980).

Zu diesen demoskopischen Erhebungen ist zunächst zu sagen, daß der Begriff »*ernährungsabhängig*« kein Begriff der klinischen Medizin ist. Er ist unklar und darum wissenschaftlich und praktisch unbrauchbar. »Ernährungsabhängig« ist das ganze Leben und Krankheiten gehören zum Leben.

Entscheidend ist ein zweiter Gesichtspunkt: Es ist die Alltagserfahrung eines jeden praktizierenden Arztes, daß ein *großer Teil der Patienten,* die ihn aufsuchen und von Krankheiten berichten, gar *nicht krank* ist. Bis zur Hälfte und mehr können es nach Meinung erfahrener Ärzte sein. Die einen von diesen Patienten *halten sich selbst für krank,* die anderen *täuschen bewußt eine Krankheit vor,* die in Wahrheit gar nicht existiert.

Die Demoskopen, auf deren Angaben sich die Bundesvereinigung der diätetischen Lebensmittelindustrie beruft, haben *nicht* festgestellt, wieviele von den befragten Bundesbürgern *sich für krank halten.* Festgestellt haben sie etwas ganz anderes: Wieviele von den befragten Bundesbürgern *behaupten, krank zu sein.* Wenn aufgrund dieser Umfrageergebnisse nun beispielsweise die Meinung vertreten wird; 16,5 Millionen leiden unter »Bluthochdruck und Kreislaufbeschwerden« und wenn der Bundesverband der diätetischen Lebensmittelindustrie daraus den Schluß zieht, seine Produkte seien unentbehrlich für 16,5 Millionen von Kreislaufkranken, dann wird dieser Logik kein erfahrener Arzt folgen. Ein alterfahrener niedergelassener Arzt stellte unlängst fest: »60 bis 70 %, je nach Art der Praxis, aller festgestellten Krankheiten lassen sich ohne Gefahr für das weitere Befinden und das Leben des Patienten mit unwirksamen Mitteln erfolgreich behandeln« (*Weidner* 1980).

In einer Zeit, da der Bundesbürger immer wieder einmal erfährt, daß an dieser und jener Stelle seine persönlichen Daten gespeichert werden, nimmt er auch dem Demoskopen nicht mehr die Zusage ab, seine Antworten kämen keinem Unbefugten zu Gesicht – und sei diese Zusage noch so ehrlich gemeint.

Ist es dem Verband unbekannt geblieben, daß viele »Patienten« zum Arzt gehen, weil sie Rente oder »Kurlaub« haben wollen, besseres Essen, Befreiung von der Arbeit, ein paar Tage Ferien, Zeit zur Besorgung von Familienangelegenheiten? Wegen angeblicher Krankheit oder Unlust fehlen z.B. bei den deutschen Autoherstellern ständig 10 bis 15 % der Belegschaft (Die Japaner ... 1980).

Bei den Angriffen im Zweiten Weltkrieg warfen die Piloten der Royal Airforce *Anweisungen* ab zur *Simulation von Krankheiten,* die dienstunfähig machen. Man hielt diese Anweisungen für so gefährlich, daß man sie schnellstens konfiszierte. Ein altgedienter Obergefreiter, befragt nach seiner Meinung dazu: Was die da schreiben, wissen wir schon lange.

Das Bestreben, Krankheiten vorzutäuschen, ist nach wie vor brennend aktuell. Neuester Beweis: Die soeben erschienene 100 Seiten starke Broschüre »*Wege zu Wissen und Wohlstand oder lieber krank feiern als gesund schuften.*« »Die Tips sind gut, attestiert ein Hamburger Arzt; sie klappen im Normalbereich meistens.« Ein Sprecher des Bundesverbandes der Ortskrankenkassen in Bonn sieht da keinerlei Möglichkeiten, die schwarzen Schafe von den weißen zu trennen – »da ist wohl kaum was zu machen«. »Die Nachfrage nach der Gesundheitsfibel ist kaum zu decken.« (*Dr. A. Narcho* 1980).

Es ist öffentliches Geheimnis, daß in der Bundesrepublik *Milliardenwerte in Gestalt von Medikamenten in den häuslichen Schränken dahingammeln,* um nach angemessener Zeit in den Mülleimer zu wandern und durch neue Medikamente ersetzt zu werden. Die Medikamente sammeln sich an, weil Rezept und Medikation auf Krankenkassenkosten als Bestätigung für Krankheit und ärztliche Bemühung gilt. Der »Patient« braucht die Medikamente aber gar nicht. Von den etwa 1,5 Millionen Hypertonikern schlucken nur 500000 ihre Pillen und Tabletten. Was allein hier fortgeworfen wird, kostet an die 180 Millionen nutzlose Mark pro Jahr. »Die Non-Compliance-Rate unter den Hypertonikern dürfte sogar bis 80 % betragen«. Der Wert aller weggeworfenen Medikamente wird auf 3 Milliarden je Jahr geschätzt (Milliarden ... 1980) Es ist öffentliches Geheimnis, daß die ärztlichen Verordnungen, die sich auf Beseitigung von Beschwerden und Krankheiten richten, gar nicht oder nur sehr mangelhaft befolgt werden. Der Arzt spricht von ungenügender Compliance und braucht den Grund dafür nicht lange zu suchen. Nur mit unzureichender Sachkenntnis und unbedachter Leichtgläubigkeit kann man aus den Medikamentenansammlungen und den

Compliance-Mängeln den Schluß ziehen: Die meisten Bundesbürger sind krank und behandlungsbedürftig.

Eine zweite Gruppe von Patienten bilden diejenigen, die sich *selbst für krank halten, tatsächlich aber nicht krank sind*. Die Wurzeln ihrer Beschwerden sind Ärger im Beruf oder in der Familie, Sie streben nach mehr Beachtung und Liebe, nach mehr Zuwendung vonseiten der Umwelt. Den Hypochonder, den malade imaginaire oder wie man ihn sonst genannt hat, den Menschen, der sich unablässig ängstlich selbst beobachtet und infolgedessen an vielerlei Beschwerden leidet – ihn hat es zu allen Zeiten gegeben. Nicht nur die Ärzte kennen ihn und haben ihn gekannt.

Alles in allem: Die *Demoskopen, die der Bundesverband der diätetischen Lebensmittelindustrie befragt hat, haben nicht die Häufigkeit »ernährungsabhängiger« Krankheiten ermittelt*. Aus ärztlicher Sicht sind die Erhebungen in ihrer Anlage verfehlt und in ihren Ergebnissen wertlos.

8.2.3 Die Werbung der pharmazeutischen Industrie

Auch die pharmazeutische Industrie bemüht sich, den Verbraucher von der *Unentbehrlichkeit ihrer Produkte* zu überzeugen. Am Beispiel der Vitaminpräparate in der »Roten Liste« des Bundesverbandes der Pharmazeutischen Industrie läßt sich das anschaulich machen. Die »Rote Liste« ist kein informatives Nachschlagewerk, sondern, wie der Bundesgerichtshof am 7. 10. 1980 entschied, eine Werbeschrift (Arzneitelegramm 1980).

Vitaminpräparate kauft, wer glaubt, er leide an Vitaminmangel. Will man Vitaminpräparate verkaufen, muß man also möglichst vielen Leuten *klar machen, daß sie an Vitaminmangel leiden*. Die Vitaminmangelzustände, von denen in der pharmazeutischen Werbung die Rede ist, sind von verschiedener Art. Da sind zunächst die Mangelzustände mit den jeweils für ein Vitamin *spezifischen*, mehr oder minder ausgeprägten *Symptomen*: Hyperkeratose, Hämeralopie, Xerophthalmie als Symptome des Vitamin A-Mangels, Rachitis als Symptom des Vitamin D-Mangels, Ödeme, Herzinsuffizienz, Polioenzephalitis Wernicke als Symptome des Vitamin B_1-Mangels usf.

Es gibt aber abgesehen von diesen Indikationen, nach der »Roten Liste« kaum einen *Krankheitszustand*, der *nicht durch ein Vitaminpräparat beseitigt* werden kann. Der Produzent zeigt sich voller Optimismus. Es fragt sich, ob der Konsument diesen Optimismus teilt. Viele Zustände sind da so *unbestimmt umschrieben*, daß unklar bleibt, worum es gehen soll: Degeneration mesenhymaler Gewebe, Zustand nach starkem Rauchen, Alkoholabusus, chronische Leberkrankheiten, länger dauernde Krankheiten mit erhöhtem Stoffumsatz usw.

Andere Indikationen zielen auf Zustände, die *nicht objektivierbar* sind: Neuralgie, Myalgie, Rheumatismus, Parästhesien, Abspannung, Ermüdung und anderes.

Eine dritte Gruppe repräsentieren die Krankheitszustände, bei denen die *Wirkungslosigkeit der Vitamintherapie erwiesen* ist: Schnupfen und andere Erkältungskrankheiten, Neuritiden, Ulcus ventriculi und duodeni, Anazidität, Sexualstörungen, Arthritiden, Migräne, Infektanfälligkeit, Paradentose und Zahnfleischblutungen bei ausreichender Versorgung mit Vitamin C, Hyperthyreose.

In einer vierten Gruppe – sie überschneidet sich mit anderen – erscheint schließlich eine bunte Vielfalt von Zuständen, die in hohem Maße *suggestiv beeinflußbar* sind und bei denen *Vitamine als Placebo* wirksam werden können: Frühjahrsmüdigkeit, Abspannung, Obstipation, Schwangerschaftserbrechen, Schwindelzustände, Reisekrankheit, Schwäche- und Erschöpfungszustände, Leistungsunfähigkeit in Beruf und Sport. Die Werbung stützt sich weitgehend auf den Glauben an Vitamine, an die Vitamine als allmächtige »Naturstoffe« mit unbegrenzten Heil- Gesundungs- und Kräftigungseffekten. Dabei ist der Placebo-Effekt der Vitamine in vielen Untersuchungen nachgewiesen worden.

8.2.4 Nährstoffeffekt – Placeboeffekt

Bei der Prüfung von Medikamenten wird der *Placeboeffekt* heute selbstverständlich in Rechnung gestellt. Bei der *Prüfung von Nährstoffen und Kostformen* geschieht das kaum je einmal. Zur korrekt durchgeführten Untersuchung gehört, daß auch der Beobachter die Gruppenzugehörigkeit der einzelnen Versuchspersonen nicht kennt (doppelter Blindversuch). Viele Untersucher glaubten und glauben, sich über diese Forderungen hinwegsetzen zu können. Die Ergebnisse ihrer Untersuchungen werden dann so lange in der Literatur mitgeschleppt, bis schließlich ein kritischer Betrachter ihre Fragwürdigkeit erkennt und publik macht.

Schon vor vielen Jahren hat *Rosenthal* (1966) demonstriert, in welch überraschendem Ausmaß die *Erwartung des Untersuchers* das Ergebnis mitbestimmen kann: Mäuse, die den Beobachtern als besonders intelligent übergeben worden waren, erwiesen sich im Experiment tatsächlich als besonders intelligent. Als dumm bezeichnete Tiere erwiesen sich tatsächlich als besonders dumm. Beide Gruppen von Tieren waren in Wahrheit unausgelesen ein und demselben Kollektiv entnommen worden.

Unter den Suggestibilitätsfaktoren spielt in Untersuchungen von Nährstoffwirkungen bei Versuchspersonen und Untersuchern auch die »Prestigesuggestibilität« eine Rolle: Die Identifikationsbereitschaft mit Autoritätsinstanzen in Form einer Übernahme von Einstellungen. In keinem derartigen Versuch ist die Erwartung der Versuchsperson neutral. Viele Untersucher provozieren und intensivieren die Erwartung und damit die Wahrscheinlichkeit eines Placeboeffektes, indem sie die Vorzüge der Versuchskost in lebhaften Farben schildern. »In jedem Fall wird das Individuum 1. auf die Placebosituation bezogene Erwartungen haben und 2. die Bestätigung dieser Erwartung um so intensiver antizipieren, je mehr diese Bestätigung dem übergeordneten

Verhaltensziel entspricht . . . Die Erwartung, bzw. die Erwartungsspannung, entspricht der Placebo-Reaktionsbereitschaft, sie ist also eine Voraussetzung für den Placeboeffekt, der seinerseits einer subjektiven Erwartungsbestätigung entspricht« (*Klebelsberg* 1974)

Und noch ein weiterer Punkt: Zu den von der Kost abhängigen Effekten kommen psychische Begleiterscheinungen mit ihren somatischen Korrelaten, die sich als *unspezifische Folgen der Versuchssituation* in langfristigen Versuchen bemerkbar machen.

Alles in allem: *Die Ergebnisse physiologischer und klinischer Untersuchungen können durch Erwartungen und Befürchtungen, durch Meinungen und Affekte mitbestimmt werden.* Daß mancher Untersucher sie ignoriert, entwertet seine Befunde.

8.2.5 Effektivität der Werbung

Ein erfahrener Werbeexperte meinte einmal, man könne für jede beliebige Behauptung überzeugte Anhänger finden – man müsse die Behauptung nur *laut genug und lange genug* wiederholen.

Gut 9,6 Milliarden Mark investierte die deutsche Wirtschaft im Jahr 1978 in *Anzeigen, Fernsehspots und Plakate*. Nahezu eine Milliarde Mark gaben davon allein die 15 besten Kunden der bundesdeutschen Werbeagenturen aus. Angeführt wird die Rangliste der Weltriesen seit Jahren von Unilever-Konzern, der mit 162 Millionen DM vor allem den Verkauf von Margarine (etwa »Rama«, »Sanella«), becel-Diätspeiseöl (s.a. *Zerbeulte Zellen* 1979) und Tiefkühlkostprodukten (»Längnese/Iglo«) propagierte (Deutsche Firmen 1978). In der »Grünen Liste« d. Bundesverbandes d. Diätetischen Lebensmittelindustrie ist Unilever vertreten mit becel-Diätmargarine, becel-Diätpflanzencreme, becel-Diät-Speiseöl, ceres-Diät-Margarine, ceres-Diät-Speiseöl.

Bei alledem wird man fragen, ob eine so *massive Werbung* auf die Dauer auch *erfolgreiche* Werbung sein wird. Massive Werbung stumpft ab, wirkt abstoßend und erreicht nicht selten das Gegenteil des erstrebten Zweckes – zunächst bei wenigen kritischen Intellektuellen dann bei immer breiteren Schichten.

Aus dieser Sicht ist eine Notiz interessant, die kürzlich durch die Presse ging (TV-Werbung 1980): »Immer weniger Amerikaner sind bereit, sich im gebührenfreien *Fernsehen* permanent mit Werbung berieseln zu lassen. Die Gewinner sind die neuen Kabelfernsehgesellschaften, die ihre Programme ausschließlich durch Zuschauergebühren finanzieren und die den Stationen, die von Werbeeinnahmen leben, inzwischen ernsthaft Konkurrenz machen. 5 Millionen Haushalte sind bereits an das Netz der Pay-TV-Stationen angeschlossen und zahlen monatliche Gebühren – um sich die Werbung vom Leibe zu halten! Experten rechnen damit, daß es 1984 schon 15 Millionen Haushalte sein werden. An manchen Abenden locken die werbefreien Kabelprogramme bis zu 40 % aller Kabel-TV-Abonnenten an. Vermutlich werden die Westeuropäer mit dem üblichen zeitlichen Abstand den Amerikanern folgen.

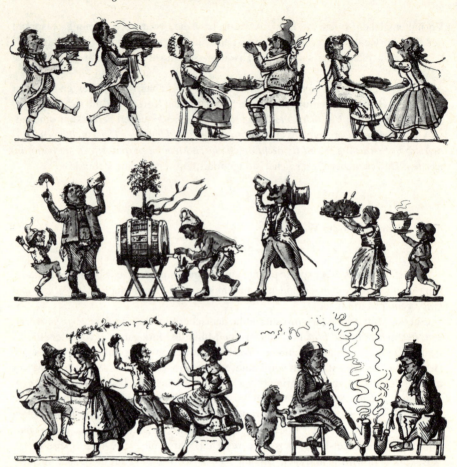

Abb. 7 Die Summe aller Laster ist gleich (BAT. Das große Haus des Tabaks. Der Spiegel vom 21. 7. 1980)

Schwindet der Effekt der Werbung, dann werden die Verbraucher auch immer deutlicher erkennen, daß sie sehr viele Nährstoffe, die die Industrie anbietet, ebenso gut und billiger in landesüblichen Nahrungsmitteln bekommen können.

8.2.6 »Krankheitsbezogene Werbung«

Die »krankheitsbezogene Werbung« der *pharmazeutischen Industrie* für ihre Nährstoffpräparate entspricht nicht immer den neuesten Erkenntnissen der Ernährungsphysiologie und klinischen Diätetik. Für den Verbraucher entscheidend ist in diesem Falle jedoch nicht allein die Angabe des *Produzenten*, sondern auch die Verordnung des *Arztes*. Der Arzt wählt unter den Angaben der pharmazeutischen Industrie dasjenige Präparat, das er im gegebenen Fall für das geeignetste hält. Mit anderen Worten: die krankheitsbezogene Werbung der pharmazeutischen Industrie erreicht den Verbraucher in der Regel nicht unmittelbar.

Die Produkte der *diätetischen Lebensmittelindustrie* hingegen beschafft sich der Verbraucher im allgemeinen nicht mit ärztlichem Rezept auf Kosten der Krankenkasse, sondern im freien Handel auf eigene Kosten. Dabei erreicht ihn die Werbung der Lebensmittelindustrie unmittelbar , d.h. nicht gefiltert durch die Mitwirkung des Arztes. Der Verbraucher treibt hier »Selbstmedikation«.

Die krankheitsbezogene Werbung der Industrie ist wegen ihrer möglichen *Folgen für Gesundheit und wirtschaftliche Situation des Konsumenten* umstritten. In den USA und in der Schweiz ist die krankheitsbezogene Werbung für diätetische Lebensmittel verboten. In der Bundesrepublik Deutschland geht der Streit, ob ein solches Verbot eingeführt werden soll, bis heute hin und her. Dabei gerät nicht selten, gewollt oder nicht gewollt, in Vergessenheit, daß es weniger darum geht, ob die Wirkungen, die einem diätetischen Lebensmittel von dem Produzenten zugeschrieben werden, als gesicherte Tatsache angesehen werden können, oder unbewiesene Behauptungen und Wunschvorstellungen sind. Es geht vielmehr darum, ob es der Industrie erlaubt sein soll, *diätetische Ratschläge zu geben, ohne den Zustand des Ratsuchenden zu kennen* und es diesem zu überlassen, welche Diagnose er bei sich selbst stellen, mit welchen diätetischen Mitteln er sie dann behandeln will. Der *sachunkundige Werbeexperte* der Industrie tritt an die Stelle des *sachkundigen Arztes*, der, im Gegensatz zum Werbeexperten, den Ratsuchenden persönlich kennt und auf dieser Grundlage und auf der Grundlage seines Sachwissens seinen Rat erteilt. Dabei ist irrelevant, ob es sich um spezielle Krankheitsdiagnosen handelt, oder um unspezifische Bezeichnungen wie Aufbaukost, Seniorenkost, Kräftigungskost und ähnliches.

Die ärztliche Erfahrung aller Zeiten lehrt, daß geschickte Werbung und lautstarke Anpreisung von Heilmitteln keineswegs zur Folge haben, daß die Menschen gesünder und fröhlicher werden. Im Gegenteil: Sie fangen an, immer neue Erscheinungen an sich zu entdecken, immer neue Krankheiten bei sich festzustellen, immer angstvoller und bedrückter zu werden. Das »*Geschäft mit der Angst*« war zu allen Zeiten weit verbreitet und für den, der es versteht, krisenfest und lohnend (Neuerdings z.B. *Franz* 1980).

Die *Kommission der Europäischen Gemeinschaft* hat »eine generelle Befreiung vom Verbot der krankheitsbezogenen Werbung als *Verstoß gegen die gemeinschaftliche Regelung* gewertet, wonach Ausnahmen von krankheitsbezogener Werbung nur in genau festgelegten Sonderfällen eingeräumt werden können« (*Schauff* 1980). Da sich diätetische Lebensmittel von nicht diätetischen Lebensmitteln wesentlich dadurch unterscheiden, daß sie jeweils für definierte, »genau festgelegte Sonderfälle« bestimmt sind, ist die Zulassung von Werbung für »Sonderfälle« praktisch gleichbedeutend mit Verzicht auf jegliches Verbot krankheitsbezogener Werbung.

Im ganzen bleibt festzustellen: Werbung für Lebensmittel ist *berechtigt*, ja notwendig, damit der Verbraucher erfährt, welche Lebensmittel er sich beschaffen, welche Auswahl im Angebot er treffen kann. Werbung ist aber *fehl am Platze* und gefährlich, wenn sie den Verbraucher mit unbestimmten Hinweisen und fragwürdigen Behauptungen verwirrt, verunsichert und ängstigt, um ihn zu veranlassen, spezielle Lebensmittel zu kaufen. *Die Frage, ob im Einzelfall eine diätetische, d.h. von der landesüblichen abweichende Kostform notwendig ist, läßt sich nur auf der Grundlage ärztlichen Wissens und ärztlicher Erfahrung sachgerecht entscheiden.*

Literatur

Vorwort

Leininger, M.: Some cross-cultural universal and non-universal functions, beliefs and practices of food, in Dimensions of Nutrition. Assoc. Univ. Press: Boulder/Colorado 1970

1. Zucker und Salz

1.1. Vom Geschmackssinn

Hensel, H.: Allgemeine Sinnesphysiologie. Springer, Berlin/Heidelberg/New York 1967

Pfaffman, C.: Taste Stimulation and Preference Behavior in Y. Zotterman, Olfaction and Taste. 257. Oxford/London/New York/Paris 1963

1.2. Zucker

Bruker, M. O.: Schicksal aus der Küche. Schnitzer, St. Georgen/Schwarzwald 1970

Cleave, T. L., G. D. Campbell: Diabetes, Coronary Thrombosis and the Saccharine Disease. Wright and Sons, Bristol 1969

Cohen, A. M. et al: Changes of diet of Yemenite jews in relation to diabetes a. ischaemic heart disease. Lancet 2, 1399 (1966)

Deerr, N.: The History of Sugars. Chapman and Hall, London 1949/50

Elton, G. A. H.: European diets in relation to standards of need in J. Yudkin, Diet of Man, Needs and Wants. 25. Appl.Sci. Publ. London 1978

Fructose treatment of acute alcoholic intoxication. Nutr. Rev. 36, 14. 1978

Glatzel, H.: Die Gewürze. Ihre Wirkungen auf den gesunden und kranken Menschen. Nicolai, Herford 1968

Gustafsson, B. E. et al: The Vipeholm dental caries study. Acta odont. scand, 11, 232 (1954)

Guggenheim, B. Ed.: Health and Sugar Substitutes. Karger, Basel 1979

Himsworth, H. P. et al: Discussion on cause of diabetes. Proc. Roy. Soc. Med. 42, 323 (1949)

Horecker, B. L. et al: Metabolism, and Clinical Uses of Pentoses and Pentites. Springer, Berlin 1969

Jochims, J.: Die Bedeutung der Nahrungsfette i. d. Pädiatrie. Enke, Stuttgart 1960

Keen, H. et al: Nutritional Factors in Diabetes mellitus in J. Yudkin, Diet of Man, Needs and Wants, 89. Appl. Sci. Publ., London 1978

Keys, A.: Sucrose in the diet a. coronary heart disease. Atherosclerosis 14, 193 (1971)

Keys, A.: Sucrose in the diet a. coronary heart disease. Atherosclerosis 18, 352 (1973)

Lang, K.: Xylit in der oralen und parenteralen Ernährung. Behr, Hamburg 1974

Lee, Ch. K.: Carbohydrate sweeteners; structural requirements for taste. World Rev. Nutr. Diet. 33, 142 (1979)

Loesche, W. J., C. A. Henry: Intracellular microbial polysaccharide production a. dental caries in a Guatemalan Indian village. Arch. oral biology 12, 189 (1967)

Mäkinen, K. K.: Biochemical Principles of the Use of Xylitol in Medicine and Nutrition with special Consideration of dental Aspects. Birkhäuser, Basel 1978

Medical Research Council: Dietary sugar intake in men with myocardial infarction. Lancet 2. 1265 (1970)

Pfaffman, C.: Taste Stimulations and preference behavior in Y. Zotterman, Olfaction and Taste, 257. Oxford/London/New York/Paris 1963

Reiser, S. et al: Isocaloric exchange of dietary starch a. sucrose in humans. I. Effects on levels of fasting blood lipids. Am J. Clin. Nutr. 32, 1659 (1979)

Sipple, H. L., K. W. Mc Nutt, Eds.: Sugars in Nutrition. Academic Press. New York 1974

Statistisches Jahrbuch für die Bundesrepublik Deutschland, Hrsgeb. Statistisches Bundesamt Wiesbaden. Kohlhammer, Stuttgart 1979

Sweeteners, Issues and Uncertainities. Nat. Acad. Sci. Washingt. 1975
Thornton, S. R. et al: Diet a. Crohn's disease; characteristics of the pre-illness diet. Brit. med. J. 2, 762 (1979)
Yudkin, J. Ed.: Diet of Man, Needs and Wants. Appl. Sci. Publ. London 1978

1.3. Salz

Beilin, L. et al: Long-term antihypertensive drug treatment a. blood pressure control in three hospital hypertensions clinics. Brit. Heart. J. 43, 74 (1980)
Bircher-Benner, M.: Ernährungskrankheiten Bd. 2. Wendepunkt-Verlag, Zürich/Leipzig/Wien 1932
Bock, H. cit. n. Gööck, R. 1965.
Bower, E. M. et al: The influence of dietary salt intake on preeclampsia. J. Obstet. Gynaecol. Brit. Commonwealth 71, 123 (1964)
Buchholz, L. et al: Leberenzyme u. Risikofaktoren d. koronaren Herzkrankheiten. Kongreßbericht 95. Tagg. Nordwestdtsch. Ges. Inn. Med. 1980, 40
Chrysants, S. G. et al: Renal functional a. organic changes, induced by salt a. prostaglandin inhibition in spontaneously hypertensive rats. Nephron 25, 151 (1980)
Cooper, R., K. Liu: Correlations between salt intake, blood pressure, a. family history of hypertension. Am. J. Clin. Nutr. 33, 2218 (1980)
Cooperative Group: Hypertension, detection a. follow-up progran J. A. M. A. 242, 2562 (1979)
Dahl, L. K. et al: Effects of chronic excess salt ingestion. Modifications of experimental hypertension in the rat by variations in the diet. Circulation Res. 22, 11 (1968)
Dahl, L. K.: Salt a. hypertension. Am. J. Clin. Nutr. 25, 231 (1972)
De Mayer, E. M., F. W. Lowenstein: The Control of Endemic Goitre. WHO, Geneva 1979
Deutsche Gesellschaft f. Ernährung: Empfehlungen für die Nährstoffzufuhr. 3. Aufl. Umschau Verlag, Frankfurt/Main 1975
Ehrström, W.: Die Diät- und Kostführung d. nord. Länder in historischer Beleuchtung. Ein Beitrag z. Geschichte d. Kostführung in vorhistorischer Zeit, d. Kochsalzes u. d. Avitaminosen. Acta med. scand. 81, 583. 1934·
Food and Nutrition Board, Nat. Res. Council: Recommended Dietary Allowances. 9th Red. Ed. Nat. Academy of Sciences. Washington 1980
Glatzel, H.: Die Hungerkrankheit. Handbuch d. Inneren Medizin 6/1, 434. 4. Aufl. Springer. Berlin/Göttingen/Heidelberg 1954
Glatzel, H.: Die Gewürze. Ihre Wirkungen auf den gesunden und kranken Menschen. Nicolai Herford 1968
Glatzel, H.: Zur Geschichte und Geographie des Kochsalzes. Hippokrates 8, 73. 1937
Gööck, R.: Das Buch der Gewürze. Mosaikverlag Hamburg 1965
Hehn, V.: Das Salz. Eine kulturhistorische Studie. Insel-Bücherei Nr. 286. Leipzig (ohne Jahreszahl)
Hejda, S. et al: Diet and blood pressure. Lancet 1, 1103. 1967
Hilker, D. M. et al: Blood pressure elevation and renal pathology in rats fed simulated Japanese diets. J. Nutrit. 87, 371. 1965
Hill, O. W.: Hypertension, psychiatric and psychosomatic aspects. Practitioner 223, 188. 1979
Hüter, K. A.: Physiologie u. Pathologie der Ernährung in der Gynäkologie u. Geburtshilfe in H. J. Holtmeier, Allgem. u. spezielle Ernährungslehre Teil 2, 168. Thieme Stuttgart 1972
Kaunitz, H., R. E. Johnson: Biological effects of salt. Z. Ernährungswissenschaft Suppl. 22. 1979
Kyank, H.: Oxydationslage u. Eiweißstoffwechsel b. Schwangerschaftstoxikose. VEB Thieme. Leipzig 1953
Lindheimer, M. D.: Sodium a. diuretics in pregnancy. New England J. Med. 288, 891. 1973.
Losse, H. Hrsg.: Aktuelle Hypertonisprobleme, Thieme Stuttgart 1973
Malhotra, S. L.: Dietary factors causing hypotension in India. Am. J. clin. Nutr. 23, 1353. 1970
Manca, C. et al: Pression arterielle dans une population d'employés italiens. Correlation avec d'autres facteurs de risque coronarien. Arch. Mal. Coer Vaiss. 73, 98 (1980)
Nat. Centr. for Health Statistics, Ser 2, No 22: Three views of hypertension a heart disease. Washingten 1967

Ogata, K. et al: Influence of a large amount of sodium chloride ingestion on the basal metabolism and on resistance to cold a. frostbite. Jap. J. Physiol 2, 303 (1952)
Oglesby, P.: Epidemiology of hypertension in J. Genest et al, Eds. Hypertension. Mc Graw-Hill-Book Co New York 1977
Pflanz, M.: Essentielle Hypertonie. Epidemiologie und Soziologie in R. Heintz, H. Losse, Arterielle Hypertonic 163, Thieme, 1969
Phear, D. N.: Salt intake and hypertension. Brit. med. J. 2, 1453 (1958)
Pietinen, P. L. et al: Electrolyte output, blood pressure, a. history of hypertension. Am. J. Clin. Nutr. 32, 997 (1979)
Pike, R. L., C. Yao: Increased sodium chloride appetite during pregnancy in the rab. J. Nutrit. 101, 169 (1971)
Prior, J. A. M. et al: Sodium intake and blood pressure in two Polynesian populations. New England J. Med. 279, 515 (1968)
Riedlin, G.: Das Kochsalz als Gewürz u. Krankheitsursache u. seine Beziehungen zur Kultur. Freiburg i. Br. 1924
Robinson, M.: Salt in pregnancy. Lancet 1, 178 (1958).
Robinson, M.: Salt and the disabilities of pregnancy. Med. Officer 114, 183 (1965)
Rodahl, K.: Observations on blood pressure in Eskimos. Norsk. Polarinstitutt Skrifter Nr. 102, 53. Oslo (1954)
Sakano, N.: Investigation about daily salt intake of rural household members. Jap. J. Nutr. 29, 180 (1971)
Salt in the infants diet. Nutr. Rev. 25, 82 (1967)
Sasaki, N.: High blood pressure and the salt intake of the Japanese. Jap. Heart J. 3, 313 (1962)
Schechter, P. J. et al: Sodium chloride preference in essentiel hypertension. J. A. M. A. 225, 1311 (1973)
Schlierf, G. u. A.: Salt a. hypertonism; data from the »Heidelberg study«. Am. J. Clin. Nutr. 33, 872 (1980)
Schuster, P.: Labile Hypertonie, Dtsch. med. Wschr. 105, 634 (1980)
Siebeck, R.: Medinzin in Bewegung. Thieme, Stuttgart 1949
Statist. Jahrbuch f. d. Bundesrepublik Deutschland. Hrsg. Statist. Bundesamt Wiesbaden. Kohlhammer, Stuttgart 1978
Suzuki, S. et al: Nutritional survey on essential hypertension in Tohoku (East Nothern) Area. Jap. J. Nutr. 19, 28 (1961)
Swaye, P. S. et al: Dietary salt a. essential hypertension. Am. J. Cardiol. 29, 33 (1972)
Vogt, H.: Die Meerwassertrinkkur. Springer, Berlin 1938
Watkin, D. M.: Mutual relationship among aging, nutrition and health in R. E. Hodges, Nutrition, Metabolic a. Clinical Applications, 233. Plenum Press, New York/London 1979
Weiner, H.: Psychobiology of Essential Hypertension. Elsevier, New York/Oxford/Amsterdam 1979
Zuspan, F. P., J. D. Bell: Variable salt loading during pregnancy with preeclampsia. Obstet. Gynecol. 18, 530 (1961)

2. Hyperurikämie

Anumonye, A. et al: Plasma uric acid concentrations among Edinburgh, business executives J.A.M.A. 208, 1141 (1969)
Babucke, G., D. P. Mertz: Häufigkeit d. primären Hyperurikämie unter ambulanten Patienten. M. med. Wschr. 116, 875 (1974)
Benedek, et al: Comparisons of serum lipid a. uric acid content in white a. Negro men. Am. J. Med. Sci. 200. 331 (1970)
Breckenridge, A.: Hypertension a. Hyperuricemia. Lancet 1, 15 (1966)
Bretholz, A.: Que faire devant une hyperuricémie? Schweiz. Rundsch. f. Med. 69, 539 (1980)
Brooks, G. W., E. Mueller: Serum urate concentrations among university professors a. relation to drive, achievment a leadership. J.A.M.A. 195, 415 (1966)
Eder, M.: Alimentäre Gesichtspunkte d. Hyperuricämie. Wien med. Wschr. 126, 184 (1976)
Eggstein, M., H. Schoene: Die diätetische Behandlung von Störungen des Fett- und Purinstoffwechsels. Internist 17, 511 (1976)
Ernährungsbericht 1972, 15. Dtsch. Ges. f. Ernährung, Frankfurt/M. 1972
Ernährungsbericht 1976, 124. Dtsch. Ges. f. Ernährung. Frankfurt/M. 1976
Ernährungsbericht 1980, 6. Dtsch. Ges. f. Ernährung. Frankfurt/M. 1980
Evans, J. G. et al: The Carterton Study. 5. Serum uric acid levels of a sample of New Zealand a. European adults. N. Z. med. J. 70, 306 (1969)

Fessel, W. J.: High uric acid as an indicator of cardiovascular disease Am. J. Med. 68, 401 (1980)

Ford, D. K., A. M. de Mos: Serum uric acid levels of healthy Caucasians, Chinese a. Haida Indian males in British Columbia, Canad. med. Ass. J. 90, 1295 (1964)

Förster, H. et al: Anstieg der Konzentration d. Serumharnsäure nach akuter u. chron. Zufuhr v. Saccharose, Fructose, Sorbit u. Xylit. Med. u. Ernährung. 13, 193. (1972)

Frenger, W. et al: Multivar. Analyse v. Stoffwechselstörungen u. Begleiterkrankungen der Urikopathie. Med. Welt 26, 2056 (1975)

Germa, D. et al: Hyperuricemia a. stenotic coronary atherosclerosis. Ann. Cardiol Angiol. 25. 511 (1976)

Ghosh, P. et al: Changes in plasma urate concentration immediately after acute myocardial infarction. Brit. med. J. 4, 261 (1975)

Glatzel, H.: Sinn und Unsinn in der Diätetik. Urban & Schwarzenberg, München/Wien/Baltimore 1978

Goldboust, N., J. H. Medalie: Characteristics of smokers, non-smokers a. ex-smokers among 10000 adult males in Israel. Am. J. Epidemiol 105, 75 (1977)

Gordon, T. et al: Changes associated with quitting cigarette smoking: The Framingham study. Am. Heart J. 90, 322 (1976)

Griebsch, A., N. Zöllner: Harnsäurespiegel u. renale Harnsäureausscheidung bei Belastung mit Algen, einer purinreichen Eiweißquelle. Verh. Dtsch. Ges. Inn. Med. 77, 173 (1971)

Gupta, B. K.: Interrelationship of serum uric acid a. serum cholesterol in cases of coronary artery disease. J. Ass. Physicians India 18, 803 (1970)

Hall, A. P. et al: Epidemiology of gout a. hyperuricemia. Am. J. Med. 42, 72 (1967)

Healy, L. A.: Asymptomatic hyperuricemia. Ann. Int. Med. 89, 427 (1978)

Heuckenkamp, P. U., W. Kaiser: Wirkung v. Glucoseaustauschstoffen auf den Harnsäurestoffwechsel d. Menschen. Münch. med. Wschr. 117, 1445 (1975)

Jacobs, D.: Hyperuricaemia a. myocardial infarction. South Afr. Med. J. 46, 367 (1972)

Kasl, S. V. et al: Serum uric acid a. cholesterol in achievment behavior a. motivation. I. The relationship to ability, grads, test performance a. motovitation. J.A.M.A. 213, 1158 (1970) II. The relationship to college attendance, extra curricular a. social activities, a. vocational aspirations. J.A.M.A. 213, 1291 (1970)

Kuriżek, V.: Harnsäurespiegel u. Körpergewicht. Beitrg. Rheumatol. 18, 77. (1972)

Liang, M. N., J. F. Fries: Asymptomatic hyperuricemia. The case for conservative management. Ann. Int. Med. 88, 666 (1978)

Lindeman, R. H. et al: Further relationship between blood chemical values a. college student performance a. attitudes. J. Am. Coll. Health Ass. 18, 156 (1970)

Matzkies, F.: Harnsäure-senkende Wirkung eiweißreicher Diät. Fortschritt Med. 98, 606 (1980)

Mertz, D. P.: Gicht. Grundlagen, Klinik, Therapie. 2. Aufl. Thieme, Stuttgart 1973

Mertz, D. P.: Gicht u. Hyperuricämie. Boehringer. Mannheim. Ohne Jahresz.

Mertz, D. P.: Z. Definition u. Behandlungsbedürftigkeit einer Hyperurikämie. Fortschr. Med. 95, 8 (1977)

Noppa, H. et al: Overweight in women – metabolic aspects. Acta med. scand. 203, 135 (1978)

Ochler, G., H. G. Lasch: Hyperurikämie u. Gicht. Med. Welt 31, 575 (1980)

Parkash, C.: Serum uric acid a. serum cholesterol relation ship in acute myocardial infarction. J. Indian Med. Ass. 50, 561 (1968)

Peenen, H. J. van: Jahretagg. Am. Soc. Clin. Path. Boston 1971

Persky, V. W. et al: Uric acid, a risk factor for coronary heart disease. Circulation 59, 969 (1979)

Popert, A. J., J. V. Hewitt: Gout a. hyperuricemia in rural a. urban populations. Ann. rheumat. dis. 21, 154 (1962)

Rahe, R. H. et al: Serum uric acid, cholesterol a. psychologic moods throughout stressful naval training. Aviat. Space Environment Med. 47, 883 (1976)

Ramsey, L. E.: Hyperuricemia in hypertension; role of alcohol. Brit. med. J. 1, 653 (1979)

Steele, Th. H.: Asymptomatic hyperuricemia. Arch. int. Med. 139, 24 (1979)

Stetten, D. jr., D. Z. Hearon: Intellectual level measured by army classification; battery a. serum uric acid concentration. Science 129, 1737 (1969)

Sutton, J. R. et al: Purine metabolism during strenous muscular exercise in man. Metabolism 29, 254 (1980)
Swaarop. A. K. et al: Neurol India 24, 100 (1976)
Theorell, Z., T. Akerstedt: Day a. night work. Change in cholesterol, uric acid, glucose a. potassium in serum a. in circadian patterns of uriuary. Acta med. Scandinavica 200, 47 (1976).
Uric acid a. the psyche. Editorial. J. A. M. A. 208, 1180 (1969)
Zimmet, P. Z. et al: High prevalence of hyperuricemia a. gout in an urbanized micronesian population. Brit. med. J. 1, 1237 (1978)

3. Gewürze

Adey, W. R.: The sense of smell in Handbook of Physiology, Sect. 1, Neurophysiology 1, 535. Washington 1959
Aschkenasy-Lelu, P.: New ideas on the utilization of condiments. Ann. Nutrit. Aliment. 24, Rév 63 (1970)
Askar, A., H. J. Bielig, H. Treptow: Gewürze. Eigenschaften. Verunreinigungen u. Qualitätsveränderungen. Techn. Univers. Berlin. Institut f. Lebensmitteltechnologie. Berlin 1975
Baumann, J. C. et al: Untersuchungen der Wirkungen v. Wermut (Artemisia absinthinum L.) auf die Gallen- und Pankreassaft-Sekretion d. Menschen. Z. f. Allgemeinmedizin ZFA 51, 784 (1975)
Beidler, L. M.: The physiological basis of flavor in A. D. Little, Inc., Flavor Research a. Food Acceptance, 3. Reinhold Publ. Co., New York 1958
Blair, J.: Coronary disease associated with ingestion of mustard. Ohio State Med. J. 61, 732 (1965)
Blumgarten: Textbook of Materia Medica, Pathology a. Therapeutics. 7th Edit. New York 1943
Bund f. Lebensmittelrecht u. Lebensmittelkunde: Begriffsbestimmung f. Gewürze, Ersatzgewürze u. daraus hergestellte Erzeugnisse. Schriftenreihe Heft 51. Bonn 1964
Demling, L. W., W. Steger: Z. Rechtfertigung der Volksmedizin. Pfefferminze und Zwiebel. Fortschr. d. Med. 87, 1305 (1969)
Dost, F. H., B. Leiber: Menthol a. mentholcontaining external Remedies. Thieme, Stuttgart 1967
Dyson, G. M.: Odour a. constitution among the mustard oils VII Reactiviting a. odour. Perf. Essent. Oil Rec. 22, 278 (1936)
Eichholtz, F.: Lehrbuch der Pharmakologie. Springer, Berlin 1939
Franquelo, E.: Untersuchungen über die wirksamen Bestandteile d. Curcuma (Temoelavac) Münch. med. Wschr. 80, 524 (1933)
Gordonoff, T.: Die Expectoration und die Expectorantien. Arch. Pharmacie 271, 382 (1933)
Glatzel, H.: Die Gewürze. Ihre Wirkungen auf den gesunden und kranken Menschen. Nicolai, Herford 1968
Guillot, M., A. Fierer: Folliculine et olfaction. C. r. Soc. Biol. 143, 922 (1949)
Hauschild, F.: Pharmakologie u. Grundlagen d. Toxikologie. 2. Aufl. Thieme, Leipzig 1960
Helwig, B.: Moderne Arzneimittel. G. Thieme, Stuttgart 1956
Jain, R. C.: Effect of butterfal a. onion on coagulability of blood. Indian J. Med. Sci. 25, 598 (1971)
Jancsó, N.: cit. n. Molnár, J., Die pharmakologischen Wirkungen des Capsaicins, des scharf schmeckenden Wirkstoffs im Paprika. Arzneimittelforschg. 15, 718 (1965)
Issekutz, B. jr. et al: Effect of capsaicine a. histamine on heat regulation. Arch. internat. Pharmacodyn. 81, 35 (1950)
Issekutz, B. jr. et al: Effect of histamine, capsaicine a. procaine on heat regulation. Arch. internat. Pharmacodyn 83, 319 (1950)
Junkmann, K.: Über d. Wirkung der sog. »Bitterstoffe«. Arch. exp. Pathol. u. Pharmacol 143, 368 (1929)
Klages, W., S. Klages: Über d. Geruchssinn d. Menschen und seinen Erlebniswert b. Gesunden und Kranken. Dtsch. med. Wschr. 92, 871 (1967)
Kreitmair, H.: Pharmakologie. Versuche mit einigen einheimischen Pflanzen. E. Mercks Jahresberichte 50, 102. 1937
Koch, R.: Temoelavac. Eine Droge z. Gebrauch gegen Erkrankungen d. Gallenwege und Leber. Münch. med. Wschr. 74, 972, (1927)
Leiber, B. in F. H. Dost, B. Leiber: Menthol a. Mentholcontaining external Remedies. G. Thieme, Stuttgart 1967

Lee, T. S.: Physiological gustatory sweating in warm climate. J. Physiol. 124, 528 (1954).
Madaus, G.: Lehrbuch d. biologischen Heilmittel. Abt. 1. Heilpflanzen I-III, Leipzig 1938
Mäuser, B. A. in F. H. Dost, B. Leiber: Menthol a. menthol-containing external remedies. Thieme, Stuttgart 1967
Meyer, H. H., R. Gottlieb: D. experimentelle Pharmakologie als Grundlage d. Arzneibehandlung. 6. Aufl. Urban & Schwarzenberg, Berlin/Wien 1922
Möller, H.: Über d. Wirkungen von Thymol auf d. Schilddrüse. Arch. exp. Pathol u. Pharmacol. 191. 615 (1939)
Molnár, J., L. György: Pulmonary hypertensive a. other haemodynamic effects of capsaicin in 19 rats. Europ. J. Pharmacology 1, 86 (1967)
Olbricht, G.: Über die Verwendung von bitterstoffhaltigen Heilpflanzen als Fiebermittel in der Medizin der Kräuterbücher d. 15. bis 17. Jahrhts. in der Volksmedizin. Inaug. Diss. Leipzig 1945
Rees, W. D. W. et al: Treating irritable bowel syndrome with peppermint oil. Brit. med. J. 4, 838 (1979)
Roos, E.: Über die Verwendbarkeit d. Knoblauch (Allium salivum) als Darmheilmittel. Münch. med. Wschr. 22, 1637 (1925)
Sato, Z., H. Terada: Effect of the crucifer content of the diet on the bacterial synthesis of thiamine in the intestinal tract. Vitamines 6, 263 (1953)
Schmid, W.: Z. Pharmakologie d. Bittermittel. Planta Med. Suppl. 34 (1966)
Schormüller, J.: Lehrbuch d. Lebensmittelchemie. Springer, Berlin/Göttingen/Heidelberg 1961
Shack, D. N.: Tasters choice; social a. cultural determinants of food preferences in J. Yudkin, Diet of Man, Needs and Wants, 209, Appl. Science Publ., London 1978
Starling, C., H. Lovatt-Evans in H. Davson, M. G. Eggleton, Principles of Human Physiology. 13th Ed. London 1962
Statist. Jahrb. f. d. Bundesrepublik Deutschland. Hrsgb. Statistisches Bundesamt Wiesbaden. Kohlhammer, Stuttgart 1978
Strübing, E.: Knoblauch in alten Zeiten zur Diätetik u. Ernährung d. Menschen. Ernährungsforschung 12, 585 (1967)
Varsala, T. M., M. Singh: Changes in shape of erythrocytes in rabbits on atherogenic diet a. onion extracts. Atherosclerosis 36, 39 (1980).
Volhard, F., K. Borkeloh: Die kochsalzfreie Krankenkost. Thieme, Leipzig 1952
Waldegg, M.: Gesund durch Gewürze. Pinguin/Innsbruck u. Umschau, Frankfurt 3. Aufl. 1970
Weiss, R. F.: Lehrbuch der Phytotherapie. 3. Aufl. Hippokrates, Stuttgart 1974
Weyer, P.: Über phasische Wirkungen v. Bittermitteln auf d. Herz. Arch. exp. Pathol. u. Pharmakol. 144, 261 (1929)
Yudkin, J.: in J. Yudkin, Ed. Diet of Man; Needs a. Wants. 1. Appl. Science Publ. London 1978
Zimmermann, W.: Pflanzliche Bitterstoffe in d. Gastroenterologie. Z. f. Allgemeinmedizin ZFA 52. 1178 (1976)
Zweig, St. Magellan, der Mann u. seine Tat. Fischer, Frankfurt/M. 1961

4. Essentielle Fettsäuren

4.1. – 4.3. Essentiell für Tier und Mensch?

Aaes – Jörgensen, E.: Certain aspects of polyunsaturated fatty acids in nutrition. Bibl. Nutr. Dieta 25, 17 (1977)
Berg, G. et al: Essentielles Fettsäuremangelsyndrom beim Menschen. Z. Ernährungswissenschaft 15, 39 (1976)
Böhles, H. et al: Reversal of experimental essential fatty acid deficiency by cutaneous administration of safflower oil. Am. J. Clin. Nutr. 29, 398 (1976)
Brown, W. R. et al: Effects of prolonged use of extremely low fat diet on an adult human subject. J. Nutr. 16, 511 (1938)
Burr, G. O., M. M. Burr: On nature a role of fatty acids essential in nutrition J. biol. chem. 86, 587 (1930)
Caldwell, M. D. et al: Essential fatty acid deficiency in an infant receiving prolonged parenteral alimentation. J. Padiat 81, 894 (1972)
Collins, F. D. et al: Plasma lipids in human linoleic acid deficiency. Nutr. Metabol. 13, 150 (1970)
Cuthbertson, W. F. D.: Essential fatty acid requirements in infancy. Am. J. Clin. Nutr. 29, 559 (1976)
Food a. Nutr. Board, Nat. Acad. Sciences: Re-

commended Dietary Allowances. 8th Edit. Washington 1974
Girard, V., A. L. Prabucki: Action de la flore intestinale sur la sévérité des symptômes de carence en acides gras essentiels chez la caille (Coturmix cot. Jap.) Nutr. Metabol. 18, 105 (1975)
Glanzmann, E.: Einführung i. d. Kinderheilkunde, 211. 4. Aufl. Springer, Wien 1958
Gröer, F. v.: Zur Frage der praktischen Bedeutung des Nährwertbegriffs nebst einigen Bemerkungen über das Fettminimum d. menschlichen Säuglings. Biochem. Z. 93, 311 (1919)
Hansen, A. E. et al: Role of linoleic acid in infant nutrition. Clinical a chemical study of 428 infants fed on milk mixtures varying in kind a amount of fat. Pediatrics 31, 171. 1963
Hartog, C. den: Food and Nutrition in the Netherlands. World Rev. Nutr. Diet. 22, 1 (1975)
Helmkamp, G. M. et al: Essential fatty acid deficiency in red cells after thermal injury; correction with intravenous fat therapy. Am. J. Clin. Nutr. 26, 1331 (1973)
Horecny, K.: Das histolog. Hautbild d. Säuglings in Abhängigkeit v. Linolsäuregehalt d. Nahrung. Mschr. Kinderheilkd. 116, 433 (1968)
Kunau, W. H.: Chemie u. Biochemie ungesättigter Fettsäuren. Angew. Chemie 88, 97 (1976)
Lang, K.: Biochemie d. Ernährung. 4. Aufl. Darmstadt 1979
Lundberg, W. O.: On the quantification of essential fatty acid requirements. Fette, Seifen, Anstrichmittel 81, 337 (1979)
Paulsrud, J. R. et al: Essential fatty acid deficiency in infants induced by fat-free intravenous feeding Am. J. Clin. Nutr. 25, 897 (1972)
Press, M. et al: Correction of essential fatty acid deficiency in man by the cutaneous application of sunflower-seed oil. Lancet 1, 597 (1974)
Schreier, K. in J. Jochims, Hrsg., Die Bedeutung d. Nahrungsfette i.d. Pädiatrie, 28 (1960)
Schreier, K.: Neue Erkenntnisse auf d. Gebiet d. essentiellen Fettsäuren. Med. u. Ernährung 10, 45 (1969)
Vergroesen, A. J.: Early signs of polyunsaturated fatty acid deficiency. Bibl. Nutr. Dieta 23, 19. (1976)
Wene, J. D. et al: The development of essential fatty acid deficiency in healthy men fed fat-free diets intravenously a. orally. J. Clin. Invest. 56, 127 (1975)

4.4. Essentielle Fettsäuren und Cholesterinniveau

Am. Health Found., Conf. on the Health Effects of Blood Lipids: Optimal distribution for populations. April 12. 1979 (Man.)
Elliott, J.: An »ideal« serum cholesterol level? J.A.M.A. 241. 1979 (1979)
Falko, J. M. et al: Type III Hyperlipoproteinemia. Rise in high – density lipoprotein levels in response to therapy. Am. J. Med. 66, 303 (1979)
Glatzel, H.: Sinn und Unsinn in der Diätetik, 98. Urban & Schwarzenberg, München/ Wien/Baltimore 1978.
Hjermann, J. et al: The effect of dietary changes on high density lipoprotein cholesterol. Am. J. Med. 66. 105 (1979)
Howard, A. M., J. Marks: Hypocholesterolaemic effect of milk. Lancet 2. 255 (1977)
Huelley, St. et al: HDL-cholesterol levels in the multiple risk factor intervention trial (MRFJT) by the MRFJT research group. Lipids 14. 119 (1979)
Kahn, H. A. et al: Serum cholesterol; its distribution a. association with dietary a. other variables in a survey of 10 000 men. Israel J. Med. Sci. 5. 1117 (1969)
Kannel, W. B., T. Gordon: The Framingham Study. An Epidemiological Investigation of Cardiovascular Disease, section 24. U.S. Government Printing Office, Washington 1970
Keys, A. et al: Effects of diet on blood lipids in man. Clin. Chem. 1, 34 (1955)
Keys, A. et al: Serum cholesterol in man; diet fat a. intrinsic responsiveness. Circulation 19, 201 (1959)
Keys, A. et al: Serum cholesterol responses to changes in the diet. II The effect of cholesterol in the diet. Metabolism 14, 759 (1965)
Kummerow, F. A. et al: The influence of egg consumption on the serum cholesterol level in human subjects. Am. J. Clin. Nutr. 30, 664 (1977)
Lang, K.: Biochemie d. Ernährung. 4. Aufl. Steinkopff, Darmstadt 1979

Morrison, C. M.: Diet in coronary atherosclerosis. J.A.M.A. 173, 884 (1960)

Nichols, A. B. et al: Independence of serum lipid levels a. dietary habits J.A.M.A. 236, 1948 (1976)

Rifkind, B. M.: Lipid Research Clinics in Task Force on Genetic Factors in Atherosclerotic Disease. DHEW Publ. No (NJH) 76-922, 171. US Government Printing Office, Washington 1975

Roels, H. et al: Serum lipids a diet; comparison between three population groups with low, medium a. high fat intake. J. Nutr. 79. 211 (1963)

Shepherd, J. et al: Effects of dietary polyunsaturated fat on the properties of high density lipoproteins a. the metabolism of apolipoprotein J. Clin. Invest. 61, 1582 (1978)

Stange, E. et al: Changes in rabbit lipoprotein properties by dietary cholesterol a. saturated a. polyunsaturated fats. Atherosclerosis 22. 125 (1975)

Stulb, S. C. et al: The relationship of nutrient intake a. exercise to serum cholesterol levels in white males in Evans County Georgia. Am. J. Clin. Nutr. 16, 238 (1965)

4.5. Risikofaktor Hypercholesterinämie

Pflanz, M.: Allgemeine Epidemiologie. Thieme, Stuttgart 1973

The Coronary Drug Research Project. Circulation 47, Suppl. 1 (1973)

4.6. Essentielle Fettsäuren und ischämische Herzkrankheiten.

Aronow, W. S. et al: Serum lipids, serum uric acid a. glucose tolerance in coronary heart disease. J. Am. Geriatr. Soc. 21, 58 (1973)

Besser dem Erdboden gleichgemacht. Glanz und Elend d. belgischen Region in Wallonien. Der Spiegel 26, 109 (1978)

Brand, R. J.: Coronary – prone behavior an independant risk factor for coronary heart disease in M. Dembroski et al, Coronary – prone Behavior 11. Springer, New York/Heidelberg/Berlin 1978

Dembroski, Th., St. M. Weiss, J. L. Shields, S. G. Hayners, M. Feinleib, Eds.: Coronary Prone Behavior. Springer, New York: Heidelberg/Berlin 1978

Food and Nutrition Board, Nat. Res. Council: Report Guidlines toward healthful diets. Washington May 1980

Friedman, M. et al: Overt behavior pattern in coronary diseases. Detection of overt behavior pattern A in patients with coronary disease by a new psychophysical procedure. J.A.M.A. 173, 1320 (1960)

Gentry, W. D., R. Suim: Section summery; behavioral intervention in M. Dembroski et al, Coronary – prone Behavior, 219. Springer, New York/Heidelberg/Berlin 1978

Gentry, W. D.: Behavior modification of the coronary – prone (Type A) behavior pattern in M. Dembroski et al, Coronary – prone Behavior, 225 Springer, New York/Heidelberg/Berlin 1978

Glatzel, H.: Sinn und Unsinn in der Diätetik. Ischämische Herzkrankheiten. Med. Welt 27, 225 u. 303 u. 404 (1976)

Glatzel, H.: Sinn und Unsinn in der Diätetik. Urban & Schwarzenberg, München/Wien/Baltimore 1978

Joossens, J. V. et al: The pattern of food a. mortality in Belgium. Lancet 2, 1069 (1977)

Koller, S.: Die statistische Analyse des Zusammenhanges zwischen Ernährung und Gesundheit, spez. im Hinblick auf ernährungsbeeinflußte Gesundheitsschäden. Ernährungsbericht 1972, 14. Deutsche Gesellschaft f. Ernährung, Frankurt/M. 1973

Mc Michael, J.: Fats a. arterial disease. Am. Heart J. 98, 409 (1979)

Norum, K. R.: Some present concepts concerning dicta prevention of coronary heart diseases. Nutr. Rev. 36, 194 (1978)

Oliver, M. F. et al: A co-operative trial in the primary prevention of ischemic heart disease using clofibrate. Brit. Heart J. 40, 1069 (1978)

Pflanz. M.: Allgemeine Epidemiologie. Thieme, Stuttgart 1973

Pflanz, M.: Die ärztliche Tätigkeit in soziologischer Sicht in M. Pflanz, Die soziale Dimension in der Medizin, 221. Hippokrates, Stuttgart 1975

Pinckney, E. R.: The potential toxicity of excessive polyunsaturates. Do not let the patient harm himself. Am. Heart J. 85, 723 (1973)

Puska, P. et al: Changes in coronary risk factors during comprehensive five-year community programm to control cardiovascular diseases (North Karelia project) Brit. med. J. 2, 1173 (1979)

Rosenman, R. H.: The interview method of as-

serment of the coronary – prone behavior pattern in M. Dembroski et al, Coronary – prone Behavior 55. Springer, New York/ Heidelberg/Berlin 1978
Siegrist, J.: Koronare Herzkrankheiten. Psychosoziale Aspsekte ihrer Prävention. Fortschr. d. Medizin. 98, 795 (1980)
Stamler, J.: The established relationship among diet, serum cholesterol a. coronary heart disease. Acta med. scand. 207, 433 (1980)
Werkö, L.: Diet, lipids a. heart-attacks. Acta med. scand. 206, 435 (1979)
Williams, R. B. jr. et al: Section summary. Mechanisms linking behavioral a pathophysiologicel processes in M. Dembroski et al, Coronary-prone Behavior, 119. Springer, New York/Heidelberg/Berlin 1978.
Williams, R. B. jr.: Psychphysiol. processes, the coronary-prone behavior pattern a. coronary heart disease in M. Dembroski et al, Coronary-prone Behavior, 141. Springer, New York/Heidelberg/Berlin 1978
Woodhill, J. M. et al in Drugs, Lipid Metabolism a. Atherosclerosis. Plenum Publ. & Co., New York 1979
Zyzanski, St. J.: Coronary – prone behavior pattern a. coronary heart disease; epidemiological evidence in M. Dembroski et al, Coronary-prone Behavior, 25. Springer, New York/Heidelberg/Berlin 1978

4.7. Essentielle Fettsäuren und Atherosklerose

Anitschkow, N.: Über die Veränderung der Kaninchenaorta bei experimenteller Cholesterinsteatose, Beitr. path. Anal. 56, 379 (1913)
Anitschkow, N.: Über die Atherosklerose d. Aorta beim Kaninchen u. über deren Entstehungsbedingungen. Beitr. path. Anal. 59, 306 (1914)
Aschoff, L.: Die Arteriosklerose (Arteriopathia deformans). Ein Ernährungs- und Abnutzungsproblem. Med. Klinik Beiheft 26, 1 (1930)
Baroldi, G.: Funktional morphology of the anastomotic circulation in human cardia pathology. Math. Achiev. exp. Pathol. 5, 438 (1971)
Büchner, F.: Allgem. Pathologie. Urban & Schwarzenberg, München 1950

Büchner, F.: Spezielle Pathologie. 4. Aufl. Urban & Schwarzenberg, München/Berlin 1965
Duff, G. L., G. C. Mac Millan: Pathology of Atherosclerosis. Am. J. Med. 11, 92 (1951)
Enos, W. et al: Pathogenesis of coronary disease in American soldiers killed in Korea. J.A.M.A. 158, 912 (1955)
Hallermann, W.: Der plötzliche Herztod b. Kranzgefäßerkrankungen. Enke, Stuttgart 1939
Hartroft, W. C. cit. in: Dietary Fat in Human Health a Report of the Food a. Nutrition Board, Nat. Acad. Sci. Nat. Res. Council. Publ. 1147. Washington (1966)
Hochrein, M.: Der Myokardinfarkt und seine Behandlung Medizinische 7, 1589 (1956)
Höpker, W. W. et al: Koronararteriensklerose u. Risikospektrum z. koronaren Herzkrankheit. Virchow Arch. 374, 317 (1977)
Höpker, W. W. et al: Propagations- und Progressionsfaktoren d. Arteriosklerose. Virchow Arch. 374. 317 (1977)
Katz, L. N.: Atherosclerosis. Symposium. Experimental atherosclerosis. Circulation 5, 101 (1952)
Kaunitz, H.: Dietary lipids a. arteriosclerosis. J. Am. Chemists' Soc. 52, 293 (1975)
Joyce, E. E., D. E. Gregg: Coronary artery occlusion in the intact unanesthetized dog; intercoronary reflexes. Am. J. Physiol. 213, 64 (1967)
Kaunitz, H., R. E. Johnson: Influence of dietary fats on disease a. longe vity. Proc. 9th Int. Congr. Nutrit. Mexico 1972, 1. 362 (1975)
Kaunitz, H.: Bedeutung der Nahrungsfette b. d. Arteriosklerose. Münch. med. Wschr. 119, 539 (1977)
Khouri, E. M. et al: Flow in the major branches of the left coronary artery during experim. coronary insufficiency in the unanesthetized dog. Circulation Res. 23, 99 (1968)
Laufer, A. et al: A. microscopic study of coronary atherosclerosis in Israel. J. Atheroscl. Res. 2, 270 (1962)
Meesen, H.: Über den plötzlichen Herztod b. Frühsklerose u. Frühthrombose d. Koronararterien b. Männern unter 45 Jahren. Z. Kreislaufforschg. 36, 185 (1944)
Morris, J. N. et al: Coronary heart disease in medical practitioners. Brit. med. J. 1, 503 (1952)
Moon, H. D.: In Connective Tissue, Thrombo-

sis a. Atherosclerosis, 35. New York/London 1962

Neht, R., G. Schwarting: D. Verhalten d. Koronarsklerose in d. Nachkriegszeit. Dtsch. med. Wschr. 80, 570 (1955)

Page, J. H., H. B. Brown: Induced hypercholesterolemia a. atherogenesis. Circulation 6, 681 (1952)

Robertson, W. B.: Atherosclerosis a. ischemic heart-disease. observations in Jamaica. Lancet 1, 444 (1959)

Schallock, G.: Z. patholog. Anatomie d. Arteriosklerose in Arteriosklerose u. Ernährung. Wissenschaftl. Veröffentl. d. Dtsch. Ges. f. Ernährg. 3, 1 Darmstadt (1959)

Schettler, G. et al: Atherosclerosis IV Springer, Berlin/Heidelberg/ New York 1977

Sinapius, D.: Häufigkeit u. Morphologie atherosklerot. Frühveränderung in verschiedenen Gefäßabschnitten. Med. Welt 29, 1128 (1978)

4.8. Therapeutische Effekte der essentiellen Fettsäuren

Böhles, H. et al: Deficiencies of essential fatty acids a. vitamin E in cystic fibrosis. Z. Ernährungswissenschaft 18, 81 (1979)

Bürger, M.: Die Lipoidosen. Handb. Inn. Med. 6/2, 807 Springer, Berlin 1944

Buzina, R., A. Keys: Blood coagulation after fat meal. Circulation 14, 854 (1956)

Comberg, H. U. et al: Hypertensive effect of dietary prostaglandin precursor in hypertensive men. Prostaglandins 15, 193 (1978)

Demling, L.: Diagnise u. Therapie d. chron. Obstipation. Ärztl. Mittlg. 45, 2157 (1960)

Does eicosapentenoic acid prevent thrombosis a. atherosclerosis? Nutr. Rev. 37, 316 (1979)

Dyerberg, J., H. O. Bang: Haemostatic function a. platelet polyunsaturated fatty acids in Eskimos. Lancet 2. 433 (1979)

Essential fatty acid restriction a. turnover of retinal rod discs. Nutr. Rev. 35, 20 (1977)

Fleischman, A. J. at al: Beneficial effect of increased linoleate upon in vivo platelot function in man. J. Nutrit. 105, 1286 (1975)

Fullerton, H. W. et al: Relationship of alimentary lipaemia to blood coagulability. Brit. Med. J. 2, 250 (1953)

Fürsalz, J., H. Schindler: Ambulante Behandlung chron. Lebererkrankungen. Wien med. r. 111, 223 (1961)

Geill, T., R. Dybkaer: The effect of linolenic acid orally on platelet adhesiveness and fibrinogen concentration. Scand. J. clin. Lab. Invest. 23, 255 (1969)

Heyden, S., C. G. Hames: Dietary effects on blood pressure. Nutr. Metabol. 24, Suppl. 1, 50 (1980)

Holman, R. T.: How essentiel are fatty acids? J.A.M.A. 178, 930 (1961)

Hoor, F. ten: Cardiovascular effects of dietary linoleic acid. Nutr. Metabol. 24, Suppl. 1, 162 (1980)

Hornstra, G., A. J. Vergroesen: The effects of linoleic acid a. prostaglandin E 1 on arterial thrombosis. Acta Biol. Med. Germ. 35, 1065 (1976)

Jacono, J. M. et al: Reduction in blood pressure associated with high polyunsaturated fat diets that reduce blood cholesterol in man. Prev. Med. 4, 426 (1975)

Korsau-Bengtsen, K.: Coagulability of blood after ingestion of a fatty meal. Acta med. scand. 171. 113 (1962)

Mc Donald, J. W. et al: Foods of ruminant origin with elevated content of polyunsaturated fatty acids. World Rev. Nutr. Diet. 26, 144 (1977)

O. Brien, J. R. et al: Effect of a diet of polyunsaturated fats on some platelet functions. Lancet 2, 955 (1976)

Oster, P. et al: Blood pressure a. adipose tissue linoleic acid. Exper. Med. 175, 287 (1979)

Oster, P. et al: Linolsäure in der Diätbehandlung d. Hypertonie. Ernährungsumschau 27, 143 (1980)

Peyman, M. et al: The effect of long term feeding of essential fatty acids on blood coagulation a. fibrolysis. Am. J. Med. 28, 884 (1960)

Pickert, H.: Die chron. Pankratitis. Probleme u. Praxis ihrer Behandlung. Ther. Gegenw. 102, 35 (1963)

Polyunsaturated beef eaters. Lancet 2. 960 (1975)

Rahm, J. J., R. T. Holman: Deficiency effects in animals, in W. H. Sebrell jr. a. R. S. Harris, The Vitamins III, 324. Academic Press, New York/London 1971

Renaud, S. et al: Dietary fats a. platelet function in French a. Scottish farmers. Nutr. Metabol. 24, Suppl. 1, 90 (1980)

Robinson, C. H.: Normal a. therapeutic Nutrition, 549. 14 Edit. Macmillan, New York 1972

Silver, M. et al: Arachidonic acid-induced human platelet aggregation a. prostaglandin formation. Prostaglandins 4, 863 (1973)

Stern, B. et al: Intervention study in high school students with elevated blood pressures. Dietary experiment with polyunsaturated fatty acids. Nutr. Metabol. 24, 137 (1980)

Tompkins, M. J. et al: Effect of long-term feeding of various fats on whole blood clotting times in men. J. Lab. a. Clin. Med. 64, 763 (1964)

Vergroesen, A. J. et al: The influence of increased dietary linoleate on essential hypertension. Acta Biol. Med. Germ. 37, 879 (1978)

Watanabe, N. et al: Effect of polyunsaturated a. saturated fatty acids on the cholesterol holding capacity of human bile. Arch, Surg. 85, 136 (1962)

Willis, A. L.: An encymatic mechanism for the antithrombotic a. antihemostatic actions of aspirin. Science 183, 325 (1974)

4.9. Pathogene Effekte der essentiellen Fettsäuren

Angelin, B. et al: Biliary lipid composition during treatment with different hypolipidaemic drugs. Europ. J. Clin. Invest. 9, 185 (1979)

Bailey, J. M., L. M. Dunbar: Lipid metabolism in cultured cells; growth of tumor cells deficient in essential fatty acids. Cancer Res. 31. 91 (1971)

Böttiger, L. E., L. A. Carlson: Relation between serum cholesterol a. triglyceride concentration a. haemoglobin values in nonanaemic healthy persons. Brit. med. J. 3, 731 (1972)

Bräuer, H.: Cholesterinmangel ein pathogenetischer Faktor? Münch. med. Wschr. 120. 601. u. 807 u. 1239 (1978)

Carroll, K. K., G. J. Hopkins: Dietary polyunsaturated fat versus saturated fat in relation to mammary carcinogenesis. Lipids 14, 155 (1979)

Eastwood, M. A. et al: Effects of dietary supplements of wheatbran a. cellulose on faeces a. bowel function. Brit. med. J. 4, 392 (1973)

Ederer, F. et al: Cancer among men on cholesterol-lowering diets. Lancet 2, 203 (1971)

Fürsalz, J., H. Schindler: Ambulante Behandlung chron. Lebererkrankungen. Wien med. Wschr. 111, 223 (1961)

Harman, D.: Free radical theory of aging. Effect of the amount a. degree of unsaturation of dietary fat on mortality rate. J. Gerontol. 26, 451 (1971)

Higginson, J.: Etiological factors in gastrointestinal cancer in man. J. Nat. Cancer Inst. 37, 527 (1966)

Hopkins, G. S., C. E. West: Effect of dietary polyunsaturated fat on the growth of a transplantable adeno carcinoma C 3 HA v y f B mice. J. Nat. Cancer Inst. 58, 753 (1977)

Machlin, L. J., R. S. Gordon: Linoleic acid as cansative agent of encephalomalacia in chickens fed oxidized fats. Proc. Soc. Exp. Biol. 103, 659 (1960)

Mackie, B. S.: Polyunsaturates a. cancer. Med. J. Aust. 62. 405 (1975)

Pearce, M. L., S. Dayton: Incidence of cancer in men on a diet high in polyunsaturated fat. Lancet 1. 464 (1971)

Pok, S. J. et al: Cholesterinmangel – ein pathogenetischer Faktor chronischer Anämie? Münch. med. Wschr. 120. 807 (1978)

Rose, G. et al: Colon cancer and blood cholesterol. Lancet 1, 181. 1974

Schlierf, G.: Cholesterinmangel – ein pathogenetischer Faktor? Münch. med. Wschr. 120, 1239 (1978)

Shamberger, R. J.: Polyunsaturates and cancer. Med. J. Aust. 63. 70 (1976)

Singman, H. S. et al: Cancer mortality a. polyunsaturated fally acids. Mt. Sinai J. Med. 40. 677 (1973)

Sturdevant, R. A. L. et al: Increased prevalence of cholelithiasis in men ingesting a serum-cholesterol-lowering diet. New England J. Med. 288. 24 (1973)

Triebe, G. et al: Blutdruckverhalten salzbelasteter Ratten bei unterschiedlichem Linolsäuregehalt der Nahrung. Acta Biol. Med. Germ. 35, 1223 (1976)

Ten Hoor, T.: Nutr. Metabol. 24, Suppl 1, 1962 (1980)

Tolckmit, W.: Neuere Erkenntnisse auf dem Gebiet der Säuglingsernährung. Fortschr. d. Med. 87, 1119 (1969)

Vysheslavova, M. Ya: Effect of fatty acids (linolenic, linoleica, oleic) on development of

tumours induced ba 2-acetylamino fluorene in rats. Vestnik Akademiye Meditsinskikh. Nauk SSSR 27, 11 (1972)
Wilson, Ch. S. et al: 60. Jahrestagg. d. FASEB, Anaheim/Kalifornien 11.–16. April 1976

5. Glaubenslehren

5.1. Vegetarismus

Alexander, F.: Psychosomatische Medizin, 92. 3. Aufl. W. de Gruyter, Berlin/New York (1977)
Bircher-Benner, M.: Eine neue Ernährungslehre. 5. Aufl. Wendepunkt Verlag, Zürich/Leipzig/Wien 1933
Brodribb, A. J. N.: Dietary fiber in the etiology a. treatment of gastrointestivel diseases. in H. Rottka, Hrsg. Pflanzenfasern – Ballaststoffe i.d. menschl. Ernährg. 143. Thieme, Stuttgart/New York 1980
Burkitt, D. G., H. O. Trowell: Refined Carbohydrate. Food and Disease. Some Implications of Dietary Fiber. Academic Press, London/New York/San Francisco 1975
Calder, J. F. et al: Diverticular disease, carcinoms of colon a. diet in urban a. rural Kenyan Africans. Diagnostic Imaging 49. 23 (1980)
Committee on Nutritional Misinformation. Vegetarian Diets. Nat. Acad. Sci., Washington 1974
Contribution of the microflora of the smale intestine to the vitamin B$_{12}$ nutriture of man. Nutr. Rev. 38, 274 (1980)
Coste, Th: Consommation des fibres alimentaires ches 72 sujets lithiasique biliaires. Nouv. Presse méd. 4. 2651 (1975)
Diabetes a. dietary fiber. Nutr. Rev. 36. 273 (1978)
Dwyer, J. T. et al: Risk of nutritional rickets among vegetarian children, Am. J. Dis. Child. 133, 134 (1979)
Eastwood, M. A. et al: Effects of dietary supplements of wheat bran a. cellulose on faeces a. bowel function. Brit. med. J. 4, 392 (1973)
Food and Nutrition Board, Nat. Res. Council: Toward Healthful Diets. Nat. Acad. Sci., Washington 1980.
Förster, H.: Besprechung der Schnitzer Intensivkost, Schnitzer Normalkost. Fortschr. Med. 98, 1067 (1980)
Glatzel, H.: Verhaltensphysiologie d. Ernährung. Urban & Schwarzenberg, München/Berlin/Wien 1973
Glatzel, H.: Sinn und Unsinn in der Diätetik. Urban & Schwarzenberg München/Wien/Baltimore 1978
Guggenheim, K. et al: Composition a. nutritive value of diets consumed by strict vegetarism. Brit. J. Nutr. 16. 467 (1962)
Growth of vegetarien children. Nutr. Rev. 37. 108 (1979)
Güller, R. M., M. Reber: Mechanische Dickdarmobstruktion durch Weizenkleie. Schweiz. med. Wschr. 110. 89 (1980)
Harvey, R. F. et al: Effects of increased dietary fibre on intestinal transit. Lancet 1. 1278 (1973)
Heaton, K. W. Dietary fibre in relation to cholesterol a. bile acid metabolism a. gallstone formation in H. Rottka, Hrsg. Pflanzenfasern – Ballaststoffe i.d. menschlichen Ernährung, 72. Thieme, Stuttgart/New York 1980
Heinrich, H. C. et al: Nutritional iron deficiency anemia in lactoovovegetarians. Klin. Wschr. 57. 187 (1979)
Helms, P. Der Verzehr v. Pflanzenfaserballaststoffen in Dänemark in Rottka. Hrsg. Pflanzenfasern – Ballaststoffe i.d. menschlichen Ernährung. 72. Thieme, Stuttgart/New York 1980
Jordan, P.: Physikalische Grundlagen d. Ernährungslehre von Bircher-Benner. Ernährung 1939. 8
Jenkins, D. J. A. et al: Dietary fibres, fibre analogues a. glucose tolerance; importance of viscosity. Brit. Med. J. 2. 1392 (1978)
Kasper, H.: D. Bedeutung d. Ballaststoffe f.d. Ernährung u. Behandlung gastroenterologischer Erkrankungen. Med. Klinik 74, 1563 (1979)
Kasper, H. D. Einfluß von Ballaststoffen a.d. Ausnutzung v. Nährstoffen u. Pharmaka in H. Rottka, Hrsg., Pflanzenfasern – Ballaststoffe i.d. menschlichen Ernährung, 93. Thieme, Stuttgart/New York 1980
Knick, B.: Selecta 1201 (1979)
Kofranyi, E.: Einführung i.d. Ernährungslehre, 52. Umschau Verlag, Frankfurt/M. 1960
Krehl, L.: Verstopfung in Patholog. Physiologie, 560. 13. Aufl. Vogel Leipzig 1930
Kritchevsky, D. et al: Consequences of ingestion of dietary fiber in H. Rottka, Hrsg. Pflanzenfaser – Ballaststoffe i.d. menschli-

chen Ernährung, 158. Thieme, Stuttgart/ New York 1980
Kümmerle, F. et al: Klinik u. Therapie d. Divertikulitis d. Dickdarms. Dtsch. med. Wschr. 105, 661 (1980)
Lindenbaum, J.: The hematopoietic system in R. E. Hodges, Nutrition, Metabolic a. Clinical Applications, 1. Plenum Press, New York/London 1979
Lutz, W.: Leben ohne Brot. 5. Auflage. Selecta Verlag (Planegg 1975).
Mac Donald, J.: The effects of dietary fiber, are they all good? in G. A. Spiller, R. S. Amen, Eds. Fiber in Human Nutrition, 263. Plenum Press, New York/London 1976
Mc Lennan, R.: The incidence of colon carcinoms a. dietary fibre intake. in H. Rottka, Hrsg. Pflanzenfasern – Ballaststoffe i.d. menschlichen Ernährung, 87. Thieme, Stuttgart/New York 1980
Mehnert, H.: Schnitzer – Diät bei Diabetes? Dtsch. med. Wschr. 105. 548 u. 1227 (1980)
Mendeloff, A. J. et al: A critique of fiber deficiency. Am. J. Digest Dis. 21, 109 (1976)
Miranda, P. M., D. L. Horwitz: High fiber diets in the treatment of diabetes mellitus. Ann. int. Med. 88, 482 (1978)
Painter, N. S.: in F. Kümmerle et al: Klinik u. Therapie d. Divertikulitis d. Dickdarms. Dtsch. med. Wschr. 105, 661 (1980)
Pérès, G. Bull. Soc. Sci. Vétérin et Méd. Comparée Lyon 18, 263 (1979)
Raper, N. R.: Vegetarian Diets. Family Econ. U.S.Dept. Agr., Washington 1974
Register, U. D., L. M. Sonnenberg: The vegetarian diet. Scientific a. practical considerations. J. Am. Diet. Ass. 62. 253 (1973)
Rodahl, K.: Nutritional requirements under Arctic conditions. Skrifter No 118. Norsk Polar Institutt Oslo 1960
Rottka, H.: Der Verzehr v. Pflanzenfaserballaststoffen in d. Bundesrepublik Deutschland in H. Rottka, Hrsg. Pflanzenfasern – Ballaststoffe i.d. menschlichen Ernährung, 63. Thieme, Stuttgart/New York 1980
Sanders, T. A. B. et al: Haemato logical studies in vegans. Brit. J. Nutr. 40. 9 (1978)
Schlegel, L.: Über psycholog. Hintergründe v. Überzeugungen u. Gewohnheiten auf d. Gebiet d. Ernährung. Hippokrates 28. 131 (1957)
Schnitzer, J. G., M.: Schnitzer Intensivkost/Schnitzer Normalkost. Schnitzer, St. Georgen 1979
Shaper, A. G.: Cardiovascular studies in the Samburu tribe of Northern Kenya. Am. Heart J. 63. 437 (1962)
Shaper, A. G. et al: Chemico-anatomic studies in the geographic pathology of arteriosclerosis. Comparison of adipose tissue fatty acids. a. plasma lipids in diabetics from East Africa a. the United States with different frequencies of myocardial infarction. Am. J. Cardiol. 10, 390 (1962)
Shaper, A. G., K. W. Jones: Serum cholesterol in camel-herding nomads. Lancet 2. 1305 (1962)
Shull, M. W. et al: Velocities of growth in vegetarian preschool children Pediatrics 60, 410 (1977)
Southgate, D.A.T.: Fibre in Nutrition. Bibl. Nutr. Dieta 22. 109 (1975)
Spiller, G. H. et al: Effect of purified cellulose, pectin, a.a lowresiduc diet on fecale volatile fatty acids, transit time, a fecal weight in humans. Am. J. Clin. Nutr. 33. 754 (1980)
Stepp, W.: Obstipation in Lehrb. Inn. Med. 1. 819. 5. Aufl. Springer, Berlin 1942
Souci, S. W., H. Bosch: Lebensmitteltabellen f.d. Nährwertberechnung. Wissenschaftl. Verlagsges. Stuttgart 1967
Teo, N. H. et al: Effect of bile on vitamin B_{12} absorption. Brit. med. J. 281. 831 (1980)
Thompson, M. R., M. J. Hill: The effect of dietary fibre on intestinal flora a carcinogenesis in H. Rottka, Hrsgb., Pflanzenfasern – Ballaststoffe i.d. menschlichen Ernährung, 135. Thieme, Stuttgart/New York 1980
Vahouny, G. V. et al: Dietary fibers. III Effects of chronic intake on cholesterol absorption a metabolism in the rat. Am. J. Clin. Nutr. 33, 2182 (1980)
Vegetarian diet a. vitamin B_{12} deficiency. Nutr. Rev. 36, 243 (1978)
Vitamin B_{12} deficiency in the breast-fed infant of a strict vegetarian. Nutr. Rev. 37, 142 (1979)
Vitamin D deficiency rickets revisited. Nutr. Rev. 38, 116 (1980)
Waerland, A.: D. Weg zu einer neuen Menschheit. Eine Gesamtschau d. Gesundheitsproblems. Humata-Verlag Harald S. Blume, Bern/Freiburg/Salzburg. o. Jahreszahl
Ward, J. M. et al: Brief communication. Cellu-

lose dietary bulk a. azoxymethane-induced intestinual cancer. J. Natr. Cancer Inst. 51. 713 (1973)

Weinreich, J.: Therapy of colm disease with a dietary fibre rich cost in H. Rottka, Hrsg. Pflanzenfasern – Ballaststoffe i.d. menschlichen Ernährung, 154. Thieme, Stuttgart/ New York 1980)

Wells, P., R. B. Alfin-Slater: The relationship of diet a. nutritional status to cancer. in R. E. Hodges, Edit. Human Nutrition 4, Nutrietion, Metabolic a. Clinical Application 183, Plenum Publ., Co. New York 1979

White, P. et al: 5th Marabou Symposium. Sept. 4, 1976. Marabou Sundbyberg, Sweden. Food and Fibre. Nutrit. Rev. 35, 71 (1977)

Wilson, E. D. et al: Principles of Nutrition, 111. 4th Ed. Wiley a. Sons. New York/Chichister/Toronto 1979

Zmora, E. et al: Multiple nutritional deficiencies in infants from a strict vegetarian community. Am J. Dis. Child. 133, 141 (1979)

5.2. Makrobiotik

Amer Academy of Pediatrics, Comm. on Nutrition. Nutritional aspects of vegetarism, health foods, and fad diets. Nutr. Rev. 35, 153 (1977)

Breuer, R.: Makrobiotik – Glück u. Freiheit durch die Ernährung? Ernährungsumschau 26. 341 (1979)

Bucher, G.: Elf Wege zur Gesundheit. Helfer Verlag E. Schwabe., Homburg v.d. Höhe (o. Jahreszahl)

Clausnitzer, J.: Wegweiser in d. Makrobiotik. 5. Aufl. Drei Eichen Verlag 1979

Council on Food a. Nutrition: Zen makrobiotic diets. J.A.M.A. 218. 397 (1971)

Groot, E. H., M. H. Teunissen ran Mancer. Makrobiotische Ernährung. Ernährungsumschau 25. 271 (1978)

Ohsawa, G.: Macrobiotics, an Invitation to Health a. Happiness. George Ohsawa Macrobiotic Foundation Inc. San Francisco 1971

Ohsawa, G.: Zen Makrobiotic. 13. Aufl. Thiele, Hamburg 1978

Roberts, J. F. et al: Malnutrition in infants receiving cult diets; a form of child abuse. Brit. med. J. 1, 296 (1979)

Stare, F. J. in G. Blix, Ed. Food Cultism a. Nutrition Quackery, 51. Samp Swed. Nutr. Found VIII Almquist a. Wiksell, Stockholm 1970

6. Vitamine

Abs, O.: Eine Massenvergiftung durch Lebern der Eismeerrobben und die akute arktische Hypervitaminose A. Ernährungsforschung 3, 448 (1958)

Amer. Acad. Ped. Committee on Drugs: Vitamin C and the common cold. Nutr. Rev. Suppl. July 39, (1974)

Anderson, T. W. et al: Vitamin C and the common cold; a double-blind trial. Canad. Med. Ass. J. 107. 503 (1972)

Anderson, T. W. et al: Winter illness and Vitamin C; the effect of relatively low doses. Canad. Med. Ass. J. 11 2. 823 (1975)

Ann. Acad. Pediatries, Committee on Nutrition: Nutritional aspects of vegetarism, health foods, and fad diets. Nutr. Rev. 35, 153 (1977)

Anning, St. et al: Quart. J. Med. 17. 203 (1949)

Askey, E. V.: Americans waste on »vitamania«. J.A.M.A. 174, 1332 (1960)

Baker, H., O. Frank: Vitaminstatus in metabolic upsets. World Rev. Nutr. Diet 9, 124. (1968)

Banic, S.: Prevention of rabies by vitamin C. Nature 258, 153 (1975)

Binder, H. J., H. M. Spiro: Tocopherol deficiency in man. Am. J. Clin. Nutr. 20. 594 (1967)

Briggs, M.: Vitamin C – induced hyperoxaluria. Lancet 1, 154 (1976)

Caffley, J.: Chronic poisoning due to excess of vitamin A; description of clinical a roentgen manifestation in 7 infants a young children. Am. J. Roentgenol. 65. 12 (1951)

Cameron, E., L. Pauling: Experimental studies designed to evaluate the management of patients with incurable cancer. Proc. Nat. Acad. Sci. USA, 75. 6525 (1978)

Campbell, G. D. et al: Ascorbic acid-induced hemolysis in G – 6 – PD deficiency. Ann. Int. Med. 82. 810 (1975)

Chalmers, Th. C.: Effect of ascorbic acid on the common cold. An evalution of the evidence. Am. J. Med. 58. 532 (1975)

Cheraskin, E. et al: Daily vitamin C consumption a. reported respiratory findings. Int. J. Vit. Nutr. Res. 43. 42 (1973)

Ch'ien, L. T. et al: Harmful effects of megadoses of vitamins, electroencephalogram abnormalities a. seizure induced by intravenous folate in drug-treated epileptics. Am. J. Clin. Nutr. 28. 51 (1975)

Clofibrate a. niacin in coronary heart disease. J.A.M.A. 231. 360 (1975)

Cohen, P. A. et al: High pyridoxine diet in the rat; possible implications for megavitamin therapy. J. Nutr. 103. 143 (1973)

Connors, M. H. et al: Vitamin D toxicity after dieting in hypoparathyreoidism. Pediatrics 57, 794 (1976)

Corrigan, J. J., F. J. Marcus: Coagulopathia associated with vitamin E ingestion. J.A.M.A. 230. 1300 (1974)

Coulehan, J. F. et al: Vitamin C and acute illness in Navajo schoolchildren. New England J. Med. 295. 973 (1976)

Cowan, D. W. et al: Vitamines for prevention of colds. J.A.M.A. 120. 1268 (1942)

Counts, S. et al: Vitamin D intoxication in an anephric patient successfully treated with calcitonin. Clin. Res. 22. 189 A. (1974)

Creagan, E. T. et al: Failure of high doses vitamin C (ascorbic acid) therapy to benefit patients with advanced cancer. New England J. Med. 301, 687 (1979)

Deutsche Gesell. f. Ernährung: D. wünschenswerte Höhe d. Nahrungszufuhr. Umschau Verlag, Frankfurt/Main 1965

Dewar, A. S., G. Barrow: The effects of excess vitamin A a. acetylsalicylic acid on the stability of rat retinale lysosomes in vivo. Exp. Eye Res. 24, 291 (1977)

Dugdale, A. E. et al: Knowledge a. belief in nutrition. Am. J. Clin. Nutr. 32. 441 (1979)

Dykes, M. H. M., P. Meier: Ascorbic acid a. the common cold. Evaluation of its efficiency a. toxicity. J.A.M.A. 231. 1073 (1977)

Editorial: Vitamin A a. cancer prophylaxis. Brit. med. J. 2, 2 (1976)

Feeny, P. J. et al: Calciferol in tuberculosis; a review of 150 cases of lupus vulgaris; review of 21 cases of pulmonary tuberculosis. Lancet 1. 438 (1947)

Földy, E. et al: Tubulare Insuffizienz nach hochdosierter Vitamin A-Behandlung. Dtsch. med. Wschr. 101. 205 (1976)

Food a. Nutrition Board, Nat. Res. Council: Recommended Diet. Allowances. 8th rev. Edit., Washington 1974

Gould, J.: Use of vitamins in psychiatric practic. Proc. Roy. Soc. Med. 47. 215 (1953)

Haeger, K.: Long-time treatment of intermittent claudication with vitamin E. Am. J. Clin. Nutr. 27. 1179 (1974)

Harrell, R.: Mental response to added thiamine. J. Nutr. 31. 283. 1946

Harris, P. L., W. Kujawski: Annotated Bibliography of Vitamin E 1940. 1950. Nat. Vit. Found., New York 1950

Hazards of overuse of vitamin D. Am. J. Clin. Nutr. 28, 512 (1975)

Henschen, C.: A-Hypervitaminose des Menschen (atoxische Karotinosen und eigentliche A-Toxikose). Schweiz. med. Wschr. 71. 331 (1941)

Herbert, V., G. Trisman in G. Gaull, Ed.: Biol. of Brain Dysfunction 1, 373. Plenum Press, New York 1973

Herbert, V. et al: Destruction of vitamin B_{12} by vitamin C. Am. J. Clin. Nutr. 30, 297 (1977)

Hillman, R. W.: Tocopherol excess in man; creatinuria associated with prolonged ingestion. Am J. Clin. Nutr. 5, 497 (1957)

Hoffer, A.: Ascorbic acid and toxicity. New England. J. Med. 285. 635 (1971)

Hoffer, A.: Megavitamin B_3-therapy for schizophrenia. Canad. Psychiat. Asso J. 16. 499 (1971)

Hövels, O., U. Stephan: Das Krankheitsbild der »idiopathischen« Hypercalcaemie, chronische Vitamin D-Vergiftung. Erg. Inn. Med. 18. 116 (1962)

Höygaard, A.: Studies on the nutrition a. physiopathology of Eskimos. Skrifter det Norske Vindenskaps-Academie Oslo. Mat. Natuur Kl. 1940. 9. (1941)

Hrubá, F., S. Mašek: Einige Aspekte d. Wirkung hoher Dosen von L. Ascorbinsäure a.d. ges. Menschen. Nahrung 6. 507 (1962)

Hruban, Z. et al: Ultrastructural changes in livers of two patients with hypervitaminosis A. Am. J. Path. 76. 451 (1974)

Jaffe, M. et al: Ascorbic acid (Vitamin C) prevents detection of blood in stool. Clin. Res. 22, 361 A (1974)

Jungeblut, C. W.: Further contribution to vitamin C therapy in experimental poliomyelitis. J. exp. Med. 70, 315 (1939)

Karlowski, Th. R. et al: Ascorbic acid for the commen cold. A prophylactic a. therapeutic trial. J.A.M.A. 231, 1038. 1975

Klenner, F. R. in M. Walzak, R. P. Huemer, Eds. Appl. Nutrit. in Clin. Practice, 13. Int. Med. Book Co New York/London 1973

Kusin, J. et al: Vitamin E supplements a. the absorption of a massive dose of vitamin A. Am. J. Clin. Nutr. 27, 74 (1974)

Lang, K.: Biochemie d. Ernährung. 3. Aufl. Steinkopff. Darmstadt 1974

Laubenthal, F. et al: Vitamin D-Intoxikalien mit tödlichem Ausgang. Dtsch. med. Wschr. 100, 412, 1975

Loh, H. S., C. W. Wilson: The effect of supplementary vitamin C on haemopoiesis during adolescence. Int. J. Vitamin Nutr. 41, 445 (1971).

Lowry, O. H., O. A. Bessey: Effects of prolonged high desage with ascorbic acid. Proc. Soc. Exp. Biol. Med. 80, 361. 1962

Marie, J. et al: Hypervitaminose D_2 par ingestion quotidienne d'une dose exagérvée de la solution hydro-alcoholique A 400 U.J. par goutte. Evolution favorable après régime d'exclusion calcique et corticothérapie. Sem. Hôp. 45, 24. 1969

Mašek, J. et al: Vitamin C a. respiratory infection. Rev. Ceskoslov. Med. 18, 228 (1972)

Megavitamin a. orthomolecular Therapie in Psychiatry. Am. Psychiatr. Ass. Task Force on Vitamin therapy in psychiatry. Nutr. Rev. Suppl. July 1974, 44

Meiklejohn, A. P.: The physiology a. biochemistry of ascorbic acid. Vitamins a. Hormons 11. 62 (1953)

Mengel, C. E., H. L. Greene jr.: Ascorbic acid effects on erythrocytes. Ann. int. Med. 84. 490 (1976)

Miller, J. S. et al: Therapeutic effect of vitamin C. A co-twin control study. J.A.M.A. 237. 248 (1977)

Mounoud, R. L. et al: A propos d'un cas de syndrome de Goldenhar; intoxication aiguè a la vitamine A chez la mère pendant la grossesse. J. Genet. Hum. 23, 135 (1975)

Murata, A.: Virus inactivating effect of L-ascorbic acid. Prot. Nucleic Acid Enzym. 20, 593 (1975)

Nicotinic acid in the treatment of schizophrenemia. The Med. Letter 15. 107 (1973)

Oliver, T. K. jr.: Chronic vitamin A-intoxication; report of a case in an older child a. review of the literature. Am. J. Dis. Child. 95. 57 (1958)

Paterson, C. R.: Vitamin D poisoning; survey of causes in 21 patients with hypercalcaemia. Lancet 1, 1164 (1980)

Pauling, L.: Vitamin C a. the Commen Cold. Freeman a. Co., Berkshire/Engl. 1971

Pilotti, G.: Ipervitaminosi A in gravidanza e malformazion del apparato urinario nel. feto. Minerva pediat. 27, 682 (1975)

Pitt, H. A., A. M. Costrini: Vitamin C prophylaxis in marine recruits. J.A.M.A. 241. 908 (1979)

Rietschel, H.: Gibt es eine C-Hypervitaminose? Klin. Wschr. 18. 923 (1939)

Ritzel, G.: Actual evalutions of vitamin C as a prophylactic a. therapeutic agent in colds. Helvet. med. Acta 28. 63 (1961)

Robertson, E. C. et al: The effect of added thiamine on growth, vision, a. learning, using identical twins. J. Nutr. 34. 691 (1947)

Rodahl, K.: Hypervitaminosis A. a study of the effect of excess of vitamin A in experimental animals. Skrifter Norsk Polar Institutt Nr 95. Oslo 1950

Russell, R. M. et al: Hepatic injury from chronic hypervitaminosis A resulting in portal hypertension a. aszites. New England J. M. 291. 435 (1974)

Rynearson, E. H.: Americans love hogwash. Nutr. Rev. Suppl. July 1874. 1.

Schimpf, A.: Z. systematischen Anwendung eines aromatischen Vitamin-A-Säurederivats (Ro 10–9359) b. Psoriasis u. Keratoren. Z. Hautkrankht. 51, 265 (1976)

Scrimshaw, N. S. et al: Interactions of Nutrition a. Infection. World Health Organization Geneva 1968

Shaywitz, B. A. et al: Megavitamins for minimal brain dysfunction. A potentially dangerous therapy. J.A.M.A. 238. 1749 (1977)

Sigurjonsson, J.: Adequate allowance for vitamin C. Z. Ernährungswissenschaft 5. 4 (1964)

Srikantia, S. G. et al: Human requirements of ascorbic acid. Am J. Clin. Nutr. 23. 59 (1970)

Stein, N. B. et al: Ascorbic-acid induced uricosuria. A consequence of megavitamin therapy. Ann. int. Med. 84. 385 (1976)

Supplementation of human diets with vitamin E. Nutr. Rev. Suppl. July 37 (1974)

Toxicants naturally occurring in foods. Nutr. Rev. 35. 158 (1977)

Vitamin A, tumor initiation a. tumor promotion. Nutr. Rev. 37. 153 (1979)
Vitamin C toxicity. Nutr. Rev. 34. 236 (1976)
Vitamin C a. phagocyte function. Nutr. Rev. 36. 183 (1978)
Vollbracht, R., J. Gilroy: Vitamin A induced benign intracranial hypertension. J. Neurol. Canad. Sci. 3, 59 (1976)
Walker, G. H. et al: Trial of ascorbic acid in prevention of colds. Brit. med. J. 1. 603 (1967)
Walshe, F. M. R.: Vitamin B deficiency a. nervous disease. Lancet 2. 382 (1945)
Wegner, G. et al: Beitrag zur A-Hypervitaminose bei Rattenembryonen · Autoradiographische Untersuchungen zur teratogenen Wirkung. Dtsch. med. Wschr. 97. 1071 (1972)
Wilson, H. T. G. et al: Common cold a. vitamin C. Lancet 1. 638 (1973)
Zellweger, H., W. H. Adolph: Vitamine u. Vitaminkrankheiten. Handb. Inn. Med. 6/2,70. Springer, Berlin/Göttingen/Heidelberg 1954
Ziegler, R. et al: Beobachtungen zur Vitamin D- u. Dihydrotachysterinvergiftung. Dtsch. med. Wschr. 100. 415 (1975)

7. Außenseiterdiäten

Berg, R., M. Vogel: Die Grundlagen einer richtigen Ernährung. Dresden 1930
Bruch, H.: The allure of food cults a. nutrition quackery. Nutr. Rev. 32, Suppl. July (1974) 62
Darby, W. J.: The unicorn a. other lessons from history. Nutr. Rev. 32, Suppl. July (1974) 57
Deutsch, R.: Where you should be shopping for your family? Nutr. Rev. 32, Suppl. July (1974) 48
Diehl, S. M.: Ernährungspsychologie. Fachbuchhandlg. f. Psychologie, Frankfurt/Main 1978
Food faddism. Nutr. Rev. 32, Suppl. July (1974) 53
Garine, J.: The socio-cultural aspects of nutrition. Ecology of Food a. Nutrit. 1, 143 (1972)
Glatzel, H.: Krankenernährung, 197. Springer, Berlin/Göttingen/Heidelberg 1953
Glatzel, H.: Die Grundstoffe der Nahrung. Handbuch d. Allgem. Pathologie 11/1,60. Springer, Berlin/Göttingen/Heidelberg 1962
Henderson, L. M. Programs to combat nutritional quackery. Nutr. Rev. 32, Suppl. July (1974) 67
Krizek, V.: Die Bibliographie zur Schroth-Kur. Arch. physikal. Therapie 22, 289. (1970)
Nonne, M.: Zur Evers-Diät. Med. Welt 2. 3. (1951)
Rauch, F.: Die Darmreinigung nach Dr. F. X. Mayr. 2. Aufl. Haug, Ulm/Donau 1958
Rüber, G.: Zum Wesen d. Evers-Diät bei d. Enzephalomyelitis disseminata Münch. med. Wschr. 96. 11 (1954)
Rynearson, E. H.: Americans love hogwash. Nutr. Rev. 32, Suppl. July 1 (1974)
Schenck, E. G., W. Bentz: Durst- u. Fastenkuren m. besonderer Berücksichtigung d. Schrothkur u. d. Teefastens. Hippokrates, Stuttgart 1940
Schuppien, W.: Die Evers-Diät. Hippokrates, Stuttgart 1955
Schwarz, R.: Heilmethoden der Außenseiter, 137 u. 139. Bertelsmann Ratgeber Verlag, München/Gütersloh/Wien 1975
Uhlemann, H. J.: Erfahrungen bei d. Behandlung d. Multiplen Sklerose mit Evers-Diät. Dtsch. med. Wschr. 76. 39 (1951)
Walb, L., J. Walb: Die Hay'sche Trennkost. 6. Aufl. Haug, Ulm/Donau 1958
Welsch, A.: Krankenernährung, 222. 2. Aufl. Thieme, Stuttgart 1969
Welte, E.: Zur Behandlung d. Multiplen Sklerose mit dem Rohkost-Diätschema nach Evers. Dtsch. med. Wschr. 74, 47 (1949)
Wimmer, W.: Schwindel in d. Medizin aus d. Sicht des Juristen. Med. Welt 31, 413 (1980)
Wodicka, K. O.: Risk a. responsibility. Nutr. Rev. 38. 45 (1980)

8. Ernährungsberater und Werbetexter

Amer. Med. Assoc.: Statement of the Am. Med. Assoc., submitted to the select Commission on Nutrition a. Human Needs. Un States Senate P. C. Dietary Goals for the Un. States, April 18 (1977)
Arbeitsgemeinschaft f. Kardiologie. Prävention u. Rehabilitation, Jahrestagg. Bernried/Hohenried 1.-3.7.1980. Praxiskurier 15. 4 (1980)

Baumann, A.: Forum »Ernährung u. Herzinfarkt« München. Herz/Kreislauf (1977) 978.

Bundesministerium f. Jugend usf.: Brief an Glatzel v. 15.5.1979

Brethauer, E.: Beitrg z. praktischen Ernährungsberatung. Ernährungsschau 27. B. 37 (1980)

Brožek, J.: Psychological effects of thiamine restriction a. deprivation in normal young men. Am J. Clin. Nutr. 5. 2 (1957)

Bundesverband der diätetischen Lebensmittelindustrie: Leserbrief z. Beitrag Ernähungsberatung – Betrachtungen eines Arztes. Ernährungsumschau 27. B 51. 1980

Bundesverband der Pharmazeutischen Industrie: Rote Liste 1974. Cantor, Aulendorf 1974

Deutsche Firmen. Milliarden für die Werbung. Der Spiegel (1978)

Bundesverband der diätischen Lebensmittelindustrie. Grüne Liste 1980. Cantor, Aulendorf 1980

Deutsche Gesellschaft f. Ernährung. Presseinformation. Forum Herzinfarkt u. Ernährung. München 18. 2 1977

Deutsche Gesellschaft f. Ernährung. Satzung v. 8.10.1977. Frankfurt/Main. 1977

Deutsche Gesellschaft f. Ernährung: Übersicht Haushaltjahr 1975/76/77/78. Frankfurt/ Main 1979

Deutsche Gesellschaft f. Ernährung: Ernährungsbericht 1976, 435. Frankfurt/Main 1976

Deutsche Gesellschaft f. Ernährung: Ernährungsbericht 1980, 65 u. 78 u. 109 u. 117. Frankfurt/Main 1980

Deutsche Gesellschaft f. Ernährung: 25 Jahre. Deutsche Gesellschaft f. Ernährung, Ernährungsumschau 25, 369. 1978

Die Japaner sind auf Sieg proklamiert. Der Spiegel 63 v. 21.6. 1980

Dreyfus, P. M.: Nutritional disorders of the nervous system in R. E. Hodges, Ed. Nutrition, Metabolic a. Clinical Applications, 53. Plenum Press, New York a. London 1979

Dr. med. A. Narcho et al: cit. n. Der Spiegel 76 v. 28.7. 1980 u. Dtsch. Ärzteblatt 1981, 111 u. 484

Droese, W.: Experimentelle Untersuchungen üb. d. Vitamin B_1 – Versorgung d. großstädtischen Bevölkerung i.d. Jahren 1941/42 u. 1943. Arbeitsphysiol. 13. 63 (1943)

Droese, W.: Über die Brauchbarkeit d. verschiedenen Methoden z. Nachweis einer B_1-Hypovitaminose. Klin. Wschr. 26. 211 (1948)

Enzyklopädie 2000, 4, 1517. Wissen Verlag. Stuttgart/Zürich 1970

Franz, G.: Gute Geschäfte mit der Gesundheit. Ernährungsumschau 25, B 42 (1978)

Furtmayr-Schuh, A.: Zu wenig Eisen, zu wenig Vitamine. Neue Formen d. Mangelernährung nehmen zu. Die Zeit v. 10. Okt. 66 (1980)

Glatzel, H.: Die Hungerkrankheiten in Hdb. Inn. Med. 6/2, 434. Springer, Berlin/Göttingen/Heidelberg 1954

Glatzel, H.: Psychische Folgen langfristiger Ernährungsversuche – Quellen physiologischer Fehldeutungen? Nutr. Dieta 5. 1 (1963)

Glatzel, H.: Sinn und Unsinn i.d. Diätetik. Urban & Schwarzenberg, München/Wien/ Baltimore 1968

Glatzel, H.: Risikofaktoren, Nahrungsfette u. degenerat. Herz- u. Gefäßerkrankungen. Zur Stellungnahme d. wissenschaftl. Beirates d. Bundesärztekammer, Dtsch. Ärzteblatt 1978 (2193). Eine kritische Betrachtung. Z. f. Allgemeinmedizin ZFA 55. 41 (1979)

Glatzel, J.: Stellungnahme zu M. Richter, Psychische Auswirkungen subklinischer Mangelzustände. Unveröffentlichtes Manuskript. 1980.

Gofferji, H., W. Fekl: Diagnostik der Mangelernährung. Infusionstherapie 6. 95 (1979)

Hartmannbund. Verband d. Ärzte Deutschlands. Schreiben an alle Ärzte vom Mai 1980 an alle Ärzte der BRD.

Heckers, H., F. W. Melcher: Trans-isomeric fatty acids present in West-Germany margarines, frying at cooking fats. Am. J. Clin. Nutr. 31. 1041 (1980)

Hix, H.: Entwicklungstendenzen d. Nahrungsverbrauchs i.d. EWG-Mitgliedsstaaten. Verbr.-Dienst 13. 217 (1968)

Horwitt, M. K. et al: Investigation of human requirements for B-complex vitamins. Bull. Nat. Res. Council Nr. 116. Washington (1948)

Illich, J.: Entmündigung durch Experten. Z. Kritik d. Dienstleistungsberufe. Rowohlt, Reinbek 1979

Internat. Federation of Margarine Associations, Proc. of a Scientific Symposium. Brussels, May 17.18 1979. Nutr. Metabol. 24, Suppl. 1 (1980)

Jolliffe, N. et al: The experimental production of vitamin B_1-deficiency in normal subjects. The dependence of the urinary excretion of thiamine on the dietary intake of vitamin B_1. Am. J. Med. Sci. 198. 198 (1939)

Kalm, H. et al: Klinik u. Pathologie d. neurolog. Störungen b. tierexperimenteller B_1-Avitaminose. Dtsch. Z. Nervenheilk. 167. 334 (1952)

Kaunitz, H.: Dietary lipids a. arteriosclerosis. J. Am. Oil Chemists Soc 52 293 (1975)

Kaunitz, H.: Brief an Glatzel v. 28.5.1977

Kaunitz, H.: Bedeutung der Nahrungsfette b.d. Arteriosklerose. Münch. med. Wschr. 119. 539 (1977)

Keys, A. et al: Experimental studies on man with a restricted intake of B-vitamins. Am. J. Physiol. 144. 5 (1945)

Frankl, V. E.: Psychohygien. Erfahrungen im Konzentrationslager in V. E. Frankl, V. E. v. Gebsattel, J. H. Schultz: Hdb. d. Neurosenlehre u. Psychotherapie 4, 735. Urban u. Schwarzenberg, München/Berlin 1959

Klebelsberg, D.: Zur Psychologie d. Placebo-Effekts. Psychol. Beitr. 16. 168 (1974)

Kobbe, G.: Bilanz erfolgreicher Ernährungsaufklärung. Ernährungsumschau 26. 294 (1979)

Kühnau, J.: Trotz ausreichender Ernährung brauchen viele Menschen Zusatzvitamine. Praxiskurier 6. 2. 26 (1980)

Kummerow, F. A. et al: The influence of egg consumption on the serum cholesterol level in human subjects. Am. J. Clin. Nutr. 30. 664 (1977)

Kummerow, F. A.: Current studies of fat to health. J. A. Oil Chem. Soc. 51. 255 (1974)

L/Z/A: Was der Arzt über die Fett-Kampagne wissen muß. Dtsch. Ärzteblatt 744 (1980)

Lorger, C., C. Leitzmann: Ernährungsgewohnheiten von Öcotrophologiestudenten. Ernährungsumschau 26. 181 (1979)

Meyer, W. H.: Trans-isometric fatty acids in West-German margarines shortenings, frying and cooking fats. Am. J. Clin. Nutr. 33, 732 (1980)

Milliarden für fortgeworfene Medikamente. Smog, 9, 7 (1980)

Neuloh, A., H. S. Teuteberg: Ernährungsfehlverhalten im Wohlstand. Schöningh, Paderborn 1979

Neundörfer, B.: Hyper- und Hypovitaminosen in der Neurologie. Mat. Med. Nordmark 32. 237 (1980)

Nichols, A. B. et al: Daily nutritiona 1 intake a. serum lipid levels. The Tecumseh study. Am. J. Clin. Nutr. 29. 1384 (1976)

Nichols, A. B. et al: Independence of serum lipid levels a. dietary habits. The Tecumseh study. J.A.M.A. 236. 1948 (1976)

Paul, H.: Kriegsgefangenschaft in V. E. Frankl, V. E. v. Gebsattel, I. H. Schultz, Hdb. d. Neurosenlehre u. Psychotherapie 4. 708. Urban & Schwarzenberg, München/Berlin 1959

Pflanz, M.: Zu viele ungeprüfte Informationen für den Laien? Selecta v. 8.10. 3576 (1979)

Pudel, V.: Möglichkeiten der Beeinflussung des Ernährungsverhaltens. Ernährungsumschau 26, 300. (1979)

Renner, E.: Brief an Zöllner v. 9.3.1977

Richter, M.: Psychische Auswirkungen subklinischer Vitaminmangelzustände. Ernährungsumschau 26, 381 (1979)

Rosenthal, R.: Experimental Effects in Behavioral Research. Appleton Century Crofts, New York 1966

Schauff, N.: Krankheitsbezogene Werbung. Molkereizeitung 34, 1059 (1980)

Schelsky, H.: Der selbständige und der betreute Mensch. Ullstein, Frankfurt/Berlin/Wien 1978

Schimrigk, K.: Nutzen und Gefahren der Vitaminbehandlung: Mat. Medica Nordmark 32, 265 (1980)

Schwandt, P., Hrsg.: Fettstoffwechselstörungen. Eine Standortbestimmung. MMW Medizin Verlag München (1980)

Select Committee on Nutrition a. Human Needs, UN Senate: Dietary goals for the Un. States. Washington 1977

70 % der Bundesbürger ernähren sich falsch. Ernährungsumschau 27. 128 (1980)

Statist. Bundesamt Wiesbaden: Statist. Jahrbuch 1978 f.d. Bundesrepublik Deutschland. Kohlhammer, Stuttgart 1978

The validy of 24 hours dietary recalls. Nutr. Rev. 34. 310 (1976)

TV-Werbung wird unbeliebt. Pressenotiz 1980

Walshe, F. M. R.: Vitamin B deficiency a. nervous disease. Lancet 2. 382 (1945)

Wang, Y. L., L. Yudkin: Assessment of the level of nutrition. Urinary excretion of aneurin at varying levels of intake. Biochem. J. 34. 343 (1940)

Wardener, H. E. de, B. Lennox: Cerebral beriberi (Wernickes encephalopathy). Lancet 1. 11 (1947)

Wehland, W.: Falsches Ernährungsverhalten – ein Aufklärungsproblem? Verbraucherdienst 23, 265 (1978)

Weidner, K.: Der Opferberuf – Anspruch u. Methode. Z. f. Allgemeinmedizin ZFA 56. 1373 (1980)

Werner, W.: Psychopathologie d. Vitaminmangels. Mat. Medica Nordmark 32. 254 (1980)

Wirths, W.: Nahrungsversorgung d. Bevölkerung in H. D. Cremer, D. Hötzel, Angewandte Ernährungslehre. 164. Thieme, Stuttgart 1974

Wirths, W.: Ergebnisse aus Ernährungsanamnesen über Nährstoffversorgung, ihre Aussagekraft für Ernährungs- und Lebensmittelwissenschaft Z. Lebensm. Unters. Forsch. 170, 87 (1980)

Wissenschaftlicher Beirat der Bundesärztekammer: Risikofaktoren, Nahrungsfette u. degenerative Herz- u. Gefäßkrankheiten. Dtsch. Ärzteblatt 2193. (1978)

Wissenschaftlicher Beirat d. Bundesärztekammer: Risikofaktoren Nahrungsfette u. degenerative Herz- u. Gefäßkrankheiten. Ergänzende Stellungnahme. Dtsch. Ärzteblatt 67 (1980)

Wood, B. et al: A study of partial thiamin restriction in human volunteers. Am. J. Clin. Nutr. 33. 848 (1980)

Yudkin, J. Ed.: Diet of Man. Needs a. Wants. Appl. Sci. Publ. London 1978

Zellweger, H., W. H. Adolph: B-Vitamine in Hdb. Inn. Med. 6/2,76 4. Aufl. Springer. Berlin/Göttingen/Heidelberg 1954

Zerbeulte Zellen. Der Spiegel Nr. 38, 265, (1979)

Zöllner, N.: Brief an Kaunitz v. 1.2.1977, 32 Millionen haben sich krank gegessen. Lübecker Nachrichten vom 26.1.1980

Sachverzeichnis

Akzeleration und Zuckerverzehr 20
Anämie und Polyensäuren 124
Appetit und Nahrungswahl 68
Atherosklerose und Cholesterinniveau 111
Atherosklerose und Gewürze 74
Atherosklerose, Lipidtheorie 116
Atherosklerose und Zucker 20

Bedarf und biochemische Parameter 84
Biochemische Parameter und Bedarf 84
Blutgerinnung und Polyensäuren 119

Cholesteringehalt der Lipoproteinfraktionen 99
Cholesterinniveau im Blut und Anämie 124
Cholesterinniveau im Blut und Atherosklerose 111
Cholesterinniveau im Blut und »essentielle« Fettsäuren 93, 96
Cholesterinniveau im Blut und Fütterungsatheromatose 112, 113
Cholesterinniveau im Blut und ischämische Herzkrankheiten 98
Cholesterinniveau im Blut, kausale und symptomatische Behandlung 101
Cyclamat 14

Diabetes mellitus 17
Diätbedürftigkeit 192
Diätetische Lebensmittel 188
Dien-Tetraen-Säuren-Quotient 90
Dulcin 14
Durst und Salz 28

Ehrfurcht vor dem Leben 128
Eisenmangel bei vegetarischer Ernährung 133
»Entmündigung durch Experten« 187
Ermüdung der Geschmacksorgane 13
Ernährungsberatung, ihre Glaubwürdigkeit 174, 185
Ernährungsberatung, ihre Mißerfolge 176, 184
Ernährungsberatung, ihre Unabhängigkeit 174
Ernährungsberatung und Verängstigung 41, 185

Essensgewohnheiten 14
Essensgewohnheiten und Ernährungsberatung 185

Fettfreie Ernährung 91
Fettverzehr 103
Flavor 63
Fletcher, Horace 13
Framingham-Studie 97, 109
Fructose 15

Gebrauchswert eines Nahrungsmittels 16
Geruchsempfindung und Nahrungswahl 63
Geruchserlebnisse, abnorme 63
Geruchssinn und riechbare Substanz 62
Geruchssinn, Schwellenwerte 62
Geschmacksempfindungen, Schwellenwerte der 11
Geschmacksgleichungen 11
Geschmacksintensivierende Stoffe 12
Geschmacksknospen 11
Gewürze als Abortiva 78
Gewürze, choleretische Wirkungen 72
Gewürze, diuretische Wirkungen 76
Gewürze, expektorierende Wirkungen 75
Gewürze, Inhaltsstoffe 64
Gewürze, Magen-Darm-Wirkungen 70
Gewürze im engeren Sinn 56
Gewürze im weiteren Sinn 56
Gewürze, Speicheldrüsen-Wirkungen 69
Gewürze, Temperatur-Senkung durch 81
Gewürzverbrauch 59
Grüne Liste 189
Hyperurikämie und ischämische Herzkrankheiten 49
Hyperurikämie und Verhaltensmuster 51
Hypervitaminose A 160
Hypervitaminose D 161

Harnsäureniveau im Blut 43
Harnsäureniveau im Blut und Ernährungsgewohnheiten 45, 47
Harnsäureniveau im Blut und Fleischverzehr 46
Harnsäureniveau im Blut als vieldeutiges Symptom 47
Hitzegetränke 26

Honig 15
Hypercholesterinämie als Risikofaktor 106, 110, 118
Hypertonie und Gewürze 74
Hypertonie und Hyperurikämie 50
Hypertonie und Kochsalz 33
Hypertonie und Polyensäuren 117

Infektionskrankheiten und Vitamin C 153
Ischämische Herzkrankheiten, Epidemiologie 102
Ischämische (Koronare) Herzkrankheiten 101
Ischämische Herzkrankheiten und Hyperurikämie 49
Ischämische Herzkrankheiten, Klinik 105
Ischämische Herzkrankheiten, Persönlichkeitstypus bei 107
Ischämische Herzkrankheiten, Risikofaktoren von 106
Ischämische Herzkrankheiten, Verhaltensmuster bei 106
Ischämische Herzkrankheit und Zuckerverzehr 20

Kalorien, »leere« 17
Karzinogenese und Polyensäuren 122
Kochsalz s.u. Salz
Kochsalz und Hypertonie 33
Kochsalz und Schwangerschaft 29
Kochsalzarme Ernährung und Hypertonie 37
Kochsalzersatzmittel 23
Kochsalzfieber 27
Kochsalzschäden 27, 28, 32
Kochsalzverzehr 36, 40
Kochsalzwasser 26
Kolonkarzinom und »Nahrungsfaser« 137
Koronaratherosklerose und Koronarinsuffizienz 113, 114
Koronarinsuffizienz und Koronaratherosklerose 113, 114
Korrelation, individuelle 104
Korrelation, ökologische 104

Lebensmittelindustrie, Werbung der 191, 197
»Lehrmeinung« 172, 175
Linolsäurebedarf 84, 91
Linolsäuregehalt von Nahrungsmitteln 83
Lipoproteinfraktionen, ihr Cholesteringehalt 99

Mangelernährung bei makrobiotischer Kost 145
Meersalz 23, 27
Mehrheitsbeschlüsse und Wissenschaft 172

Nährstoffzufuhr, wünschenswerte Höhe 184
Nahrungsbedarf 55, 84
Nahrungsbedürfnis 55
»Nahrungsfaser« und Kolondivertikulose 141
»Nahrungsfaser« und Kolonkarzinom 137
»Nahrungsfaser« und Obstipation 136
National Preventing Project 109
»Neurotische Trias« und Vitamin B_1-Mangel 179
Neutralnahrungsmittel 13

Obstipation und »Nahrungsfaser« 136

Persönlichkeitstypus bei ischämischen Herzkrankheiten 107
Placebo-Effekt 196
Pökelsalz 23
Polyensäurenreiche Kost, prophylaktische Wirkungen 105
Polyensäurenreiche Kost, therapeutische Wirkungen 105
»Polyneuropathie« und Vitamin B_1-Mangel 183
Prestigesuggestibilität 196

Quotient P/S 96

Risikofaktor Hypercholesterinämie 106, 110, 118
Risikofaktor Hyperurikämie 53
Risikofaktoren von ischämischen Herzkrankheiten 106
Rohkost 128
Rote Liste 195

Sazzharine Disease 18
Sachwissen, Mangel an 150, 171
Salzbedürfnis 21
Salzmangel 25
Salzverlust 21, 28, 133
Schweiß, Kochsalzkonzentration 25
Sirup 16
Sorbit 16
Süßgeschmack von Sacchariden 14
Süßgeschmack von Nicht-Sacchariden 14

Tecumseh-Studie 97
Tonika 80
Trugschluß, ökologischer 104

Vegetarismus Ideologie 130
Verängstigung und Ernährungsberatung 41, 185
Vergiftung mit Vitamin A 160
Vergiftung mit Vitamin D 161
Verhaltensmuster und Hyperurikämie 51
Verhaltensmuster bei ischämischen Herzkrankheiten 106
Versuchserwartung und Versuchsergebnis 196
Vitamin B_1-Mangel und M. Wernicke 183
Vitamin B_1-Unterernährung, die Lehre von der 178
Vitamin-B_{12}-Mangel bei vegetarischer Ernährung 134
Vitamin C Bedarfsermittlung 153
Vitamin D-Mangel bei vegetarischer Ernährung 135
Vitamin E-Therapie 162
Vitaminomanie 149
Vollkorn-Produkte 143

Waerlandkost 129
Werbung, krankheitsbezogene 199
Wissenschaft und Mehrheitsbeschlüsse 172

Xylit 15

Yin-Yang 143

Zahnkaries u. Zuckerverzehr 19
Zuckeraustauschstoffe 19
Zuckerverbrauch 16
Zuckerverzehr und Akzeleration 20
Zuckerverzehr und ischämische Herzkrankheiten 20